Frans Kusse

Homöopathische Typenbilder

Dieses Buch widme ich allen Menschen,
mit denen ich ein Stück Lebensphilosophie teilen durfte.

Frans Kusse

Homöopathische Typenbilder

60 der wichtigsten Konstitutionstypen mit Bildern

Narayana Verlag

Inhalt

Frans Kusse

Homöopathische Typenbilder

60 der wichtigsten Konstitutionstypen
mit Bildern

1. deutsche Ausgabe 2009
2. deutsche Ausgabe 2009

ISBN 978-3-939931-71-3

Titel der holländischen Original-Ausgabe:
Wat voor type bent u?

Übersetzt von Gislind Stuut
Bearbeitet von Sabine Waldherr-Bliem

Herausgeber:
Narayana Verlag, Blumenplatz 2, 79400 Kandern
Tel.: +49 7626 9749700
E-Mail: info@narayana-verlag.de
www.narayana-verlag.de

Vorwort

Seit dem über 200-jährigen Bestehen der Homöopathie ist das Wissen um die homöopathischen Arzneimittel immer umfangreicher geworden. Zu Beginn wurden vor allem Krankheiten und Symptome beschrieben, die ja auch der Grund sind, warum ein Patient einen Arzt aufsucht. Mit der Zeit stellte sich jedoch heraus, dass hinter Symptomen bzw. Krankheiten mehr steckt. Krankheiten können ineinander übergehen, wie zum Beispiel ein Ekzem in Asthma oder Durchfall in rheumatische Beschwerden. Man stellte fest, dass bestimmte Krankheitsformen meist bei bestimmten Menschentypen auftraten. So fand man beispielsweise heraus, dass das homöopathische Arzneimittel Calcium carbonicum öfter bei Menschen erforderlich ist, die untersetzt und verfroren sind und eine Vorliebe für Süßes haben. Diese Merkmale werden in dem Begriff „Konstitution" zusammengefasst.

Darüber hinaus hat man in den letzten Jahrzehnten weitere, tiefer liegende Aspekte der homöopathischen Arzneimittel entdeckt.

Vithoulkas hat die Essenzen homöopathischer Arzneimittel beschrieben. Man denke zum Beispiel an den aufgeschlossenen Phosphorus-Typus, der sehr leicht Kontakte schließt und sogar das Leid anderer fühlen kann.

Als nächster Schritt wird die Frage nach dem Warum gestellt. Warum handeln Menschen auf eine bestimmte Weise? Warum ist der Phosphorus-Typus so mitfühlend? Bei näherer Betrachtung stellt sich heraus, dass hinter diesem Verhalten die große Angst steckt, allein auf der Welt zu sein. Durch diese Herangehens- bzw. Betrachtungsweise lernt man zu verstehen, warum Menschen so handeln und nicht anders und welche Umstände in ihrem Leben zu Blockaden geführt haben.

Die homöopathische Literatur ist hinter den Entwicklungen der letzten Jahrzehnte zurückgeblieben, da die alten Bücher lediglich die Symptomatik und die Konstitution beschreiben. Diese Lücke hat Frans Kusse mit dem vorliegenden Buch gefüllt. Es enthält Beschreibungen homöopathischer Arzneimittel, die dem heutigen Wissensstand gerecht werden. Studiert man beispielsweise das Mittel Calcium carbonicum, findet man nicht nur Informationen über das entsprechende Beschwerdebild, sondern auch über das dahinter liegende Problem. Wie verhält sich ein Calcium carbonicum-Mensch?

Frans Kusse beschreibt die Arzneimittel fesselnd und gut verständlich. Er hatte immer schon den Ehrgeiz, homöopathisches Wissen zu verbreiten, und das gelingt ihm auch so gut, dass sich die Arzneimittelbilder beim Lesen gut ins Gedächtnis einprägen. Dieses Buch ist jedem zu empfehlen, der sich für die aktuellen Entwicklungen in der Homöopathie interessiert.

Jan Scholten

Was ist Homöopathie?

Homöopathie ist ein auf Naturgesetzen beruhendes Heilverfahren, das besagt, dass eine Substanz, die bestimmte Beschwerden hervorzurufen vermag, auch in der Lage ist, diese bzw. ähnliche Beschwerden zu heilen. Dieses Gesetz wurde schon vom Urvater der Medizin, dem griechischen Arzt Hippokrates, beschrieben und später ebenfalls von Paracelsus, dem berühmten Arzt des Mittelalters. Im Jahr 1790 wurde das sogenannte Ähnlichkeitsgesetz vom deutschen Arzt Samuel Hahnemann wiederentdeckt und er arbeitete ein darauf beruhendes Heilverfahren aus, das in dieser Form bis heute angewendet wird.

Verschiedene Anwendungsbereiche

Die Homöopathie kann für die verschiedensten Anwendungsbereiche eingesetzt werden.

Leichtere Beschwerden mit eindeutiger Ursache kann man gut selbst behandeln. Das Arzneimittel Arnica ist beispielsweise zur Behandlung von blauen Flecken oder Verstauchungen infolge eines Sturzes oder Stoßes geeignet.

Ignatia ist meist die passende Arznei für einen Menschen, der an akutem Kummer leidet, vor allem, wenn es um den Verlust einer geliebten Person oder um Liebeskummer geht. Bietet Ignatia unzureichende Linderung, dann ist es empfehlenswert, fachkundige Hilfe einzuschalten, da bei Kummer viele Arzneimittel in Frage kommen können.

Für die Behandlung chronischer Krankheiten und ernster Beschwerden ist Sachkenntnis erforderlich, sowohl auf medizinischem als auch auf homöopathischem Gebiet. Der behandelnde Therapeut muss nicht nur in der Lage sein, eine korrekte Diagnose zu stellen, sondern auch eine vortreffliche Kenntnis der Homöopathie besitzen. Für die homöopathische Behandlung einer schweren Erkrankung muss ein Arzneimittel verabreicht werden, das sämtliche Facetten dieses Menschen abdeckt.

Einleitung zu den homöopathischen Typenbildern

Die Homöopathie entwickelt und erneuert sich ständig. In den vergangenen zwanzig Jahren hat sich diese Entwicklung dank internationaler Kongresse und moderner Kommunikationsmittel weiter beschleunigt.

Zu der Zeit, als der deutsche Arzt Samuel Hahnemann lebte und 1790 die Homöopathie begründete, standen vor allem die körperlichen Beschwerden der Patienten im Vordergrund. Hahnemann schreibt jedoch in seinem Buch „Organon der Heilkunst", dass die psychischen Symptome bei der Wahl des Arzneimittels meist wichtiger seien als die physischen. Bei einigen Arzneien, wie beispielsweise bei Pulsatilla, beschreibt er Wesenszüge, die er oft bei Menschen vorfand, die durch ein bestimmtes Mittel geheilt werden konnten.

Verschiedene homöopathische Ärzte haben diese Erkenntnisse später weiterentwickelt. Der größte Verdienst gebührt hier dem griechischen Homöopathen George Vithoulkas, der in seinen „Essenzen homöopathischer Arzneimittel" die Charakterzüge der bekanntesten homöopathischen Arzneimittel beschreibt.

Auch andere Homöopathen haben Arzneimitteltypen hervorragend ausgearbeitet, so wie beispielsweise Catherine Coulter in ihrem Buch „Portraits homöopathischer Arzneimittel", oder haben hierzu Ergänzungen geschrieben. Namen, die in diesem Zusammenhang genannt werden müssen sind Alfons Geukens, Rajan Sankaran, Jan Scholten, Massimo Mangialavori und Tinus Smits.

In diesem Buch werden die Typenbilder der am häufigsten verordneten homöopathischen Arzneimittel beschrieben.

Wie viele Konstitutionstypen gibt es?

Jeder Mensch ist einzigartig und deshalb müsste es eigentlich Millionen unterschiedlicher homöopathischer Arzneimittel geben. Zum Glück ist es aber möglich, die Menschen in Typen einzuteilen. Manche sind der Meinung, dass es 12 Haupttypen wie in der Astrologie gebe, doch für unsere Arbeit ist diese Einteilung zu grob. Mit den in diesem Buch beschriebenen Arzneien ist es möglich, vielen Menschen zu helfen.

Dennoch sind Homöopathen ständig auf der Suche nach subtileren Einteilungen. Zurzeit sind einige Hundert Mittelbilder bekannt, deren Zahl sich durch die Arbeit von Studiengruppen laufend erhöht.

Gruppen und Familien

Es ist unmöglich, von so vielen Arzneien jedes Symptom zu kennen. Im vorigen Jahrhundert haben Homöopathen jedoch bereits entdeckt, dass es Gruppen von Mitteln gibt, die sich sehr ähneln, wie beispielsweise die verschiedenen Pflanzenfamilien. Inzwischen kennt man die Charakteristika der Liliengewächse, der Hahnenfußgewächse, der Korbblütler und der Doldenblütler relativ genau. Innerhalb des Mineralreiches existiert eine ähnliche Einteilung, ebenso bei den Mitteln, die aus tierischen Produkten hergestellt werden. Diese Gruppen helfen dem Homöopathen, das jeweils passende Arzneimittel zu finden.

Der Gruppen- bzw. der Familienname wird bei jedem Arzneimittel angeführt.

Ist ein einziges Mittel ausreichend?

Obwohl es Menschen gibt, die mit einem einzigen Mittel von tiefsitzenden Krankheiten vollständig geheilt werden, sind bei den meisten mehrere Arzneien dafür notwendig.

Das liegt vor allem daran, dass ein homöopathisches Mittel selten hundertprozentig auf einen Menschen passt. Beim Lesen dieses Buches werden Sie merken, dass Sie sich in verschiedenen Mittelbeschreibungen teilweise wiedererkennen. Es kann zum Beispiel sein, dass ein Mittel gegen Ihre Kopfschmerzen und eine bestimmte Angst hilft, dass jedoch ein weiteres Mittel notwendig ist, um Ihren chronischen Husten zu heilen.

Ein anderer Grund dafür ist, dass es mehrere „Schichten“ gibt. Viele Menschen werden mit einer erblichen Vorbelastung geboren. So treten Allergien, Asthma, Ekzeme und dergleichen meist gehäuft in einer Familie auf. Bei diesen Erkrankungen ist häufig eine Nosode nötig. Zu den bekanntesten Nosoden zählen Tuberculinum, Medorrhinum, Carcinosinum und Psorinum. Daneben kann durch verschiedene Krankheiten und traumatische Ereignisse eine neue „Schicht" entstehen. So kann es notwendig sein, die Folgen einer durchgemachten Kinderkrankheit gesondert zu behandeln.

Ein Beispiel dafür ist ein Junge, der seit einer Mumps-Erkrankung in seiner geistigen Entwicklung stehengeblieben war und durch Verabreichung von Parotidinum, einem homöopathischen Mittel (Nosode), das aus dem Mumps-Virus hergestellt wird, geheilt wurde. Weitere störende Faktoren können sein: Impfung, tief greifende Emotionen wie großer Kummer oder unterdrückter Zorn, usw.

Für all diese Ursachen stehen bestimmte homöopathische Arzneien zur Verfügung. Diese sind in der Lage, Blockaden aufzuheben, die eine vollständige Heilung verhindern würden.

Aconitum napellus

Blauer Eisenhut

Pflanzliches Mittel (Fam.nat. Ranunculaceae)

„Robuste und heftige Menschen, die an den Folgen eines heftigen Schreckens leiden“

Herkunft

Diese prachtvolle Pflanze mit ihren schönen, violettblauen Blüten in Form einer Mönchskappe findet man an feuchten Standorten im Gebirge.

Der Blaue Eisenhut passt als homöopathisches Arzneimittel zu starken und robusten Persönlichkeiten. Bei ihnen entstehen Symptome schnell und heftig und sind gleichzeitig mit Ängsten verbunden. Genau wie die übrigen homöopathischen Arzneien aus der Familie der Ranunculaceae erträgt es der Aconitum-Mensch nicht, wenn andere schlecht behandelt werden.

Stark, sensibel und mitfühlend

Aconitum-Menschen sind meist starke, unabhängige Persönlichkeiten mit gutem Selbstbewusstsein, die sich durch die täglichen Dingen des Lebens nicht so leicht aus dem Gleichgewicht bringen lassen. Trotzdem weisen sie eine große innere Empfindlichkeit auf. Alle Sinnesreize wie beispielsweise Geräusche, Licht und Gerüche nehmen sie intensiv wahr. Diese Feinfühligkeit hat sowohl positive als auch negative Seiten. Musik kann sie tief berühren, während sie durch starke Reize, wie z.B. Lärm, sehr irritiert werden. Wenn sie allerdings ihr inneres Gleichgewicht verlieren, werden sie sehr ärgerlich und ungeduldig. Aconitum-Menschen können es nicht ertragen, wenn andere Menschen leiden, vor allem, wenn dieses Leid von Dritten verursacht wurde. Sie sind sehr um ihre Mitmenschen besorgt. In dieser Hinsicht ähneln sie Causticum, Phosphorus und Nux vomica.

Schreck und Todesangst

Was den Aconitum-Menschen am meisten aus dem Gleichgewicht bringen kann, sind Angstsituationen. Die Angst kann durch ein schlimmes Ereignis ausgelöst werden, wie zum Beispiel durch ein Erdbeben oder einen Autounfall, aber auch durch eine unerwartete Krankheit, hohes Fieber, eine Operation oder durch eine schwere Geburt. Sie kann so intensiv und heftig sein, dass der Aconitum-Mensch überzeugt ist, bald sterben zu müssen.

Eine Gabe Aconitum kann dafür sorgen, dass das alte Gleichgewicht wiederhergestellt wird, auch bei Menschen, die nicht diesem Konstitutionstyp entsprechen. Selbst eine schlechte Nachricht kann zeitweilig einen „Aconitum-Zustand“ hervorrufen.

Chronische Ängste und Hyperventilation

Ein akuter Angstzustand kann, wenn keine entsprechende Behandlung stattfindet, in eine chronische Angst übergehen. So kann eine Person, die dem Tod bei einem Autounfall nur knapp entronnen ist, später unter den verschiedensten Ängsten leiden, wie beispielsweise der Angst in Menschenmengen, Platzangst, Angst, eine Straße zu überqueren, oder Angst vor der Zukunft. Diese Ängste sehen wir häufig bei Menschen, die unter Hyperventilation leiden. Die Ursachen können vielfältig sein, doch fast immer beziehen sie sich auf die Angst vor dem Tod. Aconitum ist daher eines der wichtigsten Mittel bei Hyperventilation.

Der bekannte Komiker, Filmstar und UNICEF-Botschafter Danny Kaye war ein glühender Anhänger der Homöopathie. Von ihm weiß man, dass er einem Mann, der neben ihm im Flugzeug einen Herzinfarkt erlitten hatte, eine Gabe Aconitum verabreichte (aufgrund der akuten Todesangst). Als der Mann schließlich auf einer Trage weggebracht wurde, sagte er zu Danny Kaye: „Wissen Sie, dass Sie hierfür angeklagt werden können?“ Danny Kaye war nämlich kein Arzt. Darauf antwortete dieser gefasst: „Wissen Sie, dass Sie tot sein könnten?“

Körperliche Symptome

Auch hier gilt, dass die Beschwerden sehr akut und heftig beginnen. Aus diesem Grund ist Aconitum nicht zur Behandlung von Krankheiten geeignet, die durch eine langsame Entwicklung der Symptome gekennzeichnet sind. Es ist ein typisches Mittel für eine akute Lungenentzündung, die sehr plötzlich auftritt, nach einigen Tagen ihren Höhepunkt erreicht und dann meist abheilt. Diese Art von Krankheiten tritt häufig bei Menschen auf, die vorher völlig gesund waren. Glücklicherweise stehen für derartige Fälle heute auch Antibiotika zur Verfügung.

Aconitum hat Beschwerden als Folge von starker Abkühlung und von kaltem, trockenem Wind. Unterdrückter Schweiß kann zu plötzlicher Schwäche führen und zu Fieber mit großer Angst. Es ist eines der wichtigsten Grippemittel und oft die erste Wahl bei Entzündungen, die mit Fieber einhergehen. Angst, Ruhelosigkeit und hohes Fieber sind für Aconitum kennzeichnend. Der Patient will nicht berührt werden. Bei Kindern kann dieses Mittel bei Pseudo-Krupp sehr hilfreich sein, vor allem wenn das Kind durch die Atemnot in Panik gerät.

Die Schmerzen, die ein Aconitum-Mensch fühlt, können schrecklich sein und ihn zur Verzweiflung bringen. Besonders Nervenschmerzen lassen den Patienten stöhnen und vor Schmerz schreien. Durchblutungsstörungen führen manchmal zu einem Blutstau im Kopf. Es können hellrote Blutungen sowie brennende oder taube Empfindungen auftreten. Sinneswahrnehmungen können verstärkt empfunden werden und Körperteile größer oder dicker als gewöhnlich erscheinen.

Ernährung

Aconitum-Menschen lieben oft kaltes Wasser, Bier, saure Speisen und bittere Getränke. Milch vertragen sie meist schlecht, ein Glas Wein kann sie jedoch wieder erquicken.

Kinder

Aconitum-Kinder sind sehr selbstständige Persönlichkeiten. Sie haben eine klare eigene Meinung und wissen, was sie wollen. Sie sind jedoch nicht so stur wie Nux vomica-Kinder, ihr Gerechtigkeitssinn ist weniger ausgeprägt als bei Causticum-Kindern und ihr Mitgefühl ist weniger stark als bei Phosphorus-Kindern, doch in vielerlei Hinsicht ähneln sie diesen Arzneimitteltypen.

Aconitum-Kinder sind der Ansicht, dass Menschen einander gut behandeln müssen. Sie haben eine bestimmte Art von Idealismus, die wir bei allen homöopathischen Mitteln aus der Familie der Ranunculaceae sehen.

In ihrer idealen Weltvorstellung lassen die Menschen einander nicht im Stich und der Tod existiert nicht. Die Vorstellung, dass Menschen sterben können, geschweige denn sie selbst, ist für diese Kinder unerträglich. Wenn sie etwas erleben, das einen Bezug zum Tod hat, können sie in Panik geraten. Dieselbe Kraft, mit der sie sonst ihren Willen durchsetzen, kommt dann in ihrer Angst zum Ausdruck.

Agaricus muscarius

Fliegenpilz, Amanita muscaria

Pflanzliches Mittel (Fam.nat. Agaricaceae)

„Hemmungslos mit grenzenloser Energie“

Herkunft

Agaricus muscarius ist der bekannte Pilz mit dem roten Hut und den weißen Tupfen. Dieser Pilz sieht zwar harmlos aus, ist es aber keineswegs. Es ist bekannt, dass die Wikinger diesen Pilz zu sich nahmen, bevor sie ihre Raubzüge und Plünderungen antraten. Unter dem Einfluss des Fliegenpilzes verwandelten sich die ruhigen, introvertierten Skandinavier in mordlustige Wüteriche, die großen Teilen Europas Angst einflößten. Derselbe Pilz wurde schon in alten Zeiten bei verschiedenen Ritualen verwendet und zählt gegenwärtig zu den sogenannten „Smart Drugs“.

Fröhliche, aber auch ernsthafte Menschen

Das Agaricus-Bild hat zwei Seiten: die enorme Lebenslust und Energie auf der einen sowie ihre Empfindlichkeit gegenüber dem Tod auf der anderen Seite. Wenn sie sich im Gleichgewicht befinden, sind sie sich ihrer Sterblichkeit bewusst, akzeptieren diese und genießen gleichzeitig ihr Leben wie kein anderer. Agaricus-Menschen verfügen über enorme Kräfte und ein großes inneres Potenzial. Die Kunst besteht darin, diese Talente in die richtigen Bahnen zu lenken.

Agaricus-Menschen sind fröhlich und offen. Sie tragen ihr Herz auf der Zunge und singen gern, wenn sie fröhlich sind. Ihre Spontanität äußert sich in Späßen, die sie gerne mit jemandem treiben, wobei es ihnen dabei nicht um Aufmerksamkeit geht. Sie haben einfach gerne Spaß und lieben die Unterhaltung. Langes Stillsitzen und Schweigen gefallen ihnen nicht, es sei denn, es ist wirklich notwendig. Menschen, die Agaricus benötigen, können andererseits sehr einfühlsam sein, wenn eine nahestehende Person im Sterben liegt. Alles, was mit dem Tod zu tun hat, beschäftigt sie. Sie fürchten den Tod, doch gleichzeitig fasziniert er sie auch. Sie sind besonders mitfühlend mit

Menschen, die an Krebs leiden, und können den Entschluss fassen, diese in ihrer letzten Lebensphase zu begleiten.

Grenzenlos

Auffällig bei Agaricus-Menschen ist ihr Mut. Es gibt wenige Dinge, vor denen sie Angst haben, im Gegenteil, sie machen Sachen, die andere für tollkühn halten, da sie nirgends Gefahren sehen. Dies gilt vor allem für Agaricus-Kinder.

Agaricus-Menschen verfügen über ein ungeheures Maß an Energie. Wenn sie jedoch aus dem Gleichgewicht geraten, dann wird ihre Energie zügellos. Sie können kein Ende finden und kennen keine Grenzen. Die Späße werden grob und das schätzt nicht jeder. Sie sind sehr redselig und lassen andere nicht zu Wort kommen. Zuhören bereitet ihnen oft große Mühe, ebenso wird nicht jede Frage, die man ihnen stellt, beantwortet.

Geraten Agaricus-Menschen beispielsweise durch eine Krankheit oder durch eine emotionale Kränkung aus dem Gleichgewicht, dann wird diese Unruhe stärker. Witze, die auf ihre Kosten gemacht werden, vertragen sie nicht gut, aber andere nehmen sie gern aufs Korn! Die Kräfte, die sie bei Zorn entwickeln können, sind enorm. Ihre physische Kraft nimmt so zu, dass sie zu übermenschlichen Kraftakten fähig sind.

Starke Menschen oder Opfer

Solange ihre körperlichen und seelischen Kräfte zielgerichtet sind, können sie Berge versetzen und auch anderen Menschen in schwierigen Situationen helfen. Doch wenn Agaricus-Menschen aus dem Gleichgewicht geraten, können ihre Kräfte ungehemmt und ziellos werden. Sie fühlen sich machtlos und frustriert, sind geistig erschöpft und immer weniger in der Lage, Problemlösungen zu finden. Ihre Aussprache wird unkontrollierter und undeutlicher, und auch in ihren Bewegungen wird der Kontrollverlust sichtbar. Sie laufen Gefahr, nicht mehr ernst genommen zu werden. Das macht alles nur noch schlimmer, da sie gegenüber Kritik sehr empfindlich sind. Anstelle der unbesiegbaren Krieger erscheinen sie nun als willenlose Opfer. Agaricus in homöopathischer Zubereitung bringt die alten Kräfte wieder zum Vorschein.

Körperliche Symptome

Agaricus-Menschen frieren leicht und ertragen Temperaturen unter null Grad schlecht. Wenn sich ein Gewitter nähert, verschlimmern sich ihre Beschwerden, bei Frauen nehmen diese während der Menstruation zu. Der Morgen ist ihre schlechteste Zeit. Sie fühlen sich am Abend besser, wenn sie in Ruhe einer Beschäftigung nachgehen.

Agaricus ist ein wichtiges Mittel bei diversen neurologischen Erkrankungen, vor allem, wenn diese von Zuckungen und Krämpfen der Muskulatur begleitet werden. Bei Tics im Gesicht denkt man als Erstes an dieses Mittel. Ein typisches Merkmal von Agaricus ist, dass Druck auf die Wirbelsäule unwillkürliches Lachen auslösen kann.

Symptome, die zu diesem Arzneimittel passen, sind: ungeschickte Bewegungen, Stolpern, Gehen mit viel zu großen Schritten, Gegenstände aus den Händen fallen lassen und Ähnliches. Die Bewegungen erscheinen ungehemmt, eckig, abrupt und ohne Kontrolle. Diagonale Beschwerden sind ebenfalls ein typisches Symptom bei Agaricus, zum Beispiel Schmerzen im linken Arm und gleichzeitig Schmerzen im rechten Bein.

Agaricus-Menschen mögen Wärme und Sonne, doch sie bekommen davon oft Kopfschmerzen. Ihre Nasenschleimhäute können sehr trocken sein und es ist auffällig, dass Husten am Ende häufig in Niesen übergeht. Beim Bücken bekommen sie schnell Rückenschmerzen. Nach dem Trinken von Kaffee und Tee sowie nach dem Rauchen von Zigaretten bekommen sie Herzklopfen. Agaricus ist eines der wichtigsten Mittel bei Frostbeulen an Händen und Füßen. Rötung, Schwellung und ein brennendes Empfinden sind die wichtigsten Merkmale. Agaricus kann diese Symptome jedoch nur dann heilen, wenn das Gesamtbild diesem Arzneimittel entspricht.

Kinder

Agaricus-Kinder verfügen über ein enormes Maß an Energie. Solange diese Energie in die richtigen Bahnen gelenkt wird und sie sich im Gleichgewicht befinden, sind es aktive, fleißige Kinder, die das Leben genießen. Sie lachen, singen und machen gerne Späße. Wichtig ist, dass sie ernst genommen werden und dass man sie akzeptiert, wie sie sind. Besonders empfindlich sind sie gegenüber Kritik, die sie nur schlecht ertragen. Sie fühlen sich schnell zurückgewiesen und können sehr heftig auf Kritik und Bestrafung reagieren. Wenn ein Kind einen epileptischen Anfall bekommt, nachdem es getadelt wurde, so wird ein Homöopath schnell an Agaricus denken. Geraten Agaricus-Kinder aus dem Gleichgewicht, dann sind sie nur mit Mühe zu bremsen, und sowohl ihre Konzentrations- als auch ihre Lernfähigkeit leiden unter der psychischen und physischen Unruhe. Das hat nichts damit zu tun, dass ihre Leistungsfähigkeit zu gering wäre, sondern liegt daran, dass sie ihre Energie nicht fokussieren können. Sie sind ständig in Bewegung und Stillsitzen ist für sie sehr schwierig. Sie haben ihre Bewegungen nicht mehr unter Kontrolle und selbst Muskelzuckungen können auftreten, was auf eine Überreizung des Nervensystems zurückzuführen ist.

Wenn Kinder spät Laufen oder Sprechen lernen, so kann dies ein zusätzlicher Hinweis auf Agaricus sein. Charakteristisch für Agaricus-Kinder ist ihr Mut. Da sie so ungestüm sind, erkennen sie keine Gefahren und können wirklich waghalsige Dinge unternehmen.

Ein Problem, das mir mehrfach aufgefallen ist, ist, dass sie in ihrer Überbegeisterung und in ihrer Unruhe nicht mehr aufhören können, Späße zu treiben und zu necken. Andere Kinder stören sich daran und nun geschieht genau das, was sie nicht ertragen können: Sie werden nicht mehr ernst genommen.

Glücklicherweise kann Agaricus diesen Kindern helfen, ihre Ruhe wiederzufinden. Meist werden sie dann auch nicht mehr von anderen geärgert.

Alumina

Tonerde (Aluminiumoxid)

Mineralisches Mittel

„Auf der Suche nach der eigenen Identität, die sich erst noch formen muss"

Herkunft

Aluminium ist eines der am häufigsten vorkommenden Metalle auf der Erde. Ca. 7,5% der Erdkruste bestehen aus Aluminium. Das Mittel Alumina ist die Aluminiumverbindung (Aluminiumoxid), die in der Homöopathie am meisten zum Einsatz kommt. Neuerdings verwenden Homöopathen auch das reine Aluminium. Da Ton größtenteils aus Aluminiumoxid besteht, ist uns das Bild des Tons bei der Beschreibung dieses Arzneimittels nützlich.

Bildung der eigenen Identität

Für Alumina gilt, was mehr oder weniger auf jedes Arzneimittel zutrifft. Es bezieht sich nicht so sehr auf einen bestimmten Menschentypus, sondern mehr auf Entwicklungsphasen, die jeder Mensch durchläuft. Alumina weist einen Bezug zur Phase der Entwicklung der eigenen Identität auf. Dies geschieht in der Jugendzeit. Es ist zwar ein gewisses Ich-Bewusstsein vorhanden, doch welchen Platz der Jugendliche in der Beziehung zu anderen Menschen einnimmt, ist noch nicht klar. Wenn in dieser von Zweifeln geprägten Zeit die notwendigen äußeren und inneren Impulse fehlen, bleibt der Mensch „im Lehm" stecken. Das Bild, das der Jugendliche von sich selbst hat, ist undeutlich und verschwommen.

Unser Körper ist die Behausung für die Seele

Der Körper dient als Behausung für die Seele. Das Alumina-Stadium hat mit der Abgrenzung des Körpers, in dem wir wohnen, gegenüber dem des anderen zu tun. Früher wurden Häuser aus Lehm und Ton errichtet und so spielt Alumina eine wichtige Rolle bei der Bildung unseres Körperbewusstseins. Wir sind natürlich nicht sprichwörtlich aus Lehm gemacht, doch für unseren Körper ist das ausreichende

Vorhandensein von Aluminium essenziell für das Bewusstsein: „In diesem Körper bin ich." Auch in der konventionellen Medizin weiß man, dass Aluminiummangel zu Verwirrtheit führen kann.

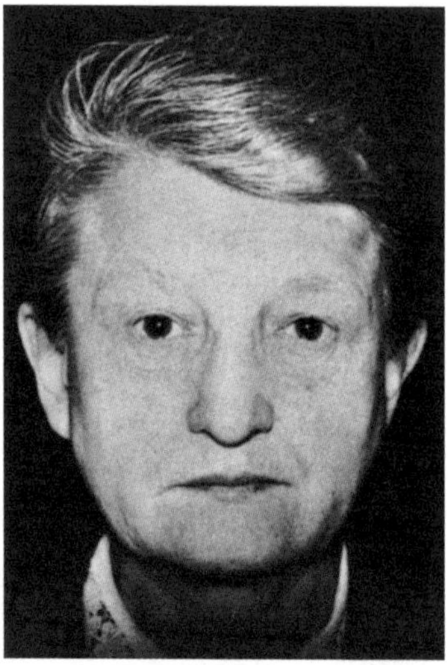

Alumina

Mitläufer

Da Alumina-Menschen davon überzeugt sind, dass sie irgendwo dazugehören, jedoch nicht genau wissen, welchen Platz sie wie einnehmen sollen, passen sie sich ihrer Umgebung an. Es sind fügsame und nachgiebige Menschen. Sie können jede Form annehmen, wie ungebrannter Ton. Sie sind davon überzeugt, dass es richtig ist, sich anderen anzupassen, und betrachten es als egoistisch, ihren eigenen Willen durchzusetzen.

Aufgrund ihres schwachen eigenen Willens werden sie schnell zum Opfer von Menschen, die ihnen ihren Willen aufzwingen und sie für ihre eigenen Zwecke missbrauchen. Alumina-Menschen haben schnell das Gefühl, etwas falsch zu machen. Sie können sich nicht vorstellen, dass andere Menschen es nicht gut mit ihnen meinen. Wenn sie dann doch merken, dass sie missbraucht wurden, ärgert sie dies und kränkt ihr Selbstwertgefühl. Dieser Zustand kann dazu führen, dass sie in Zukunft mehr zu sich selbst stehen und sich auf die Suche machen, wer sie wirklich sind und was sie möchten.

Trägheit

Alumina-Menschen können träge im Denken und Handeln sein. Es scheint, als ob alles starr und unbeweglich sei. Da sie sich ihrer Trägheit bewusst sind, kann ein innerliches Gefühl von Gehetztheit entstehen. Auffällig ist, dass es ihnen sehr schwer fällt, zwei Dinge gleichzeitig zu tun, z.B. Auto zu fahren und zu sprechen. Sie benötigen all ihre Aufmerksamkeit, um eine Aufgabe auszuführen. Alles

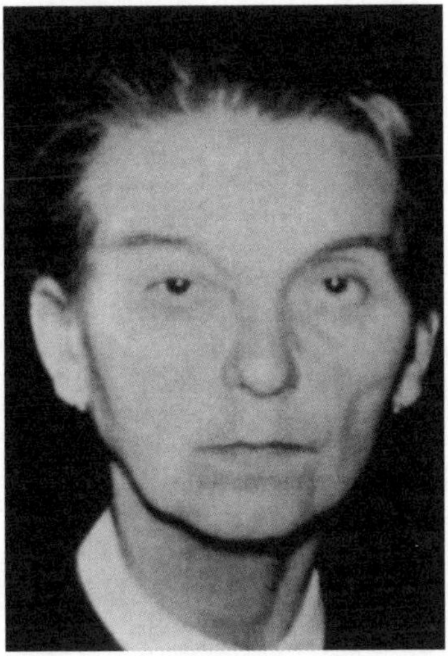

Alumina

muss in ihrem Tempo und auf ihre Weise geschehen. Alumina-Menschen sind schnell erschöpft, wenn zu viel von ihnen verlangt wird.

Wer bin ich?

Wenn Alumina-Menschen aus dem Gleichgewicht geraten, kann Verwirrung auftreten. Sie haben sich so stark mit einem anderen Menschen identifiziert, dass sie nicht mehr unterscheiden können, was sie selbst wollen und was der andere möchte. „Habe ich das gesagt oder ein anderer?“ In diesem Stadium fällt es ihnen schwer, sich auszudrücken. Wie eingangs bereits erwähnt, kann unser Körper mit einem Haus verglichen werden. Er bietet uns einen gewissen Schutz gegen die Außenwelt, nicht nur physisch, sondern auch psychisch. Wenn die Verwirrung zunimmt, können Alumina-Menschen das Gefühl bekommen, dass keine Grenze mehr zwischen ihnen und den anderen existiert. Das kann so weit gehen, dass sie das Gefühl haben, dass eine andere Person für sie sieht oder dass ihr Bewusstsein einem anderen Menschen gehört. Da es so schwer für sie ist, zu sich selbst eine Verbindung aufzubauen, können Ängste vor ihrem eigenen Wesen entstehen. Charakteristisch für Alumina ist die Angst vor Messern. Sie haben Angst, sich selbst damit absichtlich zu verletzen, obwohl sie den Gedanken verabscheuen. Außerdem können sie Angst davor haben, ihren Verstand zu verlieren.

Körperliche Symptome

Alumina-Menschen sind meist warmblütig und ertragen Hitze und Trockenheit schwer, Feuchtigkeit hingegen tut ihnen gut. Trotz der Verschlimmerung durch Wärme finden sie auch am Winter keinen Gefallen. In den Bergen nehmen ihre Beschwerden zu. Ihre schlechteste Zeit ist gegen 9 Uhr morgens.

Sie erkälten sich leicht und die Verkühlung heilt nicht richtig aus, da es ihnen an Widerstandskraft mangelt. Trägheit, Schwäche, Lähmung und Trockenheit sind die vier Symptome, die sich wie ein roter Faden durch alle Beschwerden ziehen.

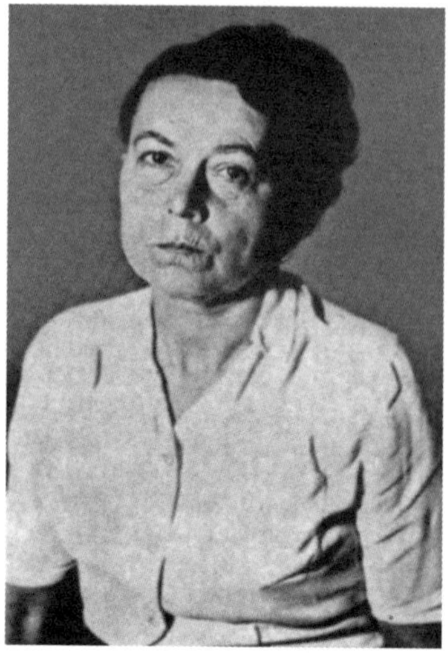

Alumina

Sie leiden an lähmungsartigen Zuständen und Trägheit in der Speiseröhre, was dazu führt, dass sie Schwierigkeiten beim Schlucken von Nahrung haben. Die Trägheit zeigt sich auch in der Blase – Harnlassen dauert lange – und in den Gedärmen. Verstopfung finden wir schon bei Babys, die Alumina benötigen. Alles an ihnen ist trocken: die Augen, der Mund, der Hals und die Gedärme. Auch die Haut kann extrem trocken sein und stark jucken, obwohl äußerlich keine Hautirritationen sichtbar sind.

Ernährung

Alumina-Menschen haben eine besondere Beziehung zu Kartoffeln: Entweder lieben sie sie oder sie mögen sie gar nicht. Der Verzehr von Kartoffeln verschlimmert ihre Beschwerden. Trockene Speisen, Reis, Mehlspeisen, Kaffee und Alkohol schmecken ihnen. Gegen Fleisch und Bier besteht eine Abneigung.

Alumina-Kinder können ein Verlangen nach allerlei unverdaulichen Dingen wie Kohle, Lehm und dergleichen haben – als ob sie etwas zuführen wollten, das ihnen fehlt. Industrielle Nahrungsmittel vertragen sie nur schlecht. Für jeden ist natürliche Ernährung das Beste, doch für Alumina-Kinder ist es ein absolutes Muss!

Kinder

Bei Kindern gibt es eine Anzahl von Symptomen, die uns an Alumina denken lassen. Verstopfung, eine trockene Haut und eine gewisse Trägheit sind die am häufigsten auftretenden Symptome bei Babys und Kleinkindern. Ein zusätzlicher Hinweis ist ein enormer Juckreiz, oft ohne sichtbaren Hautausschlag, wobei sie sich blutig kratzen.

Bei älteren Kindern kommt das Mittel deutlicher zum Vorschein durch die Art und Weise, wie sie sich anpassen und durch die Problematik, eine eigene Identität zu entwickeln. Diese Kinder sind zwar leicht im Umgang, doch sie besitzen nur wenige „Eigenheiten". Wenn es Kindern schwerfällt, sich abzugrenzen, aus Angst, aus der Gruppe ausgeschlossen zu werden, so kann Alumina ihre Willenskraft stärken. Dann werden sie in der Lage sein, den ihnen zustehenden Platz einzunehmen.

Antimonium crudum

Antimonsulfid, Grauspießglanz

Mineralisches Mittel

„Querflöte ist ihr Lieblingsinstrument und hilft ihr gegen die Einsamkeit“

Herkunft

Antimonium crudum ist ein mineralisches Mittel, das schon lange in der Homöopathie verwendet wird. Es ist eine Verbindung aus dem Metall Antimon und Schwefel. Das metallische Mittel Antimonium metallicum hat viele Ähnlichkeiten mit Arsenicum album, sowohl äußerlich als auch in seiner Wirkung. Es handelt sich dabei um einen silberweißen, brüchigen, metallartigen Stoff, der leicht zu pulverisieren ist. Antimonium crudum wird aus einem natürlichen Mineral, dem Grauspießglanz (Stibnit), gewonnen. In der Mine Ichinokawa auf der japanischen Insel Shikoku findet man Stibnit in Form von Kristallen, die bis zu 60 cm hoch und 5 cm breit sind. Aufgrund dieser Form werden sie in Japan oft als Pfähle und Zaunpfosten verwendet. Für diese Kristalle ist es charakteristisch, sich quer zum Magnetfeld der Erde zu stellen.

Der Name „Antimon“ kommt vom griechischen „antimonos“ und bedeutet übersetzt „gegen das Alleinsein“.

Kunstsinnig und romantisch

Antimonium crudum-Menschen sind kunstsinnig, vor allem auf dem Gebiet der Musik. Die Querflöte ist oft ihr Lieblingsinstrument. Für sie ist es wichtig, dass sie ihr musikalisches Talent entwickeln können. Das Verlangen, ihre künstlerische Seite vor Publikum zum Ausdruck zu bringen, ist sehr groß, auch weil sie auf diese Weise Aufmerksamkeit, Bestätigung und Liebe bekommen. Ihre mit großer Sorgfalt ausgewählte Kleidung unterstreicht ihren sensiblen Charakter.

Hohe Erwartungen

Bei allem, was sie tun, gilt, dass Antimonium crudum-Menschen alles richtig machen möchten. Sie stellen hohe Ansprüche an ihre

Kreativität und sind nicht leicht zufriedenzustellen. Tief in ihrem Inneren quält sie die Angst, dass sie die Rolle, die von ihnen erwartet wird, nicht gut genug erfüllen.

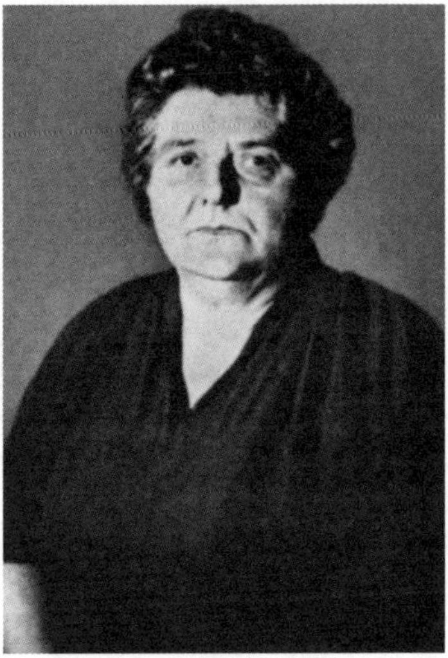
Antimonium crudum

Aufgrund dieser Angst sind sie überempfindlich gegenüber der geringsten Kritik. Sie haben das Gefühl, dass andere ihnen in die Quere kommen, und sind beim geringsten Anlass beleidigt und wütend.

Was sie innerlich am meisten beschäftigt – und das ist für diese Antimonium-Verbindung charakteristisch – ist die Angst, die Liebe ihnen nahestehender Menschen zu verlieren! Die Erwartungen, die sie an andere stellen, sind sehr hoch, vor allem an ihren Partner. Solange ihre Arbeit geschätzt wird, geht es ihnen gut. Gibt es jedoch Rückschläge auf diesem Gebiet, dann gerät auch ihre Liebesbeziehung immer mehr unter Druck. Dann kommen Zweifel auf, ob sie wirklich den Mann oder die Frau fürs Leben gefunden haben.

Widerspenstig

Reagiert der Partner nicht wie erwartet oder erhalten sie nicht die Wertschätzung, die sie zu verdienen meinen, dann reagieren sie widerspenstig und wütend. Sie empfinden das Nicht-Perfekt-Sein des Partners als Widerstand.

Die Neigung, sich querzulegen, zieht sich wie ein roter Faden durch das Leben von Antimonium crudum-Menschen, so wie sich die Kristalle quer zum Magnetfeld der Erde ausrichten. Das kann auch bedeuten, dass sie sich von anderen unterscheiden möchten. Nicht umsonst wählen sie häufig die Querflöte zu ihrem Lieblingsinstrument! Solange sie sich im Gleichgewicht befinden, ist das „Anders-Sein“ ein Charakterzug, der sie auszeichnet; als Reaktion auf innere Frustration kann es jedoch zur Isolation führen.

Einsamkeit

Ob diese Überempfindlichkeit angeboren oder in einer traumatischen Jugend entstanden ist, lässt sich nicht immer mit Sicherheit sagen. Fest steht aber, dass Antimonium crudum-Menschen durch ihr Verhalten sehr leicht in eine Isolation geraten, aus der sie ohne Hilfe nicht mehr herauskommen. Hinter ihrer äußeren Bitterkeit, Widerspenstigkeit und manchmal sogar Grobheit verbirgt sich oft eine Traurigkeit, die nach einer Gabe Antimonium crudum wieder zum Ausdruck gebracht werden kann. Nur dann, wenn jemand seinen ursprünglichen Kummer wirklich verarbeitet hat, kann Heilung erfolgen.

Körperliche Symptome

Antimonium crudum-Menschen sind oft etwas kräftiger gebaut und neigen zu Übergewicht. Die Beschwerden sind sehr oft linksseitig.

Sie ertragen Wärme nicht gut, da ihnen von Natur aus meist warm ist. Besonders auf Strahlungswärme reagieren sie schlecht. Ofenwärme kann bei ihnen Kopfschmerzen oder Husten hervorrufen. Sie bevorzugen frische Luft und schwitzen bei der geringsten Anstrengung.

Andererseits können sie nach Abkühlung im kalten Wasser allerlei Beschwerden wie Kopfschmerzen, eine Erkältung, Erbrechen, Durchfall sowie rheumatische Beschwerden bekommen.

Eine weitere Überempfindlichkeit hat mit ihren Essgewohnheiten zu tun. Wenn sich Antimonium crudum-Menschen nicht wohlfühlen, neigen sie dazu, sich zu überessen, was wiederum Magen-Darmbeschwerden verursacht. In der Folge können schließlich Gicht (oft aufgrund eines zu hohen Alkohol- und Fleischkonsums), Kopfschmerzen sowie Hautkrankheiten entstehen.

Ein typisches Symptom dieser Arznei ist ein dicker, weißer Zungenbelag. Weitere Beschwerden, die auftreten können, sind reichlicher Speichelfluss, Zahnfleischbluten und Aphthen. Ein eigenartiges Symptom, das für Antimonium crudum typisch ist, ist das gleichzeitige Auftreten von Magenschmerzen und Schmerzen in den Beinen. Darüber hinaus ist es bekannt für seine heilende Wirkung bei Verhärtungen und Verhornungen der Haut, beispielsweise bei (schmerzhaften) Schwielen an den Fußsohlen und Warzen.

Ernährung

Antimonium crudum-Menschen haben eine ausgesprochene Vorliebe für bestimmte Nahrungsmittel, vertragen diese jedoch paradoxerweise oft schlecht. Sie lieben saure Speisen, besonders Salatgurken und saure Gurken. Außerdem mögen sie gerne Rohkost, Alkohol, Süßes, Fett, Kräuter und kalte Getränke. Doch nahezu alles, was sie mögen, kann ihnen auch zuwider sein. Sie haben häufig eine Abneigung gegen Eier und Brot. Saure Speisen (mögliche Vorliebe), Milch, Alkohol, Brot und Obst vertragen sie schlecht.

Kinder

Antimonium crudum-Kinder sind empfindlich und romantisch. Meist sind sie musikalisch begabt oder haben auf jeden Fall ein Gefühl für schöne Musik. Sie können sanft und freundlich sein, sind aber nicht leicht zu formen. Sie haben einen starken Willen und werden zu „Querköpfen", wenn sie diesen nicht durchsetzen können. Schnell haben sie auch das Gefühl, dass ihnen Steine in den Weg gelegt werden.

Für diese Kinder ist es wichtig, dass sie ihre Talente entfalten können, denn dadurch bekommen sie die Aufmerksamkeit, Liebe und Zuwendung, nach der sie sich sehnen. Da sie sehr selbstkritisch sind, genügt eine Kleinigkeit, damit sie sich zurückgewiesen fühlen. Aus diesem Grund hat die Haltung der Eltern und Lehrer einen großen Einfluss auf sie. Missbilligung nährt ihre inneren Zweifel und erweckt Widerstand, während Lob ihr Selbstvertrauen stärkt. Die Träume von Antimonium crudum-Kindern sind nicht unrealistisch, doch in dieser harten Welt oft schwer zu verwirklichen. Wenn sie genügend Selbstvertrauen entwickelt haben, können sie Rückschläge leichter akzeptieren und ihre Ziele anpassen.

Apis mellifica

Honigbiene

Tierisches Mittel

„Die fleißige Biene, die nicht krank werden darf“

Herkunft

Die Honigbiene, aus der das homöopathische Mittel Apis mellifica hergestellt wird, ist ein außergewöhnliches Insekt. Von allen Insektenarten der Erde ist sie die einzige, die eine Beziehung zum Menschen aufweist. Die Biene ist nicht nur an den Umgang mit dem Menschen gewöhnt, sondern sie liefert ihm auch noch ein wertvolles Nahrungsmittel, den Honig. Man hat mit Bienen verschiedene wissenschaftliche Experimente durchgeführt, bei denen sich herausgestellt hat, dass sie eine außergewöhnliche Kombinationsfähigkeit besitzen, die bisher nur bei höheren Säugetieren festgestellt wurde.

Fleißig und zurückhaltend

Obwohl wir bei dem Vergleich zwischen Apis-Menschen und Honigbienen vorsichtig sein müssen, kann uns das Bild der fleißigen Biene dabei helfen, diese Menschen zu erkennen und ein bisschen zu verstehen. Apis-Menschen sind freundliche, hilfsbereite und fleißige Menschen. Sie können hart arbeiten, doch möglicherweise ist ihre Arbeitsweise etwas chaotisch.

Sie haben immer das Gefühl, dass sie etwas leisten müssen, um geliebt zu werden. Dies kann durch die Erwartungen der Eltern verstärkt werden, aber genauso kann es sich auch um ihre eigene Verhaltensweise handeln.

Weitere auffällige Charaktermerkmale sind ihre Zurückhaltung und ihre Empfindlichkeit gegenüber direkter Annäherung bzw. Berührung. Die Empfindlichkeit der Haut gegenüber Berührung besitzt auch eine symbolische Aussagekraft. Apis-Menschen zeigen nicht gerne ihre Schwächen, da sie Angst haben, dass andere diese missbrauchen könnten. Sie haben gelernt, sich stark und unabhängig zu präsentieren. Tränen fließen nur selten und Zorn kommt meist nur dann zum Vorschein, wenn sie allein sind. Dann kann allerdings schon mal ein Teller oder ein Glas kaputtgehen.

Leistung

Da sie einen hohen Leistungsanspruch an sich selbst haben, stehen Apis-Menschen unter Druck, wenn sie sich bewähren müssen. So können sie noch jahrelang von Prüfungen träumen, die sie in Wirklichkeit schon längst bestanden haben.

Mit Situationen, in denen sie an sich selbst zweifeln, gehen sie außergewöhnlich um: Sie tun so, als ob sie das alles gar nicht interessieren würde! Wenn eine solche Situation länger andauert, fühlen sie sich sehr schlecht und depressiv.

Apis-Menschen hängen an ihrem Besitz – dabei kann es sich um materiellen Besitz handeln oder auch um nahestehende Personen. Bienen verlassen ihre Häuser nur dann, wenn es notwendig ist, und sie sind von Natur aus zuverlässig. Veränderungen mögen sie nicht so gern und sie sind eher konservativ eingestellt.

Ich bin nicht krank

Apis-Menschen ertragen es nicht, krank zu sein. Sie leugnen ihre Beschwerden so lange wie möglich, obwohl sie sehr darunter leiden, da sie so empfindlich sind. In dieser Hinsicht ähneln sie Arnica-Menschen. Sie ertragen Schmerzen sehr schlecht, und wenn sie Schmerzen haben, scheinen diese viel intensiver zu sein als bei anderen. Sie haben Angst vor spitzen Gegenständen und davor, gestochen zu werden.

Apis-Menschen haben Schwierigkeiten, ihre Emotionen zu äußern, lieber unterdrücken sie sie. Das kann so weit gehen, dass sie gefühllos erscheinen. Sie werden gleichgültig und zeigen kaum noch Reaktionen. Mit Apis und der richtigen Unterstützung können sie lernen, ihre Gefühle zuzulassen und wieder die lebendigen Menschen zu werden, die sie im Grunde sind.

Körperliche Symptome

Die bekanntesten körperlichen Symptome von Apis erinnern an einen Bienenstich: Schwellung und stechende, brennende Schmerzen.

Das Schwellungsgefühl kann überall am Körper auftreten: an der Haut, im Mund, im Hals, im Bauch und an den Geschlechtsorganen. Die Eierstöcke sind besonders empfindlich, an ihnen können sich Zysten bilden. Die Schwellungen können entzündungsbedingt auftreten, aber auch von Geschwüren oder Ödemen verursacht werden. Wärme und Berührung verschlimmern die Beschwerden, Kälte bessert sie.

Apis-Menschen haben eine Disposition für Erkrankungen des Nervensystems. Diese werden häufig von einem Taubheitsgefühl begleitet, doch es können auch Lähmungserscheinungen auftreten. Die Krankheiten kündigen sich erst durch Ungeschicklichkeit und später durch Muskelausfälle an. Es kann zum Verlust des Geschmackssinns kommen sowie zu Sprechschwierigkeiten bis hin zu Lähmungen des Dickdarms und der Blase.

Ernährung

Bei vielen Apis-Menschen ist es auffällig, dass sie empfindlich auf die Farbe von Nahrungsmitteln reagieren, so wie auch Bienen bestimmte Blumenfarben bevorzugen. Ein besonderes Merkmal ist die Durstlosigkeit bei Fieber. Sie haben ein Verlangen nach sauren Speisen und nach Milch. Nach dem Genuss von Milch fühlen sie sich besser.

Kinder

Apis-Kinder strengen sich an und arbeiten fleißig, um Anerkennung zu bekommen. Darum ist es wichtig, dass man ihnen das Gefühl gibt, ohne Vorbehalte geliebt zu werden und dafür nichts leisten zu müssen.

Obwohl es scheint, als würden sie direkt in ihren Reaktionen sein, sind sie sehr zurückhaltend und mögen keine direkte Annäherung, geschweige denn Berührung. Apis-Kinder sind keine Kuschelkinder. Sie geben sich stark und zeigen ihre Gefühle nicht. Schmerzen hingegen ertragen sie sehr schlecht und sind kaum in der Lage, diese für sich zu behalten. Obwohl sie normalerweise nicht schnell zornig oder aggressiv werden, können sie zielsichere „Stiche“ austeilen, wenn es die Situation erfordert!

Argentum metallicum

Silber

Mineralisches Mittel

„Reden ist Silber – talentiert und ehrgeizig"

Herkunft

Silber ist ein Metall, das in der Natur in reiner Form vorkommt und schon seit Tausenden von Jahren zur Herstellung von Schmuck und anderen Kunstgegenständen, wie beispielsweise Besteck und Schalen, aber auch als Zahlungsmittel verwendet wird. Die Franzosen verwenden das Wort „argent" sowohl für „Silber" als auch für „Geld".

Alle Spiegel enthalten Silber, da Silber ideal spiegelt. In der Fotografie spielt Silber eine wichtige Rolle und auch hier hat es mit Spiegeln zu tun, dieses Mal mit der Wiedergabe der Wirklichkeit. Darüber hinaus ist Silber der beste Leiter, sowohl für Wärme als auch für Elektrizität.

Selbstwert

Argentum metallicum-Menschen besitzen ein gesundes Selbstwertgefühl und bringen dieses zum Beispiel gut als Künstler, aber auch als Regierungsmitglied oder Wortführer zum Ausdruck.

Einerseits können sie sehr sensibel, nachgiebig und weich erscheinen, auf der anderen Seite aber auch autoritär und mächtig sein und ein enormes Durchsetzungsvermögen haben. Diese Charaktereigenschaften verbergen sich hinter einer zurückhaltenden Fassade. Es fällt ihnen nicht leicht, ihre Autorität nach außen hin zu zeigen, da dies nicht zu ihrem gewünschten Selbstbild passt. Allerdings kann diese Eigenschaft von Argentum metallicum in einer vertrauten Umgebung, wie beispielsweise im Kreis ihrer Familie, deutlicher zum Vorschein kommen.

Festhalten an ihrer Position

Wenn Argentum metallicum-Menschen den Erfolg haben, nach dem sie streben, dann versuchen sie, diesen festzuhalten. Solange sie sich in dieser Situation wohlfühlen, sind es gemütliche, unterhaltsame

Menschen, die gern erzählen, was sie früher gemacht und welche Erfolge sie erreicht haben. Mit den bereits erreichten Erfolgen entstehen hohe Zukunftserwartungen, worin eine mögliche Ursache für Spannungen liegt. Denn wie hält man Erfolg fest? Vor allem in höheren Positionen, die Argentum metallicum-Menschen aufgrund ihrer Fähigkeiten leicht erreichen, ist bleibender Erfolg nicht selbstverständlich, und die Konkurrenz lauert überall. Hinzu kommt, dass sie auch noch ein starkes Verantwortungsgefühl besitzen und ihre Aufgaben so gut wie möglich erfüllen möchten.

Künstlerisch

Argentum metallicum-Menschen haben eine enge Beziehung zur Kunst. Sie sind Künstler, Maler, Schriftsteller, Sänger oder Musiker oder sie haben auf eine andere Weise mit Kunst zu tun, zum Beispiel als Mäzen. Dies hängt mit ihrer persönlichen Lebensaufgabe zusammen: die Verbreitung einer „höheren" Botschaft an die Menschheit. Das Amt des Priesters oder des Pfarrers passt gut zu ihnen, aber auch Berufe wie Wissenschaftler, Arzt, Vertreter, Werbungsberater, PR-Mitarbeiter oder Lehrer sind ihnen auf den Leib geschrieben.

In ihrer Religionswahl wählen sie eine Richtung, die von Milde geprägt ist. Sie haben eine Vorliebe für erhabene, sanfte Musik und mögen Pastellfarben. Da sie Auftritte vor Publikum lieben, stehen sie gerne im Rampenlicht. Darüber hinaus zeigen sie auch gerne, was sie besitzen, wie zum Beispiel Schmuck, schöne Kleidung, teure Autos oder große Häuser.

Schüchtern

Argentum metallicum-Menschen sind sehr empfindlich gegenüber Kritik und schrecken zurück, wenn man ihnen Arroganz vorwirft. Sie haben viel Fantasie, aber nicht das Bedürfnis anzugeben oder zu dominieren. Durch Kritik, vor allem in ihrer Jugend, kann ein gewisses Minderwertigkeitsgefühl entstehen, das verhindert, dass sie ihre Talente vollständig entwickeln. Sie bekommen Lampenfieber und trauen sich kaum noch, vor Publikum aufzutreten. Sogar vor kleinen Gruppen zu sprechen ist dann schwierig für sie, besonders wenn es um persönliche Dinge geht. Wirkliche Intimität ist für Argentum metallicum-Menschen ein heikles Thema. Es kann lange dauern, bis sie ihre Gefühle äußern. Sogar Partner können das Gefühl haben,

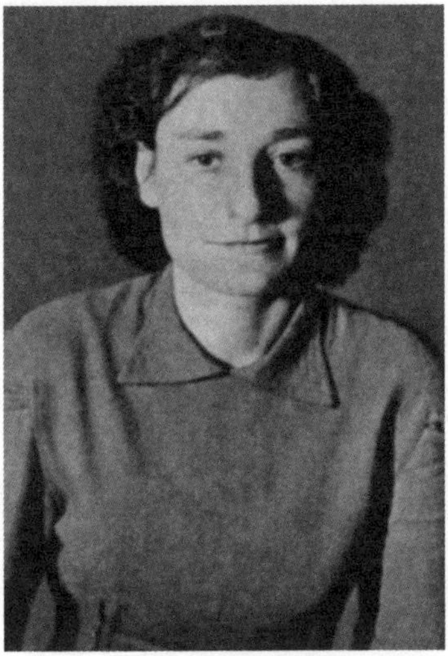

Argentum metallicum

sie nicht wirklich zu kennen, was mit der Fassade zu tun hat, hinter der sich Argentum metallicum-Menschen verstecken.

Sprechen und Angst

In den Positionen, die Argentum metallicum-Menschen bekleiden, müssen sie häufig in der Öffentlichkeit sprechen, sei es als Vorsitzender, Künstler, Priester, Lehrer oder Sänger. „Reden ist Silber", sagt das Sprichwort und Silber hat tatsächlich etwas mit der Stimme zu tun. Die Nervosität zeigt sich erst beim Sprechen oder Singen: Die Stimme wird dann schwach und zittrig oder jemand verliert seine Stimme ganz. Die Angst vor dem Sprechen in der Öffentlichkeit ist kennzeichnend für Argentum metallicum-Menschen, obwohl sie dazu fähig sind. Sie leiden häufig unter Höhenangst und haben Angst vor kleinen Räumen; das hat damit zu tun, dass es für sie wichtig ist, jederzeit den Ort des Geschehens verlassen zu können, wenn sie das möchten. Weitere Ängste von Argentum metallicum-Menschen sind die Angst vor Krankheiten, wie zum Beispiel vor Herzkrankheiten, und die Angst, plötzlich bewusstlos zu werden.

Körperliche Symptome

Die meisten Probleme sind linksseitig: die Gefühlsseite ihres Körpers überwiegt. Argentum metallicum-Menschen sind kälteempfindlich, obwohl Wärme und Sonne ihnen nicht immer gut tun. Feuchtigkeit und Kälte vertragen sie nicht gut, doch im Allgemeinen fühlen sie sich im Freien wohler.

Viele körperliche Symptome haben etwas mit dem Nervensystem zu tun. Dazu zählen unter anderem Kopfschmerzen, Nervenschmerzen, aber auch Lähmungserscheinungen und das Gefühl von elektrischen Schlägen. Für Argentum-metallicum Menschen sind Schmerzen an der Vorderseite der linken Schulter charakteristisch, die bis zur Hand ausstrahlen und mit einem lahmen, tauben und prickelnden Gefühl einhergehen. Aber auch Nackenschmerzen, Morgensteifigkeit und Ischiasbeschwerden, die durch Sitzen schlimmer und bei Bewegung besser werden, sind für Argentum metallicum kennzeichnend.

Obwohl die Stimme nicht zum Nervensystem zählt, hat unser Nervensystem viel mit den Sprachorganen zu tun. Heiserkeit, die durch Sprechen und Singen zunimmt, Stottern und Stimmverlust sind Symptome, die zu Argentum metallicum passen. Auch die Anfälligkeit für Lungenerkrankungen (mit Abhusten von grauem Sputum), Heuschnupfen sowie Knorpelkrankheiten sind aus den Lehrbüchern bekannt.

Ernährung

Argentum-metallicum Menschen mögen gern Süßes, Limonade und Soßen. Auch Obst, saure Speisen, Schokolade, Alkohol, Kaffee und Salz schmecken ihnen oft. Gegen Kohlrabi, Fett, Fleisch und manchmal auch gerade gegen Saures haben Sie eine Abneigung. Sie vertragen Paprika, Kohlarten und Gurken schlecht und auch Tabak, Alkohol, Äpfel und Fleisch bekommen ihnen oft nicht. Durch Kaffee können sie sich besser fühlen.

Kinder

Schon früh sind die Merkmale von Silber erkennbar. Argentum metallicum-Kinder haben ein angeborenes Talent für kreative Beschäftigungen wie beispielsweise Geige Spielen, Singen oder Auftritte vor Publikum. Ihre Einbildungskraft ist manchmal so groß, dass Erwachsene davor Angst bekommen können. „Geht etwa die Fantasie mit ihm durch?“ oder „Benimm Dich normal!“, sind Aussprüche, die diese Kinder oft von ihren Eltern zu hören bekommen.

Doch diese Kinder sind nicht „normal“, sondern haben Talente, die sie zum Ausdruck bringen möchten und - um ihrer Gesundheit willen – auch bringen müssen. Je mehr sie von zu Hause das Gefühl bekommen, ihre Talente entwickeln zu können, desto ausgeglichener sind sie. Aufbauende Kritik kann dabei nicht schaden, solange das Kind sich angenommen fühlt.

Argentum nitricum

Silbernitrat – Mineralisches Mittel

„Künstlerische Lebensgenießer, die gerne fein kochen – das genussbetonte Silber“

Herkunft

Silbernitrat wurde bis vor Kurzem Neugeborenen verabreicht, um ihre Augen vor bestimmten Erkrankungen zu schützen, und ist in der Medizin bereits seit Langem bekannt. Argentum nitricum wurde schon zu Beginn der homöopathischen Ära als Mittel geprüft und daher weiß man über dieses Arzneimittel sogar mehr als über das reine Silber (Argentum metallicum).

Genießen und Kunst

Argentum nitricum-Menschen sind Genießer und das merkt man ihnen an. Sie sind spontan, offen, fröhlich und warmherzig. Sie lieben die Gemütlichkeit und sind in Gesellschaft meist nicht zu übersehen. Gutes Essen und Trinken gehören für sie zum Genießen. Sie mögen keine ordinären Witze, da ihre „Silber“-Seite ein gewisses Niveau fordert.

Was die Kunst betrifft, sind sie genau wie Argentum metallicum-Menschen: Sie sind selbst Künstler oder haben eine Affinität zur Kunst. Wie Argentum metallicum fühlen sie sich zur sanften Seite der Kunst hingezogen, sowohl in der Musik als auch in der Malerei. Auch in ihrer religiösen Ausrichtung bzw. ihrer Lebensphilosophie bevorzugen sie subtilere Formen. Sie möchten sich auf diesem Gebiet beweisen und ihr Geltungsdrang ist vielleicht etwas stärker ausgeprägt als bei Argentum metallicum-Menschen.

Notwendiger Platz

Das klassische Bild des Argentum nitricum-Menschen ist, dass sie sich bei einem Konzertbesuch an den Rand der Reihe setzen, um den Saal jederzeit schnell verlassen zu können. An der frischen Luft geht es ihnen generell besser. In einer Menschenmenge oder in kleinen Räumen fühlen sie sich eingeschlossen. Auch im übertragenen

Sinn benötigen sie Platz. Sie können Druck von außen, zum Beispiel in Form von fixen Terminen oder Vereinbarungen, nicht ertragen, da sie sich dadurch eingeschränkt fühlen.

Vor Jahren hatte ich einen Mann in Behandlung, der mir erzählte, dass er eine außergewöhnliche Vereinbarung mit seinem Arbeitgeber hätte. Er durfte seinen täglichen Arbeitsbeginn selbst festlegen, da er fixe Termine nicht ertragen konnte. Er fühlte sich dadurch derart unter Druck gesetzt, dass er dann lieber gar nicht arbeitete. Mit dieser Abmachung im Hintergrund begann er seine Arbeit jeden Tag pünktlich um neun Uhr und sein Leistungsdrang sowie sein Verantwortungsgefühl sorgten dafür, dass ein Arbeitstag perfekt verlief.

Lampenfieber

Argentum nitricum ist neben Gelsemium das bekannteste Mittel gegen Lampenfieber. Berücksichtigt man die bereits erwähnten Charakterzüge von Argentum nitricum, stellt diese Angst eine logische Schlussfolgerung dar. Einerseits ist das Verlangen, etwas vorzuführen und dabei zu glänzen, groß, doch andererseits ertragen sie den Druck dabei nicht. Das Problem bei Auftritten ist, dass es eine genaue Zeitplanung gibt. Alle Details sind geplant und der Künstler kann sich dem nicht entziehen.

Argentum nitricum-Menschen besitzen auch einen starken Geltungsdrang und neigen dazu, an vertrauten Verhaltensmustern festzuhalten. Geschieht dann etwas Unvorhergesehenes oder wird ihr Selbstbewusstsein durch Kritik erschüttert, so können Panik und eine große Versagensangst entstehen. Dann bewirkt Argentum nitricum - zusammen mit den richtigen Worten - Wunder und bringt den ursprünglichen Elan des Patienten wieder zum Vorschein.

Vertrauen geben

Es ist wichtig, diesen Menschen ihr Vertrauen zurückzugeben. Dabei dürfen Veränderungen nicht zu plötzlich ausgeführt werden. Argentum nitricum-Menschen brauchen ein gewisses Maß an Anspannung, um gute Leistungen zu bringen; die meisten Schauspieler kennen das. Wenn es um einen kreativen Prozess geht, können sie sich natürlich nicht allein auf die Routine verlassen. Eine gewisse

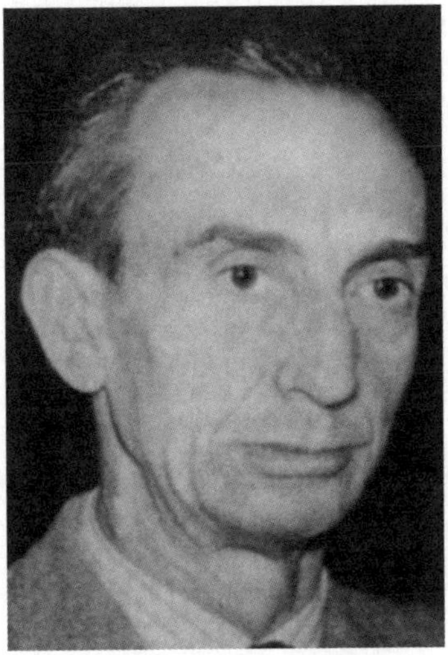

Argentum nitricum

Wachsamkeit muss vorhanden sein, doch es besteht ein Unterschied zwischen Wachsamkeit und Anspannung. Argentum nitricum-Menschen brauchen Sicherheit, und ihr Vertrauen wird bereits gestärkt, wenn jemand in ihrer Nähe ist.

Die Angst kann bei ihnen unterschiedliche Formen annehmen. Silber hat einen Bezug zur Einbildungskraft und in ihrer Vorstellung kann alles Mögliche geschehen, auch wenn es in Wirklichkeit völlig unmöglich ist. Sie haben Angst vor einer möglichen Katastrophe oder davor, dass sie krank werden könnten. Viele Argentum nitricum-Menschen leiden an Höhenangst und Klaustrophobie und haben Angst in Menschenmengen. Argentum nitricum kann diese Ängste wieder auf ein erträgliches Maß reduzieren.

Körperliche Symptome

Die körperlichen Beschwerden konzentrieren sich hauptsächlich auf die linke Körperhälfte. Argentum nitricum-Menschen sind meistens warmblütig und können Hitze schlecht ertragen. Frische Luft tut ihnen gut. Ihre Beschwerden verschlimmern sich meist zwischen 9 und 13 Uhr.

Argentum nitricum ist vor allem für seine klopfenden Kopf- und Nervenschmerzen bekannt. Genau wie Silber spielt Silbernitrat als homöopathisches Mittel eine wichtige Rolle bei der Behandlung von Nervenschmerzen und Augenentzündungen.

Die Halsschmerzen, die zu diesem Arzneimittel passen, sind sehr charakteristisch: linksseitige Schmerzen, die durch Schlucken verschlimmert und durch das Trinken kalter Getränke gebessert werden. Wenn jemand erzählt, dass er das Gefühl hat, als ob ihm ein Splitter im Hals stecken würde, ist das für den Homöopathen ein zusätzlicher Hinweis auf Argentum nitricum.

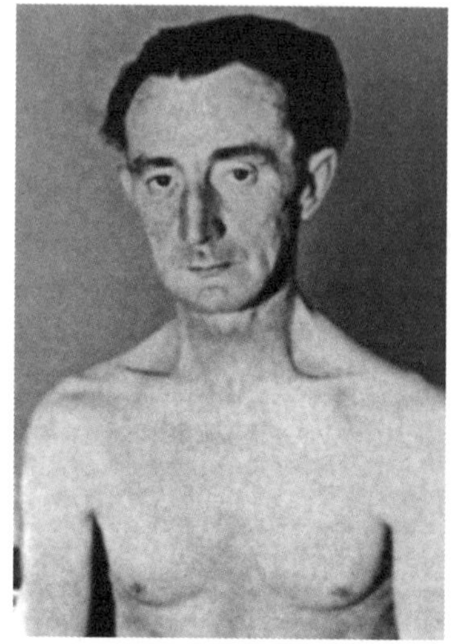
Argentum nitricum

Die Stimme ist ein besonders empfindliches Organ. Dort, wo ein Mensch seine Stärke hat, liegt oft auch seine Schwäche. Argentum nitricum-Menschen sind gute Rhetoriker oder sie können beispielsweise singen wie Pavarotti. Sobald sie aus dem Gleichgewicht geraten, kann man das an ihrer Stimme erkennen. Sie werden heiser, es kann zu Stimmverlust kommen, oder sie beginnen zu stottern.

Der Darm ist empfindlich und kann, vor allem bei Nervosität, rumoren. Häufig kommt es zu Blähungen und Durchfall oder auch zu Verstopfung. Ischiasschmerzen, die sich beim Sitzen verschlimmern und bei Bewegung besser werden, können eine Indikation für Argentum nitricum sein. Dasselbe gilt für Schmerzen, die sich von der linken Schulter bis in die linke Hand ausbreiten und mit einem Taubheitsgefühl verbunden sind.

Kinder

Wenn Kinder Argentum nitricum benötigen, dann meist, wenn sie in ihrem Selbstwertgefühl verletzt worden sind. Sie besitzen von Natur aus Selbstvertrauen, doch sie haben eine sensible Art und sind sanftmütig im Umgang, was sie verwundbar macht. Grobheit und unberechtigte Kritik können sie schwer ertragen. Sie möchten eine wichtige Rolle spielen und machen das ausgezeichnet, wenn ihr Selbstvertrauen unterstützt wird. Ihr Drang, gesehen und gehört zu werden, ist groß und bezieht sich sowohl auf ihr Wissen als auch auf ihre künstlerischen Fähigkeiten wie Gesang, Musik und Malerei.

Wird ihr Selbstbewusstsein jedoch verletzt, dann verschließen sie sich und verwandeln sich in schüchterne, zurückgezogene Kinder. Die unterschiedlichsten Ängste, wie zum Beispiel Höhenangst oder

Angst vor dem Tod, können plötzlich auftreten. Oft handelt es sich dabei um irrationale Ängste. Die auffälligste ist die Angst zu versagen. Aus Angst, Fehler zu machen, trauen sie sich dann gar nicht mehr, sich zu äußern.

In meiner Praxis hatte ich einmal ein 8-jähriges Mädchen mit sehr vielen Ängsten, aufgrund derer sie auch in der Schule schikaniert wurde. Jeden Morgen fürchtete sie sich davor, zur Schule zu gehen. Aufgrund ihrer Erwartung- und Versagensangst gab ich ihr Argentum nitricum. Daraufhin veränderte sie sich völlig: Ihr Selbstvertrauen nahm in kurzer Zeit zu und ihre Ängste sind größtenteils verschwunden. Sechs Wochen später erzählte sie mir, dass gerade die Kinder, von denen sie zuvor schikaniert worden war, sie nun jeden Morgen abholten, um mit ihr zur Schule zu gehen!

Arnica montana

Berg-Wohlverleih

Pflanzliches Mittel (Fam.nat. Asteraceae)

„Mir fehlt nichts, ich will keinen Arzt“

Herkunft

Arnika wächst an den Berghängen der Alpen und der Anden - und das nicht umsonst! In diesen gefährlichen Gegenden gibt es kein besseres Mittel bei Unfällen. Die Kletterer, die im Frühjahr die Berge besteigen, pflücken traditionell unterwegs etwas Arnika, um es zu kauen. Am nächsten Tag haben sie dadurch keine schmerzenden Muskeln, wie es normalerweise der Fall wäre. Ein Muskelkater entsteht durch viele winzige Blutungen im Muskelgewebe, das noch nicht an diese Art von Anstrengung gewöhnt ist. Arnika sorgt dafür, dass diese Blutungen schneller heilen.

Homöopathen wissen, dass das homöopathische Arzneimittel Arnica noch ein weitaus größeres Wirkungsspektrum besitzt. Es sind Fälle bekannt, in denen es Menschen mit lebensbedrohlichen Blutungen nach einem Autounfall dank Arnica noch bis ins Krankenhaus geschafft haben, wo sie dann sofort operiert wurden. Es scheint, als würde der Körper durch Arnica die Kraft bekommen, Blutungen zu stoppen. Aus diesem Grund zählt Arnica zu den Erste-Hilfe-Mitteln und sollte in jedem Erste-Hilfe-Koffer bzw. in jeder Hausapotheke vorrätig sein. Viele Spitzensportler verwenden Arnica, um sich nach Verletzungen oder Überanstrengungen schneller zu erholen.

Unverletzbarkeit

Arnika gehört zur Pflanzenfamilie der Korbblütler (Asteraceae). Weitere bekannte Arzneimittel aus dieser Familie sind Chamomilla, Millefolium und Bellis perennis. All diesen Mitteln ist die Eigenschaft gemeinsam, unverletzbar sein zu wollen, sowohl körperlich als auch psychisch. Arnica-Menschen übertreffen hierin alle anderen. Sie können das Gefühl der Verletzlichkeit, das jeder Mensch in sich trägt, meisterhaft verbergen, indem sie der Außenwelt den Eindruck vermitteln, unverletzbar zu sein.

Dafür ist viel Kraft nötig und diese Kraft haben Arnica-Menschen. Sie besitzen ein enormes Selbstvertrauen und ihre Unabhängigkeit ist ihnen sehr wichtig. Sie lassen sich von niemandem zurechtweisen. Doch tief im Inneren bleibt die Angst, verletzt zu werden. Die Fassade der Unverletzbarkeit ist eine Reaktion auf diese Angst, ein Verhalten, das sie sich bereits in jungen Jahren zu ihrem Schutz angeeignet haben.

Am deutlichsten kommt diese „Unverletzbarkeit“ zum Ausdruck, wenn ein sehr kranker Arnica-Mensch den Arzt wieder wegschickt, weil ihm ja schließlich „nichts fehle“. Getröstet werden ist in diesem Fall für Arnica-Menschen unerträglich, denn es erinnert sie daran, dass ihnen wirklich etwas fehlt.

Aufgabenerfüllung

Eine der typischen Charaktereigenschaften von Arnica-Menschen ist der Wille, um jeden Preis ihre Aufgabe zu erfüllen. Ihr Verantwortungsgefühl ist groß und daher nehmen sie sich Fehler oder Nachlässigkeiten sehr zu Herzen.

Ein anderer Grund für ihr Pflichtbewusstsein ist die Angst, von anderen abhängig werden zu können. Daher sind finanzielle Angelegenheiten für sie von großer Wichtigkeit. Wenn man unabhängig bleiben möchte, muss man für ausreichend eigene Mittel sorgen.

Dieser Charakterzug ist bei Arnica-Menschen so stark ausgeprägt, dass sie so lange weitermachen, bis sie buchstäblich „umfallen“. Es gibt Beispiele für Arnica-Menschen, die mit gerissenen Kniebändern ein Skirennen zu Ende gebracht haben oder mit einem Knochenbruch weitergelaufen sind. Sie lassen sich durch körperliche Beschwerden nicht aufhalten, da sie dies als Schwäche betrachten, die sie nicht zeigen möchten. Sie wollen nicht versagen!

Herausfordern und testen

Eine Patientin erzählte ihrem Homöopathen, wie sie als Kind gelernt hatte, „ihren Mann zu stehen“. Sie hatte bemerkt, dass sie von den anderen respektiert wurde, wenn sie Stärke zeigte – als Kind erreichte sie dies durch Zuhauen. Alle dachten, sie sei stark und kräftig, obwohl sie sich in Wirklichkeit innerlich ängstlich fühlte. Durch Arnica verschwand ihre innere Angst.

Um sich selbst zu beweisen, dass sie immer noch „stark" erscheinen, brauchen Arnica-Menschen die Herausforderung. Sie fordern sogar andere Menschen heraus, um sich mit ihnen zu messen – und oft gewinnen sie. Für sie ist Gewinnen eine Art, sich selbst zu beweisen, und deshalb lieben sie den Wettkampf.

Unbesiegbare Festung

Arnica-Menschen kann man mit einer uneinnehmbaren Festung vergleichen. Da sie Unbesiegbarkeit ausstrahlen und ihre Verletzlichkeit nie zeigen, vermitteln Sie einen unnahbaren Eindruck. Sie halten gern die Zügel fest in der Hand, doch sie bekleiden nicht leicht eine wirklich verantwortungsvolle Position, da sie lieber unabhängig sind. Sie sind kritisch gegenüber anderen und ertragen keinen Widerspruch. Darüber, wie Dinge ausgeführt werden sollen, haben sie fixe Vorstellungen, und sie sind nicht bereit, hier Zugeständnisse zu machen.

Hinter diesem Verhalten verbirgt sich die Angst, etwas Wertvolles, wie beispielsweise Geld oder Gesundheit, zu verlieren. Daher stellt sogar ein bisschen Blutverlust ein einschneidendes Erlebnis für sie dar.

So, wie man eine Festung als stark, jedoch nicht als offen bezeichnen kann, so sind auch Arnica-Menschen verschlossen. Sie mögen es überhaupt nicht, Fragen zu beantworten, vor allem, wenn es sich um private Angelegenheiten handelt. Sie betrachten dies als Verletzung ihrer Privatsphäre. Aus diesem Grund ist es nur logisch, dass sie eine Abneigung gegen Ärzte haben. Ärzte, die nicht viel fragen, sondern handeln, wie beispielsweise Chirurgen, sind für sie noch akzeptabel, obwohl sie auch an diesen etwas zu kritisieren haben. Doch von Ärzten, die von ihnen alles wissen möchten, wenden sie sich ab. Sobald Arnica gewirkt hat und sie sich infolgedessen nicht so verletzlich fühlen bzw. ihre Verletzlichkeit akzeptieren, sind Arnica-Menschen die dankbarsten Patienten.

Unfälle

Arnica hat einen starken Bezug zu Unfällen und es ist eines der besten Erste-Hilfe-Mittel. Es hat den Anschein, als würden Arnica-Menschen Unfälle geradezu anziehen oder als wollten sie diese unbedingt vermeiden.

Wenn jemand seit einem Unfall Beschwerden hat, so ist Arnica das erste Mittel, an das wir denken sollten. Wird die „unbesiegbare Festung“ einmal verletzt, entstehen ernste Störungen. Der Vergleich mit Achilles liegt hier nahe. Er war unbesiegbar bis auf seine Achillesferse. Der Pfeil, der ihn schließlich an der Ferse traf, tötete ihn.

Fürsorglichkeit

Eine typische Eigenschaft von Arnica-Menschen ist ihre Fürsorglichkeit. Sie wissen wie kein anderer, wie man sich fühlt, wenn man verletzt ist, und möchten das anderen gerne ersparen. Sie wählen häufig einen Beruf, in dem sie andere beschützen oder in dem sie eine beratende Funktion übernehmen, zum Beispiel auf finanziellem Gebiet. Sie vermitteln anderen, wie man unabhängig werden bzw. bleiben kann. Ihr vorausschauender Blick kommt ihnen dabei zugute.

Schwangerschaft

Arnica-Frauen können Probleme in der Schwangerschaft haben. Die Vorstellung einer Schwangerschaft kann sie erschrecken, denn dann müssen sie ihren Körper mit jemandem teilen und sich hingeben. Ihre „Festung“ wird von einem anderen Lebewesen erobert. Darüber hinaus ist die Vorstellung von Schmerzen unerträglich. Arnica-Menschen ertragen keine Schmerzen und können erlittene Schmerzen nicht vergessen.

Körperliche Symptome

Arnica ist das erste Mittel bei allen Folgen von Stürzen oder Schlägen. Alle Verletzungen, die mit blauen Flecken oder inneren Blutungen einhergehen, heilen schneller, wenn Arnica verabreicht wird. Wie alle Mittel aus der Familie der Korbblütler, so ist auch Arnica bei grippalen Infekten, Halsentzündungen und hohem Fieber hilfreich. Wenn diese Beschwerden dann auch noch von einem Prellungsgefühl begleitet werden und der Patient keinen Arzt sehen möchte, dann ist die Wahl für Arnica klar und deutlich.

Weniger bekannt ist, dass Arnica auch bei Hautproblemen eingesetzt werden kann. Sowohl bei Furunkeln als auch bei Ekzemen ist es auffallend, dass sie symmetrisch auftreten, also an denselben Körperstellen links und rechts. Arnica-Frauen können Schmerzen vor der Menstruation haben. Sie leiden dann unter Bauchschmerzen und fühlen sich sehr angespannt.

Kinder

Arnica-Kinder haben ein sehr selbstsicheres Auftreten. Wenn sie herausfinden, wie sie von anderen Kindern Respekt verlangen können, haben sie wenig zu befürchten. Sie gehen ihren eigenen Weg und nehmen aufgrund ihrer Ausstrahlung leicht Führungspositionen ein. Solange ihnen nichts widerfährt, trauen sie sich alles zu. Sie lieben die Herausforderung und den Wettbewerb. Für sie ist Gewinnen das Ziel des Spiels!

Wenn sie sich einmal verletzt haben oder ihnen aus einem anderen Grund bewusst wird, wie verwundbar sie körperlich sind, werden sie vorsichtiger. Ein solches Ereignis kann für sie derart traumatisch sein, dass ihr Übermut in Angst umschlägt. Arnica kann nicht nur die Heilung der körperlichen Verletzung beschleunigen, sondern ihnen auch wieder mehr Selbstvertrauen geben.

Arsenicum album

Weißes Arsenik – Mineralisches Mittel

„Pedantisch genau in allem – man kann ja nie wissen, wofür man das einmal brauchen kann"

Herkunft

Dieser Stoff wurde im Mittelalter entdeckt und bekam den griechischen Namen „arsenikos", was „männlich" bedeutet. Aus welchem Grund die Alchemisten – sie waren damals die Mineralienkenner – diesen Namen gewählt haben, ist unklar.

Jahrhundertelang wurden arsenhaltige Mineralien als Heilmittel verwendet, obwohl die meisten Menschen sofort an Gift denken, wenn sie den Namen Arsen hören. Dabei sollte man berücksichtigen, dass nahezu alle Stoffe in bestimmter Dosierung heilsam sind und in zu hoher Dosis giftig werden – man denke nur an Alkohol. Wissenschaftliche Untersuchungen haben gezeigt, dass ab und zu ein gutes Gläschen Wein der Arterienverkalkung vorbeugt, während zu hoher Alkoholkonsum jedoch schädlich ist.

Hahnemann, der Begründer der Homöopathie, war nicht nur Arzt, sondern auch Chemiker. Der berühmte Chemiker Berzelius, der zur gleichen Zeit lebte, lobte die hervorragenden chemischen Kenntnisse Hahnemanns. Ehe er die Homöopathie entdeckte, hatte Hahnemann nach intensiven Recherchen ein umfangreiches Buch über die Wirkung von Arsenicum geschrieben. Aufgrund seiner umfangreichen Sprachkenntnisse war er in der Lage, auch arabische und hebräische Schriften zu studieren. Er wusste schon sehr viel über die Wirkung des Minerals und im Laufe der vergangenen zweihundert Jahre hat sich herausgestellt, wie sehr er damals recht hatte.

Derzeit wird auch die reine Form des Arsens, Arsenicum metallicum, in der Homöopathie verwendet. Das Arzneimittelbild von Arsenicum album unterscheidet sich jedoch nur unwesentlich.

Ordentlich

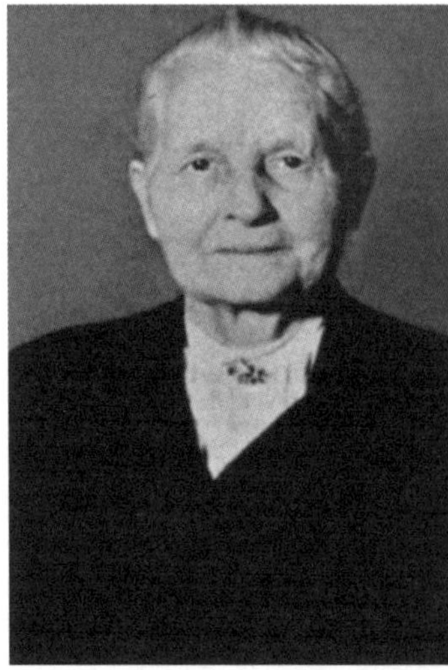

Arsenicum album

Arsenicum album-Menschen sind sehr präzise in allem. Ihre Kleidung ist ordentlich, geschmackvoll und immer sauber. Selbst bei Wind und Wetter sitzt ihr Haar perfekt und die Hose bleibt faltenfrei - wie sie das machen, bleibt ihr Geheimnis. Das Gleiche trifft auf ihr Haus zu. Alles steht auf seinem Platz, nichts liegt herum, und alles ist wie neu. Sie sehen jedes Detail, jede Veränderung und kommen erst dann zur Ruhe, wenn wieder alles so angeordnet ist, wie sie es haben möchten. Ihr Wille ist stark ausgeprägt und in dieser Hinsicht ähneln sie Nux vomica-Menschen. Deshalb kommt es öfter vor, dass diese beiden Arzneien verwechselt werden. Arsenicum album-Menschen haben dieselbe Perfektion und dasselbe Durchsetzungsvermögen in ihrer Arbeit. Beide sind sich selbst gegenüber kritisch und stellen hohe Ansprüche an andere Menschen. Auch Sulfur-Menschen weisen gewisse Ähnlichkeiten zu Arsenicum album auf. Charakteristisch für Sulfur-Menschen ist jedoch, dass sie ordentlich und genau in den Dingen sind, die sie interessieren, doch sehr unordentlich in allem, das sie nicht interessiert. So können sie einen dreiteiligen Anzug ohne eine einzige Knitterfalte tragen, jedoch ungeputzte Schuhe anhaben. Das würde einem Arsenicum album-Menschen niemals passieren.

Sammeln

Sammeln und Sparen sind Charaktereigenschaften, die wir oft bei Arsenicum album-Menschen sehen. „Man kann ja nie wissen, wozu man das später noch einmal brauchen könnte!“ Auch darin sind sie Sulfur-Menschen sehr ähnlich. Doch Arsenicum album-Menschen ordnen alles feinsäuberlich in Alben, Dosen oder Kästchen. Ob es sich nun um eine Briefmarkensammlung, alte Ansichtskarten oder

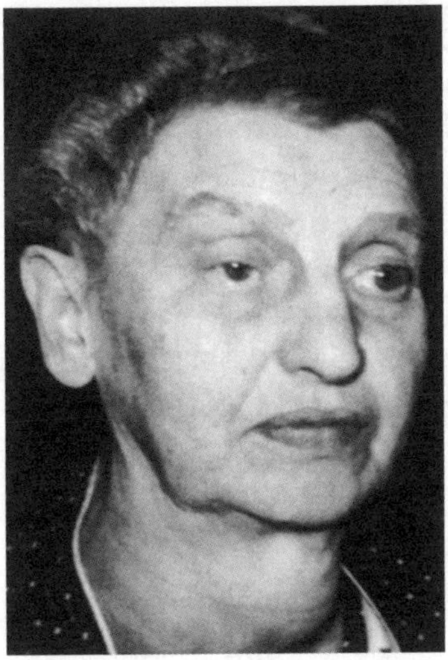
Arsenicum album

Oldtimer handelt, sie sind sich des Wertes bewusst und kümmern sich um alles perfekt.

Arsenicum album-Menschen sammeln jedoch nicht nur zum Spaß, sondern auch für eventuelle Notzeiten. Dieser Charakterzug macht aus ihnen ausgezeichnete Kassenwarte, Steuerberater und Buchhalter, und es sind Berufe, die sie gerne ausüben.

Genauso sorgsam, wie sie materielle Dinge behandeln, gehen sie auch mit den Menschen um, die ihnen nahestehen. Sie werden alles tun, um eine Beziehung aufrechtzuerhalten, und sie oder ihn mit allem versorgen, was dieser Person fehlen könnte. Sie erschaffen ihre eigene Welt, ihre eigene sichere Umgebung, und sehen diese nicht gern gestört. Wenn sie mit sich selbst und ihrer Umgebung in Harmonie sind, schaffen sie diese Sicherheit auch für andere.

Angst vor Verlust

Tief in ihrem Inneren sitzt die Angst, alles zu verlieren. Daher möchten Arsenicum album-Menschen am liebsten alles aufbewahren und alles so belassen, wie es ist. Die Angst bezieht sich sowohl auf materielle Dinge als auch auf Menschen. Ihre größte Angst ist die Angst vor dem Tod, vor dem Verlust des Lebens. Wenn die Angst bei ihnen eine Rolle spielt, werden Arsenicum album-Menschen ruhelos. Vor allem nachts ist es schwer für sie, sich zu entspannen und ruhig im Bett liegen zu bleiben.

Arsenicum album kann Menschen helfen, die einen Verlust erlitten haben, zum Beispiel durch einen Konkurs, durch den Verlust des Arbeitsplatzes oder wenn sie bestohlen wurden. Auch bei der Sterbebegleitung ist es ein wertvolles Mittel, denn es hilft dabei, den nahenden Tod mit innerer Ruhe zu akzeptieren.

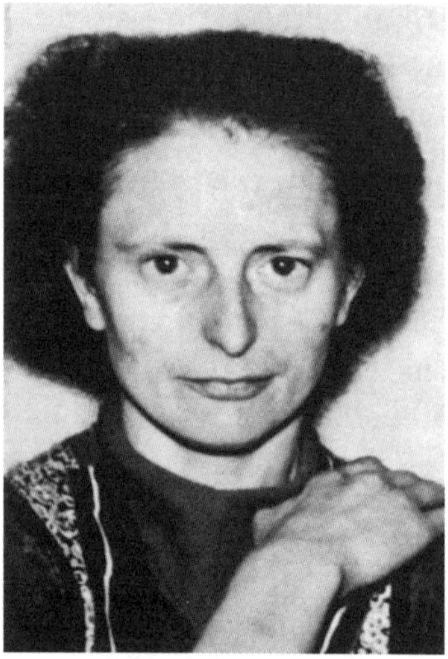

Arsenicum album

Durchfall

Arsenicum album ist ein ausgezeichnetes Mittel bei Durchfall nach dem Genuss unbekannter oder möglicherweise verdorbener Speisen. Jeder, der zum Beispiel nach Indien reist, sollte es in seiner Reiseapotheke mitführen. Wässriger Durchfall mit Bauchkrämpfen, Durst und Müdigkeit sind charakteristische Symptome, gegen die das Mittel helfen kann. Man löse 5 bis 10 Kügelchen Arsenicum album in einem Glas Mineralwasser auf und nehme jede Stunde ein Schlückchen davon ein, bis sich Besserung einstellt.

Körperliche Symptome

Arsenicum album-Menschen frieren leicht und sind oft eher mager. Die Beschwerden reichen von Heuschnupfen mit viel Niesen über Ekzeme bis hin zu schweren Krankheiten.

Ernährung

Arsenicum album-Menschen mögen unter anderem gerne saure Speisen und Fett, obwohl auch eine Abneigung gegen Fleisch und Fett vorhanden sein kann.

Kinder

Arsenicum album-Kinder kann man in einer Schulklasse leicht erkennen. Alles an ihnen ist ordentlich, sie haben nicht den kleinsten Riss in der Hose und selbst wenn sie im Sandkasten gespielt haben, verlassen sie diesen wieder völlig sauber. Sie sind einfach nicht schmutzig zu bekommen!

Mit ihren persönlichen Sachen gehen sie äußerst sorgfältig um, weshalb es ihnen schwerfällt, ihr Spielzeug mit anderen zu teilen. Sparsamkeit ist eine weitere wichtige Eigenschaft. Schon in jungen Jahren wissen sie den Wert der Dinge zu schätzen und lieben es, schöne Sachen zu sammeln. Obwohl die Kinder innerlich ängstlich sein können und zum Beispiel nicht allein sein wollen, merkt man ihnen das nicht immer an, denn äußerlich scheinen sie alles gut unter Kontrolle zu haben. Arsenicum album-Kinder leiden oft an Ekzemen. Dieses Mittel heilt nicht nur die Haut, sondern sie können sich dann auch innerlich besser entspannen.

Aurum metallicum

Gold – Mineralisches Mittel

„Verantwortungsgefühl – ein Herz aus Gold"

Herkunft

Gold ist weltweit seit Menschengedenken bekannt. In nahezu jeder Kultur wurde dieses Edelmetall ursprünglich zur Herstellung von religiösen Objekten oder Gegenständen der Machthaber verwendet.

Gold ist das Symbol für die Sonne, den Himmelskörper, der für das Leben unentbehrlich ist und deshalb von vielen Völkern als Gottheit verehrt wurde. Das Tier, das in der Astrologie dem Gold entspricht, ist der Löwe, der König der Tiere. Das Herz ist das Organ, das symbolisch mit Gold verbunden ist, und wenn Aurum metallicum-Menschen im Gleichgewicht sind, haben sie wirklich ein Herz aus Gold!

Verantwortungsvolle Menschen

Das Verantwortungsgefühl ist bei Aurum metallicum-Menschen stark ausgeprägt und sie sind sich ihrer Führungsqualitäten bewusst. Genau wie Platinum-Menschen erhalten sie wie von selbst leitende Positionen in Betrieben, Vereinen, in der Familie oder sogar in ihrem Staat. Doch sie wissen auch, dass man dafür arbeiten muss! Umsonst geht die Sonne nicht auf, und Stillstand ist Rückschritt. Sie stellen hohe Anforderungen an sich selbst, aber auch an andere. Sie können sehr hart und lange arbeiten und erlangen durch ihre Arbeit Befriedigung. Sie kennen ihre Aufgabe und tun alles, um diese gebührend zu erfüllen. Mit Aurum metallicum-Menschen an der Spitze werden Angelegenheiten gut und korrekt erledigt, denn sie sind ernsthaft und grundehrlich.

Würdig und religiös

Aurum metallicum-Menschen haben etwas Königliches an sich. Sie sind gewissenhaft, unbestechlich und zeigen vollen Einsatz. Sie verlangen viel und können dadurch streng wirken, doch sie nehmen Rücksicht auf ihre Mitarbeiter und fühlen sich für sie vollkommen verantwortlich. Es sind würdige, noble Menschen, die mit Respekt behandelt werden möchten. Aurum metallicum-Menschen zeigen ihre Gefühle nicht so schnell und erscheinen dadurch etwas distanziert, doch sie sind überall gern gesehen. Sie sind sich ihrer Position bewusst und wissen, dass sie die Verantwortung nicht auf andere abwälzen können. Auch wenn nicht alle kirchentreu sind, haben die meisten Aurum metallicum-Menschen religiöse Gefühle und erkennen durchaus eine höhere Macht an. Im Gebet oder in der Meditation finden Aurum metallicum-Menschen oft Mut und Unterstützung.

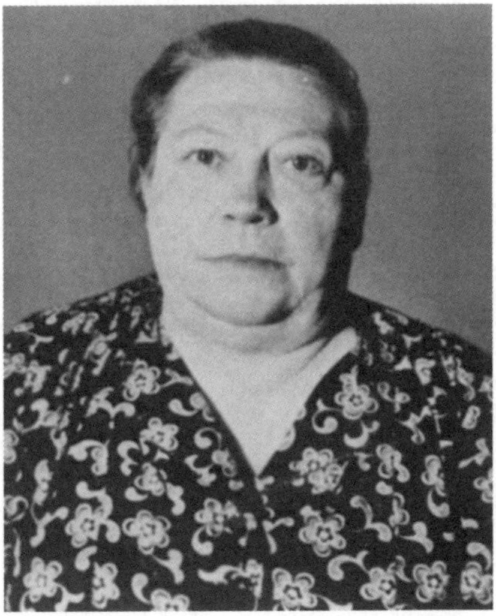

Aurum muriaticum natronatum

Schwermütig

Solange ihnen alles gelingt, können Aurum metallicum-Menschen ihren Erfolg und die Freuden des Lebens wirklich genießen. Sobald jedoch etwas schiefgeht, das in ihren Verantwortungsbereich fällt, oder etwas anders als geplant verläuft, können sie in eine tiefe Verzweiflung stürzen. Mit derselben Intensität, mit der sie sich für eine Sache einsetzen, können sie auch völlig aus dem Gleichgewicht geraten. Jeden Misserfolg werten sie als persönlichen Fehlschlag und manchmal kann es so weit gehen, dass ihnen ihr ganzes Leben nutzlos erscheint.

Meist sind sie auch mit einem sozialen Projekt beschäftigt, das sie mit hohen Idealen beginnen. Sie werden alles Mögliche tun, um dieses zum Erfolg zu bringen, aber auch sie sind nur Menschen...

Wenn sie zu diesem Zeitpunkt Aurum metallicum erhalten, können sie die Situation leichter relativieren und den Mut finden, neu anzufangen oder ihre Ideale anzupassen.

Körperliche Symptome

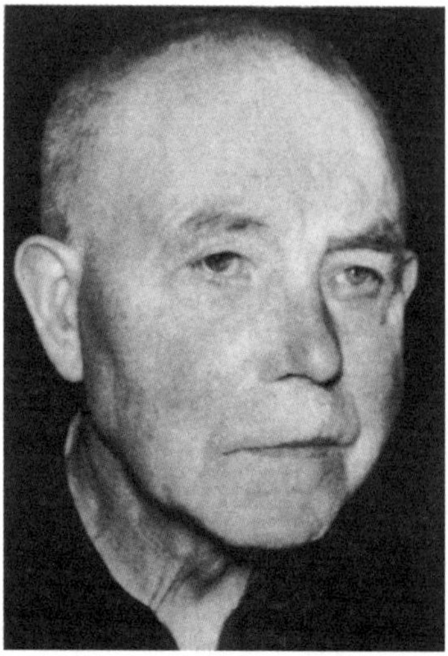
Aurum muriaticum natronatum

Bei Aurum metallicum-Menschen fällt auf, dass viele dunkles Haar und dunkle Augen haben. Außerdem sind sie gerne auch dunkel und gepflegt gekleidet, ein bisschen schick mit schwarz und golden kombiniert.

Aurum-Menschen sind kälteempfindlich, brauchen jedoch frische Luft. Es sind richtige Abend- bzw. Nachtmenschen, und es ist deshalb nicht verwunderlich, dass sie leicht Schlafstörungen bekommen. Viele Beschwerden treten um 3 Uhr nachts auf, wie bei Nux vomica-Menschen, mit denen sie vieles gemeinsam haben. Kopfschmerzen, Drüsenschwellungen – nahezu jedes Organ kann betroffen sein, doch vor allem der Blutkreislauf weist eine Affinität zu Aurum auf, was sich in hohem Blutdruck zeigen kann.

Ernährung

Ebenso wie schöne Kleidung lieben Aurum metallicum-Menschen gepflegte, feine Speisen. Sie mögen Fleisch, Gewürze, Alkohol sowie Brot und Milch. Gegen Fleisch kann auch eine Abneigung vorhanden sein.

Kinder

Aurum metallicum-Kinder sind früh ernsthaft und brauchen wenig Ansporn, um Verantwortung zu übernehmen. Daher ist es wichtig, darauf zu achten, diesen Kindern nicht zu früh zu viel Verantwortung zu geben, da sie versuchen würden, alles zu tragen.

Von Gleichaltrigen werden sie geschätzt, da sie gerne bei spannenden Aktivitäten die Initiative ergreifen und es mit ihrer einnehmenden Persönlichkeit verstehen, andere zu fesseln. Vor Herausforderungen schrecken sie nicht zurück, doch unverantwortliche Risiken

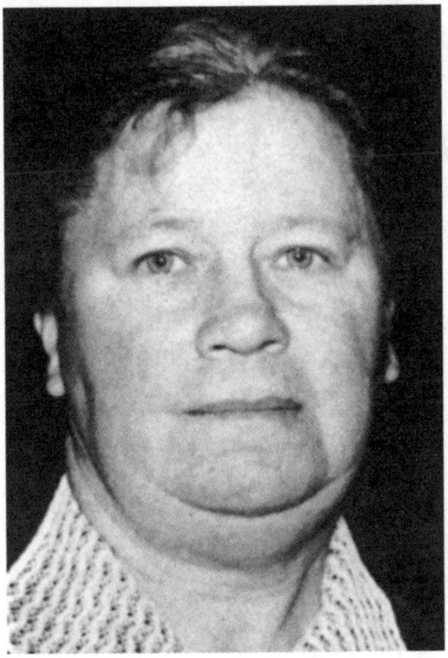

Aurum jodatum

werden sie nur selten eingehen. Sie sind die geborenen Anführer und teilen ihre Macht nicht gern. Wenn ein anderes Kind ebenfalls Anführer sein möchte, so wird es sich eine andere Gruppe suchen müssen, denn Aurum metallicum-Kinder lassen sich nicht von ihrer Position verdrängen. Wenn es notwendig ist, können sie ihren Zorn sehr deutlich zum Ausdruck bringen und für ihr „Königreich" kämpfen.

Barium carbonicum

Bariumcarbonat – Mineralisches Mittel

„Macht sich lächerlich – Macht und Machtlosigkeit"

Herkunft

Barium ist ein chemisches Element, das in der Natur ebenso wie Schwefel und Kohlendioxid nur in Verbindung mit anderen Elementen vorkommt. Der Name ist vom griechischen Wort „barys" abgeleitet, was übersetzt „schwer" und im übertragenen Sinn auch mächtig, kräftig und schwierig bedeutet.

In der Industrie wird Barium aufgrund seines spezifischen Gewichts und vor allem aufgrund seiner Luft- und Lichtundurchlässigkeit verwendet. Daher ist es ein ideales Füllmittel für Gummi und Beschichtungen. Wenn man Röntgenaufnahmen vom Magen oder Darm machen möchte, gibt man dem Patienten vorher einen Bariumbrei zu trinken. Da Barium für Röntgenstrahlen undurchlässig ist, sind die Konturen von Magen und Darm gut sichtbar.

Vorsichtige Macht

Auf eine freundliche, vorsichtige Weise versuchen Barium carbonicum-Menschen, ihrer Umgebung ihren Stempel aufzudrücken. Sie wissen, was sie wollen, auch wenn sie den Eindruck machen, leicht beeinflussbar zu sein. Genauso wie Calcium carbonicum-Menschen gehen sie den Weg der kleinen Schritte: langsam aber sicher, dann bricht die Verbindung nicht ab. Sie suchen daher keine Führungsposition im hektischen Betrieb einer Börse, sondern eine Stelle in einem Betrieb, in dem Gründlichkeit und vorsichtige Sicherheit geschätzt werden. Dort können sie sich aufgrund ihrer Fähigkeiten langsam nach oben arbeiten. Sie haben ein Machtbedürfnis, das jedoch gleichzeitig von dem tief verwurzelten Zweifel begleitet ist, ob sie auch fähig seien, diese Macht auszuüben. In einer solchen Umgebung, in der ihre Position nicht ständig von ehrgeizigen Neulingen bedroht wird, können sie sich am besten entfalten. Dieser Charakterzug kommt auch in der Stabilität der Familie zum Ausdruck, wo sie als liebender Elternteil eine natürliche Machtposition innehaben.

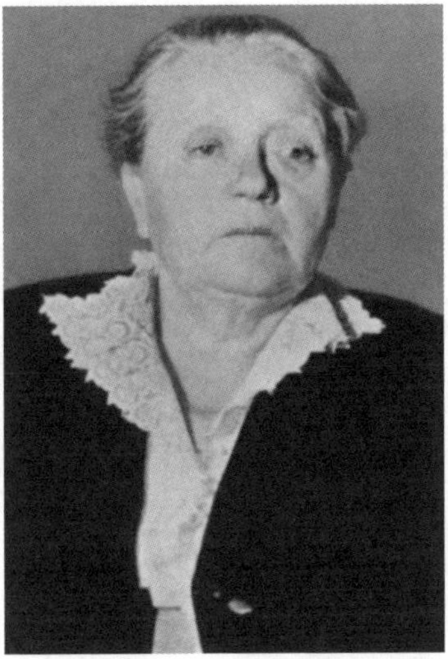

Barium carbonicum

Sie sind voller Mitgefühl und Fürsorge für ihre Nächsten.

Mühsam und schwer

Unsicherheit und Zweifel sind Eigenschaften, mit denen Barium carbonicum-Menschen oft zu kämpfen haben. Ihr Umfeld kann darauf zwar einen positiven Einfluss ausüben, doch neue Situationen und fremde Menschen rufen in ihnen ein tiefes Gefühl der Machtlosigkeit hervor. Sie haben Angst, nicht ernst genommen oder sogar verspottet zu werden. Wenn jemand lacht, so interpretieren sie das schnell als Auslachen. Wenn Menschen miteinander sprechen, denken sie meist, dass über sie gesprochen wird.

Von Natur aus sind Barium carbonicum-Menschen etwas schwerfällig, sowohl auf der körperlichen als auch auf der geistigen Ebene. Alles geht ein bisschen mühsam. Ihr Denken ist langsam und sie brauchen viel Zeit, um etwas vollständig zu verstehen. Es kann ihnen auch Schwierigkeiten bereiten, Gedanken festzuhalten.

Selbstvertrauen

Da sie als Kinder Dinge nicht so schnell begreifen konnten und dadurch Schwierigkeiten hatten, in der Schule mitzukommen, ist ihr Selbstvertrauen nicht besonders ausgeprägt. Als Kinder haben sie gelernt, auf unterschiedliche Weise damit umzugehen. Manche Barium carbonicum-Menschen haben die Gewohnheit, sich zurückzuziehen und schwierige Situationen zu meiden. Sie verstecken sich gerne hinter anderen Menschen, zum Beispiel hinter ihrem Partner. Andere Barium carbonicum-Menschen wiederum versuchen akzeptiert zu werden, indem sie sich weniger intelligent geben, als sie in Wirklichkeit sind, oder indem sie über alles Witze machen, um nicht ernst genommen zu werden. Dabei handelt es sich jeweils um Ablenkungsmanöver, die dazu dienen, ihre Unsicherheit zu verstecken.

Dieselbe Unsicherheit kann auch ihr Aussehen betreffen.

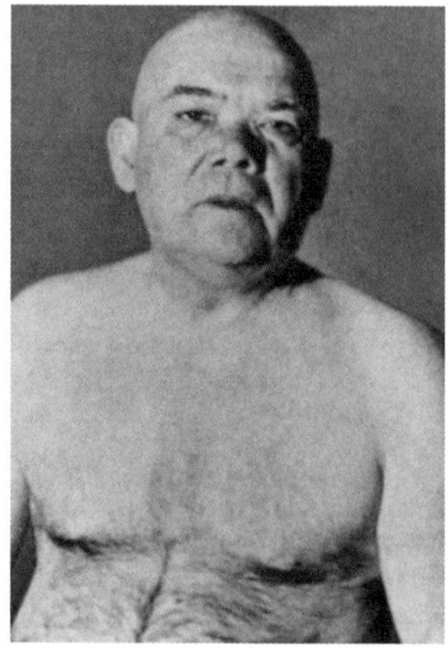

Barium carbonicum

Körperliche Symptome

Es hat den Anschein, als würde der Körper von Barium carbonicum-Menschen nur langsam in die Gänge kommen und als würden die Körperflüssigkeiten nicht richtig fließen, sondern sich stauen. Barium carbonicum-Kinder können im Wachstum zurückbleiben. Es scheint, als wollten sie nicht groß werden. Das Immunsystem arbeitet oft träge. Es reagiert zwar, überwindet die Krankheit aber nur sehr mühsam. Dadurch schwellen Tonsillen und Lymphknoten an, verhärten sich und die Erkrankung bleibt lange bestehen. Barium carbonicum-Menschen neigen zum Frösteln und ertragen Kälte und Feuchtigkeit nicht gut.

Einerseits dauert es lange, bis ihre Entwicklung in Gang kommt, doch auf der anderen Seite scheinen Barium carbonicum-Menschen auch schneller zu altern. Diverse Krankheiten, die mit dem Alter in Verbindung gebracht werden, können bei ihnen schon in jungen Jahren auftreten.

Ernährung

Sie lieben Milch und Leckereien, können jedoch auch eine Abneigung gegen Süßigkeiten haben. Man kann häufig eine Abneigung gegen Obst beobachten, vor allem gegen Pflaumen und Bananen.

Kinder

Barium carbonicum-Kinder brauchen viel Zeit. Alle neuen Situationen ängstigen sie zunächst und sie fragen sich: „Kann ich das wohl?“ oder „Was denken die anderen von mir?“. Dies sagt jedoch nichts über ihre Fähigkeiten aus, denn es sind viele intelligente Kinder darunter. Wichtig ist für sie eine sichere Basis, von der aus sie sich entwickeln können.

Barium carbonicum kann entwicklungsverzögerten Kindern – unabhängig von der Ursache – helfen. Es ist möglich, dass die Entwicklung durch eine Krankheit verzögert wurde, die Kinder jedoch das Potenzial für eine normale Entwicklung haben. Doch Barium carbonicum kann auch die korrekte Arznei für Kinder mit einer angeborenen Behinderung sein. Wenn es das passende Arzneimittel ist, hilft es den Kindern, die Möglichkeiten und Fähigkeiten, die sie in sich tragen, voll zu entfalten.

Belladonna

Atropa belladonna, Tollkirsche

Pflanzliches Mittel (Fam.nat. Solanaceae)

„Entweder Kampf oder Flucht – auf jeden Fall aber intensiv und heftig"

Herkunft

Atropa belladonna ist der lateinische Name der Pflanze, die als „Tollkirsche" bekannt ist. Es handelt sich um eine 50-150 cm hohe Staude mit grünen Blättern, violetten bis braunen Blüten und im reifen Zustand mit glänzenden schwarzen Beeren. Die Pflanze blüht zwischen Juni und August.

Ihr Name ist vom Griechischen „atropos" (= die Unabwendbare) abgeleitet und bezeichnet eine der drei Schicksalsgöttinnen, deren Aufgabe es ist, den Lebensfaden der Menschen durchzuschneiden. Zweifellos hängt der Name mit der großen Giftigkeit dieser verlockenden Beeren zusammen. Im Englischen wird diese Pflanze „Deadly nightshade" (= tödlicher Nachtschatten) genannt.

Doch der Name hat auch eine andere Bedeutung, denn „Bella donna" bedeutet übersetzt „schöne Frau" und bezieht sich auf die Tatsache, dass Frauen früher den Saft in ihre Augen träufelten, um ihre Pupillen zu erweitern und so ihre Schönheit zu steigern. Die Pupillen sahen dann genauso aus wie die schwarzen Beeren dieser Pflanze.

Lebenslustig

Da Belladonna in der Homöopathie meist bei fieberhaften Erkrankungen verabreicht wird, ist über den typischen „Belladonna-Menschen" noch wenig bekannt. Während der letzten zehn Jahre bildete allerdings vermehrt das Gesamtbild die Grundlage für die Verschreibung dieser Arznei und der Menschentypus, der zu diesem Mittel passt, wird immer deutlicher.

Belladonna-Menschen machen alles intensiv, denn sie möchten alles aus dem Leben herausholen, was möglich ist. Hierin ähneln sie Tuberculinum-Menschen. Sie können nicht einfach stillsitzen und abwarten, was passiert. Sie möchten selbst die Initiative ergreifen und die Pläne verwirklichen, die sie im Kopf haben. Die Kraft, mit der sie auftreten, ist für ihren Charakter kennzeichnend. Alles geschieht heftig und schnell. Wenn sie fröhlich sind, lachen sie laut, und wenn sie etwas zu erzählen haben, dann tun sie auch dies so laut, dass sie nicht zu überhören sind.

Die Herausforderung annehmen

Belladonna gehört wie Hyoscyamus und Stramonium zur Familie der Nachtschattengewächse (Solanaceae). Allen diesen drei Arzneimitteln ist ein heftiges Gefühlsleben gemeinsam. Bei Belladonna-Menschen ist die zugrunde liegende Motivation das Bewusstsein, dass alles endlich, bzw. dass der Mensch sterblich ist. Dasselbe Bewusstsein ruft bei Arsenicum album-Menschen Angst hervor, bei Belladonna-Menschen bewirkt es einen ruhelosen Tatendrang, ein Gefühl, intensiv leben zu wollen. Solange sie sich stark fühlen, nehmen sie die Herausforderung an. Sie wissen, was sie wollen und ertragen keinen Widerspruch. Es scheint, als würden sie einen gewissen Widerstand bei anderen suchen, genau wie Chamomilla-Menschen. Sie sind nicht auf der Suche nach Harmonie, sondern nach Konfrontation. Wenn sie für etwas kämpfen können, dann spüren sie das Leben. Bei Kindern ist das Bild oft deutlicher. Sie streiten mit ihren Eltern, nicht aus Bosheit, sondern als Spiel. Dabei ist es nicht ihr Ziel zu gewinnen oder Macht zu erlangen, nein, sie möchten den Lebensstrom fühlen. Die enormen Kräfte, die sie in sich tragen, suchen sich auf diese Weise ein Ventil.

Kämpfen oder Fliehen

Jeder Mensch hat von Natur aus die Neigung, auf Angst mit Kampf oder Flucht zu reagieren. Diese Reaktion, die im Englischen so schön „fright: fight or flight" genannt wird, kann man bei Belladonna-Menschen in reiner Form beobachten. Sie sind in dieser Hinsicht der Natur noch näher.

„Bella" ist der lateinische Plural von „bellum", was Krieg bedeutet. Um ihre tiefen Ängste in den Griff zu bekommen, ziehen Belladonna-Menschen in den „Krieg". Wenn sie jung sind, kann ihr

Zorn ziemlich heftig ausfallen und sie scheuen dabei auch vor körperlicher Gewalt nicht zurück. Selbst dann, wenn sie gar nicht richtig wütend sind, können sie den Wunsch verspüren, einen Streit zu beginnen.

Wenn sie jedoch merken, dass der Streit nicht funktioniert, der Gegner zu stark oder ihre Angst zu groß ist, dann fliehen sie. Dieses Bild kommt am deutlichsten zum Ausdruck, wenn sie sehr krank sind und hohes Fieber haben. Im Fieber können sie derartig beängstigende Bilder sehen, dass sie aus dem Zimmer fliehen möchten.

Körperliche Symptome

Fieber, Kopfschmerzen und ein empfindliches Nervensystem sind die wichtigsten Symptome von Belladonna. Jeder kann bei einer Grippe oder einer Entzündung in einen Belladonna-Zustand geraten. Kennzeichnend dabei ist der plötzliche Fieberanstieg. Ein Kind kann nett spielen und innerhalb einer Viertelstunde mit Fieber auf dem Sofa liegen. Mit diesem Fieber können sogar Krämpfe einhergehen, die jedoch durch Belladonna verhindert werden, wenn es rechtzeitig verabreicht wird. Bei Fieber ist der Kopf glühend heiß, während sich Hände und Füße kalt anfühlen. Das Gesicht ist feuerrot, mit glänzenden Augen, erweiterten Pupillen und sichtbar pulsierenden Blutgefäßen am Hals. In diesem Zustand können sie fantasieren und allerlei beängstigende Bilder sehen. Kinder sehen Monster oder unheimliche Gesichter und in ihrer Angst, die sie sonst nicht kennen, sind sie kaum ansprechbar.

Dasselbe Bild kann bei Frauen auftreten, die nach einer Geburt eine Brustentzündung bekommen – meistens rechtsseitig, wie alle Symptome bei Belladonna - aber auch bei Halsentzündungen, Mittelohrentzündungen oder akuten Blinddarmentzündungen.

Bei der Behandlung von Kopfschmerzen spielt Belladonna ebenfalls eine große Rolle. Auch hier gilt, dass eine Person, die Belladonna gegen Kopfschmerzen erhält, nicht unbedingt dem Belladonna-Typus entsprechen muss. Der Kopfschmerz kann zum Beispiel durch Abkühlung des Kopfes nach dem Haareschneiden auftreten oder auch durch Überhitzung nach Sonnenbestrahlung. Der Schmerz, der für den Patienten furchtbar sein kann, wird durch jede geringste

Bewegung verschlimmert. Der Patient wünscht absolute Ruhe und kein Licht, und vor allem erträgt er weder Berührung noch Bewegung. Wärme wirkt meist lindernd. Wenn darüber hinaus der Kopf hochrot und heiß ist, während sich Hände und Füße kalt anfühlen, steht die Entscheidung für Belladonna fest!

Ernährung

Belladonna-Menschen haben ein Verlangen nach Limonade, Zitronen, Champagner und Brot. Gegen Wasser, Saures, warme Speisen, Kaffee sowie gegen Gemüse, Suppen und Fett besteht oft eine Abneigung.

Kinder

Belladonna-Kinder sind lebendige Kinder, die alles intensiv machen und erleben. Auch wenn sie sich wohlfühlen, sind sie quirlig und möchten alles anfassen. Sie „sehen mit ihren Händen". Leise sprechen können sie nicht; wenn sie sprechen, dann mit lauter Stimme. Im Gegensatz zu vielen anderen Kindern haben sie keine Hemmungen, ihre Gefühle offen und direkt zu zeigen. Obwohl sie manchmal grob wirken können, meinen sie das selten böse; sie sind nun einmal ungeduldig und ruhelos, denn das Leben hat einfach so vieles zu bieten.

Die Art und Weise, wie sie erkranken, hängt auch mit ihrer Lebenskraft zusammen: hohes Fieber über 40 Grad, das innerhalb einer halben Stunde entstehen kann und von Delirium begleitet ist. Wird der Körper von Viren oder Bakterien bedroht, zieht er in den „Krieg" und versucht die Erreger zu beseitigen. Kämpfen können auch die Belladonna-Kinder; bei einem Streit wenden sie jedes Mittel an, um ihren Gegner körperlich zu treffen: Schlagen, Schubsen, Beißen, Spucken... In ihren Augen ist jeder, der sich ihnen entgegenstellt, ein Gegner. Belladonna ist eines der Arzneimittel, das oft bei hyperaktiven Kindern verordnet wird.

Das Mittel verwandelt diese Kinder zwar nicht in Engel, aber in zufriedene, gesunde und lebenslustige Wesen.

Beryllium metallicum

Beryllium – Mineralisches Mittel

„Ich bin so, wie du mich haben willst"

Herkunft

Unsere Erde besteht aus vielen festen Elementen. Silizium (Kiesel), Graphit (Kohlenstoff) und Metalle wie Aluminium und Eisen sind am bekanntesten. Weniger bekannt ist das Metall Beryllium, als homöopathisches Mittel ist es jedoch mindestens so bedeutend. Sein Bild ist erst richtig durch das innovative Werk unseres Utrechter Kollegen Jan Scholten bekannt geworden. In seinem Buch „Homöopathie und die Elemente" beschreibt er die wichtigsten Themen, die zu diesem Mittel passen. Inzwischen haben wir so viel Erfahrung mit Beryllium, dass wir es als „bekanntes Mittel" präsentieren können.

Nach Lithium ist Beryllium der leichteste feste Stoff auf Erden. Wie der Name schon sagt, kommt Beryllium im Edelstein Beryll vor. Dieser Name kommt wahrscheinlich von der im Irak gelegenen Stadt Beryll. Eine andere Bedeutung dieses Namens könnte von dem griechischen „beryllos" kommen, was „meeresgrün" bedeutet. Beryll wurde früher zur Herstellung von Brillengläsern verwendet. Das Wort „Brille" stammt von Beryll. Berylliumsalze schmecken süß, so dass Beryllium auch „Glucinium" genannt wird.

Neben der Durchsichtigkeit und Härte - härter als Stahl - hat Beryllium noch andere Eigenschaften, die auf seine homöopathische Wirkung hinweisen. Es ist sehr elastisch und wird darum in Legierungen zur Herstellung von Federn verwendet.

Sich selbst durch die Brille eines anderen sehen

Menschen, zu denen Beryllium passt, haben die Neigung, sich selbst durch die Augen eines anderen zu betrachten. Diese Charaktereigenschaft finden wir auch bei anderen Mitteln. Es hat sich gezeigt, dass viele Menschen, die früher Calcium bekamen, auf Beryllium besser reagieren. Sie haben ein ausgeprägtes Gefühl von Selbstunsicherheit und das Bedürfnis, von anderen bestätigt zu werden. Beryllium-Menschen zweifeln daran, ob sie so sein dürfen wie sie sind. Kritik können sie nur schwer ertragen. Ihre Persönlichkeit hat durch die Umstände, unter denen sie aufgewachsen sind, keine Gelegenheit, Selbstachtung oder Selbstwertgefühl zu entwickeln. Sie fühlen sich wie „durchsichtig", verletzlich und unsicher, und trauen sich daher nicht, Entscheidungen zu fällen oder Konflikte anzugehen. Sie ähneln hierin den Thuja-Persönlichkeiten. Sie sind unfähig zu fühlen, was sie wollen, und wer sie wirklich sind. Obwohl sich innen ein rostfreier Stahlkern befindet, haben sie nicht gelernt, damit in Kontakt zu treten. Sie suchen diese Kraft eher außerhalb, in anderen, die sie stärker wähnen als sich selbst.

Sich anpassen oder verstecken

Was denken andere von mir? Um Bestätigung zu erlangen, haben sie die Neigung, sich anzupassen, sich anderen zu fügen. Die Kraft des Metalls äußert sich hierin auch. Das Einfühlungsvermögen und der Wille, die Bestätigung von anderen zu bekommen, macht sie zu idealen Sozialarbeitern. Hieraus entnehmen sie ihr Existenzrecht. Das kann dazu führen, dass sie ein passives, unsicheres Verhalten zeigen, und dass andere für sie Entscheidungen treffen. Ihr Selbstbild wird dadurch noch schwächer, denn sie werden übersehen, und die Art und Weise, wie sie von anderen behandelt werden, kann ihnen sogar das Gefühl vermitteln, schlecht zu sein.

Wenn sie das Gefühl einmal haben, kann die Neigung entstehen, sich verstecken zu wollen und unauffällig zu sein. Scham über sich selbst und Selbstkritik können dabei eine große Rolle spielen. Es kann sogar so weit gehen, dass sie sich aus der Wirklichkeit zurückziehen und das Leben nicht mehr wirklich erfahren. Sie sind zwar da, aber mehr als äußere Anpassung, wie ein Chamäleon. Innerlich fühlen sie sich hilflos und machtlos und können zwanghafte, magische Gedanken entwickeln.

Beryllium kann diesen Menschen helfen, ihren kräftigen Kern wieder zu finden, so dass sie werden können, wer sie wirklich sind.

Borax veneta

Natriumtetraborat – Mineralisches Mittel

„Verlangen nach Ruhe und Geborgenheit – die Harmonie in sich selbst suchen“

Herkunft

Borax ist ein Salz, das in natürlicher Form in den Gebirgsseen Tibets vorkommt. Die Tibetaner benutzen Borax als Salz zum Würzen ihrer Tsampa, einer Art Gerstenbrei, der als Grundnahrungsmittel in diesem unwirtlichen Land dient. Durch die Venezianer - Marco Polo hat Tibet schon vor achthundert Jahren besucht - wurde dieses Salz in Europa eingeführt; daher der Zusatz „veneta“ (venezianisch).

Dieses Arzneimittel wird vor allem Kindern als Konstitutionsmittel verschrieben. Aufgrund früherer Studien werde ich das Gesamtbild dieser Arznei vorsichtig skizzieren.

Ruhe

Borax-Menschen haben eine starke Sehnsucht nach Ruhe und Geborgenheit. Es ist, als möchten sie wieder in den paradiesischen Zustand der Stille und Harmonie zurück, in dem sie vor der Geburt waren. Die Ruhe, die sie suchen, erinnert an die Stille der tibetanischen Gebirgsseen. Sie können keinen Lärm ertragen und sind so empfindlich, dass sie sogar durch weit entfernten Lärm, wie zum Beispiel durch Flugzeuge, Mopeds oder ein Feuerwerk erschrecken. Vor allem, wenn sie nicht darauf vorbereitet sind, kann sie das völlig aus dem Gleichgewicht bringen. Sie fühlen sich am besten in einer stillen, vertrauten Umgebung, in der sie in Ruhe ihren eigenen Weg gehen können.

Sanft und mitfühlend

Mit ihrer sensiblen und verträumten Art können sich Borax-Menschen gut in andere Menschen und leidende Tiere hineinversetzen. Sie begreifen, was der andere durchlebt, da sie sich selbst so schnell verletzt fühlen. Das Leben ist hart und die einzige Möglichkeit, mit dieser Härte umzugehen, ist, sich einen Schutzpanzer zuzulegen. Borax-Menschen fehlt der natürliche Panzer, darin liegt ihre Kraft aber auch ihre Verletzlichkeit. Da sie sehr sensibel und empfänglich sind für das, was andere bewegt, können sie sich nur schwer schützen bzw. abgrenzen.

Empfindlich

Die auffallende Empfindlichkeit der Borax-Menschen kann sich zur Überempfindlichkeit steigern, sobald sie in ihrem Leben gestört werden. Eine enorme Scheu und Unruhe entstehen. Die Ruhe, die sie suchen, können sie nirgends finden und sie wissen nicht, was sie tun sollen. Bei Kindern kommt diese Unruhe sehr deutlich zum Ausdruck, während erwachsene Menschen versuchen, sich zu verschließen. Sie ziehen sich zurück, möchten allein sein und sind schwer erreichbar - als würden sie sich in einem Kokon befinden.

Eine weitere Möglichkeit, dieser inneren Unruhe zu entkommen, besteht darin, sich in eine Fantasiewelt zurückzuziehen, eine Welt, in der Ruhe und Frieden herrschen und sich alles in Harmonie befindet. In diesem Stadium kann sie das geringste Geräusch irritieren, selbst der Verzehr eines Apfels.

Anpassen

Wenn die Entwicklung schon in jungen Jahren - vor dem fünften bzw. sechsten Lebensjahr - ernsthaft gestört wird, kann die Fantasiewelt eine so große Anziehungskraft besitzen, dass die Bildung der eigenen Individualität blockiert wird. Ursachen hierfür können zum Beispiel Verwahrlosung, Inzest oder Misshandlung sein. Borax-Menschen haben dadurch später Schwierigkeiten, Grenzen zu setzen. Da sie keine eigene Identität haben, passen sie sich sehr leicht an. In Anwesenheit anderer fühlen sie sich unsicher und nehmen eine der jeweiligen Situation entsprechende Haltung ein. Sie sind dazu fähig, da sie spüren, was von ihnen erwartet wird. Hierin liegt auch ihr Charme. Sie können freundlich und sanft sein, doch sie vergessen darüber, was ihnen zusteht.

Zweifel

Aus demselben Grund fällt es Borax-Menschen schwer, zu spüren, was sie selbst möchten. Sie wissen nicht, was in ihnen vorgeht; sie haben Probleme mit ihren Emotionen und bleiben im Zweifel stecken. Sie überlassen Entscheidungen gerne anderen, da sie meinen, diese wüssten es besser – als würden sie weniger erwachsen als die anderen sein. Dadurch wird ihr Abhängigkeitsgefühl verstärkt, was wiederum Anlass zu Ärger gibt. Denn tief im Inneren wissen sie, dass sie das Leben selbst in die Hand nehmen können und müssen.

Sicherheit

Borax-Menschen brauchen Sicherheit, das Gefühl, festen Boden unter den Füßen zu haben. Bei Kindern stellen die Eltern die Sicherheit dar, bei Erwachsenen können der Partner, die Arbeitsstelle oder der Freundeskreis Sicherheit bieten. Borax-Menschen suchen nach einer Basis in sich selbst, einer Basis, die bei ihnen nicht richtig entwickelt ist. Viele Borax-Menschen haben Angst vor Abwärtsbewegungen, wie beispielsweise in einem Lift. Sie verlieren durch diese Bewegung den Kontakt zu ihrem Körper und es ist, als würden sie durch den Boden sinken, wenn der Lift stoppt. Typisch ist, dass dieses Gefühl weniger bei Aufwärtsbewegungen auftritt. Hieraus ist ersichtlich, dass ihr Problem mehr in ihrer Basis liegt, die nicht besonders stabil ist.

Jede Veränderung im Leben kann sie verstören und ängstigen. Ihre Angst vor Infektionskrankheiten hängt ebenfalls damit zusammen. Das ist auch der Grund, warum sie sich oft die Hände waschen, obwohl sie dagegen eigentlich eine Abneigung haben.

Schattenseiten

Jeder Mensch hat seine Schattenseiten, negative Eigenschaften, die wir lieber nicht sehen. Oftmals nehmen wir sie an uns auch nicht einmal wahr. Wir fühlen uns meist verletzt und angegriffen, wenn uns jemand auf diese Eigenschaften aufmerksam macht. Es ist typisch für Schattenseiten, dass wir sie bei anderen schneller bemerken als bei uns selbst, und uns darüber auch furchtbar ärgern können. Diese negativen Eigenschaften sind hauptsächlich durch schlimme Ereignisse in unserem Leben entstanden oder durch mangelnde Förderung unserer positiven Seiten.

Im Falle von Borax-Menschen konzentriert sich das Problem auf die Bildung einer stabilen Basis. Es kann sein, dass diese aufgrund einer unsicheren Situation in ihrem Zuhause oder durch einen überbesorgten Elternteil entstanden ist und dadurch die Entwicklungsmöglichkeiten eingeschränkt wurden. Im letzteren Fall entsteht bei einem Kind die Neigung, alles anderen zu überlassen und selbst keine Initiative mehr zu ergreifen.

Wenn die traumatischen Ereignisse in einem Leben zu stark sind, um sie gleich zu verarbeiten, kann sich eine multiple Persönlichkeit entwickeln.

Ärger

Obwohl Borax-Menschen im Allgemeinen freundlich und schüchtern wirken, können sie sich richtig ärgern; nicht nur über Geräusche, was bei ihnen auffällig ist, sondern auch über die Undeutlichkeit anderer Menschen. „Was willst Du nun eigentlich?" oder „Wer bist Du denn wirklich?", können sie im Zorn fragen. Man sieht hier, dass sie sich vor allem über ihre eigenen Schattenseiten ärgern, denn sie können sich selbst auch sehr unklar ausdrücken und Fragen nur mit Mühe beantworten. Borax-Menschen wissen nicht, wer sie wirklich sind und welcher Teil von ihnen echt ist.

Ein weiteres Zeichen ihres unterentwickelten Selbstbewusstseins ist ihre gestörte Wahrnehmung der Zeit. So können sie zum Beispiel unsicher sein, ob etwas heute oder bereits gestern geschehen ist.

Körperliche Symptome

Die vorher erwähnte Empfindlichkeit bei Abwärtsbewegungen kann zu Schwindel und sogar zu Ohnmacht führen. Im Allgemeinen ist das Gleichgewichtsorgan ihre Schwachstelle.

Die Neigung der Borax-Menschen, sich zurückzuziehen, drückt sich in ihren Augenlidern aus: Bei Entzündungen kommt es häufig zur Einwärtskehrung der Wimpern (Trichiasis). Auch die Augenlidränder können sich einwärts kehren (Entropium).

Ernährung und Verdauung bereiten oft Schwierigkeiten, so wie es auch den Menschen schwerfällt, alltägliche Ereignisse zu „verdauen“. Die Schleimhäute des gesamten Magen-Darm-Traktes, vom Mund bis zum After, sind sehr anfällig. Überall können Aphthen auftreten, weiße, schmerzhafte Flecken, oft auch Geschwüre, wobei diese Beschwerden am häufigsten im Mund vorkommen. Überdies leiden Borax-Menschen oft an übermäßigem Speichelfluss, Rissen in der Zunge, Übelkeit, Erbrechen und Durchfall.

Eine weitere Schwachstelle ist die Blase. Charakteristisch ist, dass Borax-Kinder vor dem Harnlassen weinen müssen. Bei einer Blasenentzündung wäre das verständlich, nicht aber, wenn mit dem Harn und der Blase alles in Ordnung ist. Im Allgemeinen fühlen sich Borax-Menschen nicht so gut, bevor sie auf der Toilette gewesen sind: Sie sind reizbar oder sogar weinerlich. Nach dem Harnlassen oder der Stuhlentleerung geht es ihnen merklich besser und sie sind dann wieder froh und beschwingt. Sie fühlen sich auch wohler, nachdem sie geweint oder etwas abgehustet haben.

Sie erholen sich bei einem Spaziergang und allgemein durch frische Luft. Andererseits ertragen sie weder Kälte noch Wärme besonders gut. Verfilzte Haare sind ein typisches Symptom bei Borax-Kindern.

Ernährung

Borax-Menschen lieben zwar Äpfel, doch Obst können sie auch schlecht vertragen, genau wie salzige und saure Speisen. Vom Zigarettenrauchen können sie Durchfall bekommen.

Kinder

Bei Babys fällt auf, dass sie zu schreien beginnen, wenn man sie hinlegt. Diese Abwärtsbewegung ruft bei ihnen offenbar Angst hervor. Dasselbe gilt für unerwartete Geräusche und Bewegungen, zum Beispiel, wenn sie in die Luft geworfen werden. Die letztgenannte Angst sehen wir bei vielen Babys. Wenn das Kind dann auch noch unter Aphthen leidet, dann liegt die Wahl für Borax klar auf der Hand.

Der Kern ihrer Probleme ist die Angst vor Veränderungen und das Bedürfnis nach Ruhe. Bei Kindern kommt das noch deutlicher zum

Ausdruck als bei Erwachsenen. Kinder protestieren sofort, wenn sie mit etwas nicht einverstanden sind, und Borax-Kinder verschaffen sich sicher Gehör. Veränderungen, die naturgemäß unvermeidlich sind, müssen umsichtig durchgeführt werden. Borax-Kinder brauchen viel Unterstützung in ihrem Entwicklungsprozess sowie positive Motivation. Streit ruft bei ihnen Streit hervor: Sie können entweder richtig toben oder sie ziehen sich in ihre eigene Welt zurück. Ihre Angst bringen sie dadurch zum Ausdruck, dass sie sich an ihrer Mutter festklammern. Sie benötigen viel Unterstützung und suchen diese vor allem bei der Mutter (-figur). Nur Menschen, die sie kennen, dürfen sie berühren.

Borax ist eine der wichtigsten Arzneien bei Babys, die an Blutarmut leiden. Die Nahrungsaufnahme stellt oft ein Problem für diese Babys dar: Ihr Appetit ist schnell gestört und die Aphthen, die sie gelegentlich haben, fördern diesen auch nicht gerade.

Borax ist das Mittel, das zu Geburtsproblemen passt. Vielleicht ist der Geburtsvorgang für den Borax-Menschen ein großes Trauma; aus der sicheren, ruhigen Gebärmutter wird er in die unruhige, unsichere Welt entlassen. Borax oder Borium kann helfen, dieses Trauma später noch zu verarbeiten.

Bryonia alba

Weiße Zaunrübe

Pflanzliches Mittel (Fam.nat. Cucurbitaceae)

„Bedürfnis nach finanzieller Sicherheit und Ruhe – zu Hause ist es doch am schönsten"

Herkunft

Die meisten Kürbisgewächse stammen aus den Tropen; die weiße Zaunrübe ist eine der wenigen Pflanzen dieser Familie, die in den Niederlanden heimisch ist. Sie wächst in Sträuchern und Hecken in ganz Europa.

Lange bevor Hahnemann aus der Wurzel der weißen Zaunrübe eine homöopathische Arznei herstellte, wurde sie schon in der Volksheilkunde eingesetzt. Aus der Wurzel, die im Volksmund auch als „Gichtrübe, Hundsrübe oder Tollrübe" bezeichnet wird, stellte man ein Pulver her, das zur äußerlichen Behandlung von Geschwüren, Gangrän und verschiedenen Hauterkrankungen diente. Mit einer aus der Wurzel hergestellten Salbe behandelte man Hexenschuss, Ischias und Gelenkverletzungen. Heute wird Bryonia nur noch als homöopathisches Arzneimittel angewendet und besonders bei den oben genannten Erkrankungen vollbringt es wahre Wunder.

Mit Sparsamkeit und Fleiß baut man Schlösser

Bryonia-Menschen kennen ihre Verantwortung und wissen wie kein anderer, dass man die Ärmel hochkrempeln muss, um etwas zu erreichen. Umsonst geht nur die Sonne auf! Sie können hart arbeiten und bringen das zu Ende, was sie begonnen haben. Sie arbeiten in erster Linie zum „Broterwerb", was sie von Nux vomica-Menschen unterscheidet, für die die Arbeit selbst das wichtigste Ziel im Leben ist. Bryonia-Menschen lieben zwar ihre Arbeit, doch der Verdienst spielt ebenfalls eine große Rolle und sie möchten immer einen Notgroschen zurückgelegt haben. Die Zukunft muss auf finanzieller Ebene gut geregelt sein, sowohl für sich selbst als auch für ihre

Familie. „My home is my castle“, sagt der Bryonia-Mensch, und auch das Haus muss tipp topp in Ordnung sein.

Häusliche Ruhe

Sie lieben ihr Haus und sie reisen auch gern, doch irgendwann möchten sie wieder zurück in ihr Haus. Es ist eine Art Heimweh, das Bedürfnis nach dem Vertrauten und das Verlangen nach Ruhe. Das Bedürfnis nach Ruhe ist sehr groß, denn sie brauchen die Ruhe, um zu sich selbst zu kommen, und das geht nur, wenn sie allein sind. Ungeladene Gäste mögen sie gar nicht, vor allem, wenn sie müde sind. Hierin unterscheiden sie sich von Phosphorus-Menschen, die in angenehmer Gesellschaft Energie bekommen. Bryonia-Menschen sind mehr in sich selbst gekehrt und brauchen andere nicht so sehr, da sie gern unabhängig sind.

Nostalgie und Geld

Die Sehnsucht nach der „guten alten Zeit“ ist für Bryonia-Menschen charakteristisch, wobei wir dies natürlich auch bei anderen Arzneimitteltypen vorfinden. Doch die nostalgische Einstellung und das Heimweh sind bei ihnen besonders stark ausgeprägt und hängen mit ihrem Verlangen nach einer vertrauten Umgebung zusammen. Darin liegen sowohl ihre Stärke als auch ihre Verletzlichkeit. Das Bedürfnis nach materieller Sicherheit kann bei ihnen so stark werden, dass es sie beherrscht. In jedem Gespräch geht es um Geschäfte und alles wird in Geld ausgedrückt, was ihre tiefgehende Angst vor Armut widerspiegelt. Viele Bryonia-Menschen haben in ihrem Leben die Armut kennengelernt und sind aus diesem Grund vorsichtig geworden, während sich diese Angst bei anderen wiederum auf keine Ursache zurückführen lässt. Hart zu arbeiten und genügend Geld zu verdienen ist zu einem ihrer Lebensziele geworden.

Körperliche Symptome

Bryonia wird meist bei körperlichen Symptomen verordnet, die unter anderem durch Abkühlung bei heißem Wetter entstehen können. Gelenkerkrankungen zählen zu den Hauptindikationen dieser Arznei. Rheumatische Beschwerden und Ischiasschmerzen bessern sich durch absolute Ruhigstellung sowie beim Liegen auf der schmerzhaften Seite. Jede Bewegung führt zu einer Verschlimmerung der Beschwerden, wobei dies eigentlich für alle Bryonia-Symptome gilt: Bewegung verschlechtert und Ruhe bessert.

Bei Atemwegsentzündungen, Bronchitis oder Lungenentzündung verursacht der Husten Schmerzen in der Brust. Automatisch halten sich Bryonia-Menschen beim Husten die Brust, da sie dadurch etwas Linderung erfahren. Dasselbe machen Bryonia-Frauen bei einer Brustentzündung, die meistens nach der Schwangerschaft auftritt. Die Brust ist dann schwer, hart, heiß und blass – nicht rot wie bei einer Belladonna-Entzündung.

Bryonia hat etwas mit Entzündungen zu tun, vor allem, wenn diese akut sind, wie zum Beispiel eine Blinddarmentzündung. Ein erfahrener Homöopath wird einen Patienten mit akuter Blinddarmentzündung sofort ins Krankenhaus schicken, doch er wird ihm zusätzlich Bryonia geben, wenn das Bild übereinstimmt.

Ernährung

Am auffälligsten ist bei Bryonia-Menschen, dass sie durstig sind und von Zeit zu Zeit viel trinken möchten.

Kinder

Bryonia-Kinder wissen, was sie wollen und sind materiell ausgerichtet. Sie lieben ihre Spielsachen und normalerweise ist es für sie kein Problem, alleine zu spielen. Sie haben schon Freunde, aber sie haben auch das Bedürfnis nach Ruhe und Alleinsein. Auch zu Hause möchten sie gern in Ruhe gelassen werden. Sie empfinden es als unangenehm, wenn sie getragen oder hochgehoben werden.

Wenn sie sich nicht wohlfühlen, können sie ziemlich gereizt sein. Sie wollen nicht krank sein, sondern das tun können, was sie gerade möchten. In ihrer Gereiztheit verlangen sie Dinge, die sie nicht bekommen können, oder die sie verweigern, wenn sie ihnen angeboten werden. Wenn die körperlichen Symptome diesem Arzneimittel entsprechen, werden sich diese Kinder schnell wieder sehr wohlfühlen.

Calcium carbonicum

Austernschalenkalk – Mineralisches Mittel

„Eine schützende Schale gibt Sicherheit – die Stützen der Gesellschaft"

Herkunft

Hahnemann schreibt in seiner Einleitung zu dieser Arznei: „Man zerbricht eine reine, etwas dicke Austernschale, nimmt von der, zwischen der äußern und inneren, harten Schale derselben befindlichen, mürben, schneeweißen Kalk-Substanz einen Gran, ... - Das Bild der Austernschale, aus welcher der Kalk (Calciumcarbonat) gewonnen wird, hilft uns dabei, die Wirkung dieses wichtigen Heilmittels zu verstehen.

Beständigkeit

Menschen, die Calcium carbonicum benötigen, sind oft kräftig gebaute, rundliche Menschen mit einem guten Herzen. Wenn sie sich wohlfühlen, sind es richtige Genießer. Bei einem guten Essen und gemütlichem Zusammensein mit Freunden und Bekannten fühlen sie sich ganz in ihrem Element.

So wie Calcium für die Festigkeit in unserem Körper sorgt - unser Skelett besteht zu einem großen Teil aus Calcium - so bilden Calcium carbonicum-Menschen die Basis unserer Gesellschaft. Innerhalb der Familie oder eines Betriebes sind sie in vielen Fällen diejenigen, auf die man sich verlassen kann. Man kann auf sie vertrauen, denn wenn sie eine Aufgabe beginnen, so werden sie diese mit Sicherheit auch zu Ende bringen. Solange sie psychisch und physisch in guter Verfassung sind, können sie Berge versetzen. Doch darin liegt auch ihre Schwäche, denn in ihrem Eifer und Arbeitsdrang tun sie sich schwer, mit ihren Kräften zu haushalten, vor allem, wenn es um etwas geht, das sie anderen versprochen haben.

Sicherheit

Sicherheit ist für Calcium carbonicum-Menschen sehr wichtig. Sie müssen das Gefühl haben, sich irgendwo anlehnen zu können. Sie

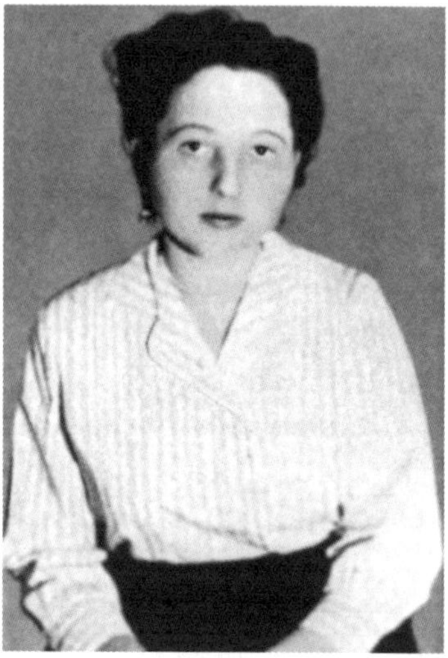

Calcium carbonicum

möchten im wahrsten Sinne des Wortes sicher sein, dass sie mit beiden Beinen fest auf dem Boden stehen können. Daher sind sie selten schnell in ihrer Entwicklung – jeder neue Schritt wird sorgfältig vorbereitet und abgewogen. Es ist nicht verwunderlich, dass bei diesem Menschentypus Höhenangst vorkommt. Sie möchten gerne wissen, woran sie sind. Die Angst vor dem Alleinsein und vor der Dunkelheit sind zwei der zahlreichen Ängste, die bei Calcium carbonicum-Menschen auftreten können. Für sie ist es nicht selbstverständlich, dass man sich auf die Zukunft freuen kann, was jedoch nicht bedeutet, dass sie sich nach der „guten alten Zeit" sehnen. Was sie besonders beschäftigt, ist die Unsicherheit, die die Zukunft mit sich bringt. Wenn sie erwägen, eine andere Arbeitsstelle anzunehmen, kann die Pensionsvorsorge eines Betriebes zum Beispiel den Ausschlag geben.

Harte Schale mit weichem Kern

Wie die Austern sind Calcium carbonicum-Menschen innerlich weich und dadurch verletzlich. Eine negative Atmosphäre ertragen sie schlecht und schlimme Ereignisse, die im Fernsehen gezeigt werden, bekommen sie nur schwer wieder aus ihrem Kopf. Am liebsten vermeiden sie diese Themen, da sie dadurch daran erinnert werden, wie unsicher das Leben ist und was ihnen alles passieren könnte. Wenn sie sich bedroht oder ängstlich fühlen, verschließen sie sich wie eine Auster. Das bedeutet aber nicht, dass sie sich nicht wehren können, doch wirklich wütend werden sie nur dann, wenn es gar nicht mehr anders geht.

Am wenigsten schützen können sie sich ihrer Meinung nach vor den Blicken der anderen. Angesehen zu werden, vor allem von einer fremden Person, ist ihnen immer unangenehm. Sie glauben, dass man es ihnen ansieht, wenn sie sich nicht wohlfühlen, was wiederum mit ih-

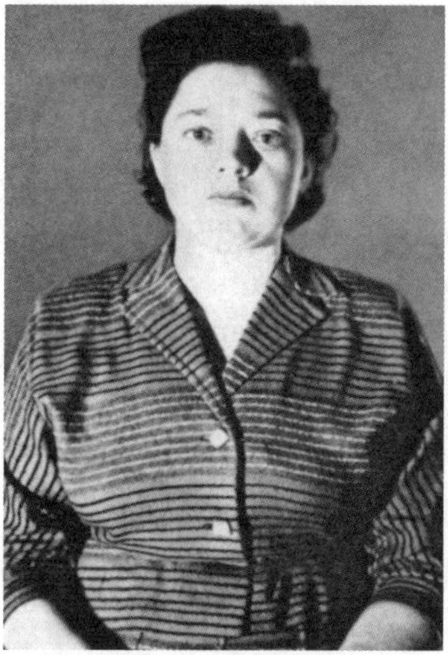

Calcium carbonicum

rer Empfindlichkeit gegenüber Kritik in Zusammenhang steht. Calcium carbonicum-Menschen sind sehr empfindlich was die Meinung anderer betrifft und nehmen aus diesem Grund möglichst viel Rücksicht. Ihre Vorgangsweise ist vorsichtig und sie fragen sich immer, ob sie ihrer Aufgabe wohl gewachsen seien.

Das Wunderbare an diesem Mittel ist, abgesehen davon, dass dadurch die Heilung der körperlichen Beschwerden angeregt wird, dass es das Vertrauen in die eigenen Fähigkeiten zurückgibt. Calcium carbonicum kann dabei helfen, die notwendigen Entscheidungen im Leben zu treffen.

Körperliche Symptome

Im menschlichen Körper spielt Kalk eine sehr wichtige Rolle, da er ihm Form und Stabilität verleiht. Sowohl unser Skelett als auch unsere Zähne bestehen zu großen Teilen aus Kalk. Außerdem ist Kalk bzw. Calcium für verschiedene funktionelle Abläufe im Körper unentbehrlich, wie beispielsweise für die Muskelfunktion. Ein Calciummangel oder -überschuss im Blut kann sehr ernste Folgen haben. Beschwerden, die zum Calcium carbonicum-Bild passen, haben generell mit Schwäche zu tun. Diese betrifft nicht nur Muskeln und Knochen, sondern auch das Immunsystem und die psychische Widerstandsfähigkeit. Es sieht so aus, als würde jede Stabilität fehlen. Andererseits können ebenso Verhärtungen und Schwellungen entstehen, so, als ob der Körper zu viel Kalk aufnehmen würde.

Es können Beschwerden an der Haut wie Ekzeme, Warzen und Verhärtungen auftreten. Die Drüsen schwellen leicht an und die Schweißproduktion nimmt schnell zu, sowohl lokal als auch allgemein. Schleimhauterkrankungen sowie Muskelschwäche und -krämpfe entsprechen ebenfalls diesem Arzneimittelbild.

Die Zeichen einer geschwächten Abwehr sind ständig wiederkehrende Erkältungen, Husten und Bronchitis, wobei es zu keiner Ausheilung kommt.

Die Knochen können brüchig sein oder auch Auswüchse (Exostosen) aufweisen. Ein langsamer Fontanellenschluss oder Wirbelsäulenverkrümmungen sind kennzeichnend für Calcium carbonicum. An inneren Organen können Zysten oder Polypen entstehen, zum Beispiel in der Gebärmutter. Auch Gallen- und Nierensteine aus Calcium können in manchen Fällen mit diesem Mittel geheilt werden.

Kinder

Calcium carbonicum ist eines der wichtigsten Kindermittel. Schätzungen zufolge würden etwa 80% aller Kinder in einem bestimmten Zeitraum ihres Lebens Calcium carbonicum benötigen. Das Mittel passt besonders zu dem Zeitpunkt, an dem das Kind den Übergang von der beschützten Welt zu Hause in die „große, böse Außenwelt" bewältigen muss.

Das charakteristische Calcium carbonicum-Kind ist kräftig gebaut, hat dünnes Haar und schwitzt leicht am Kopf. Allerdings sehen wir manchmal auch dünne, hochgewachsene Kinder dieses Typs. Oft sind sie mit dem Gehenlernen etwas später dran und die Zahnung geht meist langsamer und mühsamer voran als bei anderen Kindern.

Das Bild von Calcium carbonicum kann man oft auf den ersten Blick erkennen. Diese Kinder halten am Anfang ein bisschen Abstand und sitzen am liebsten bei Vater oder Mutter auf dem Schoß. Sie sind abwartend und sagen nur das Notwendigste. Es sind meist ruhige Kinder, die nicht gerne auffallen. In der Schule sind sie brav und geben ihr Bestes, um gute Leistungen zu erbringen, nicht aus Ehrgeiz, sondern weil sie nicht die Gunst der Lehrer verlieren möchten. Meist können sie gut lernen, denn sie sind sehr aufmerksam, doch sie brauchen Zeit, um alles aufnehmen zu können. Was sie einmal verstanden haben, werden sie nicht mehr vergessen. Ein zu hohes Tempo oder zu hohe Anforderungen entmutigen sie. Dann verlieren sie ihr Selbstvertrauen und lassen den Mut sinken. Auch eine einschneidende Veränderung, wie beispielsweise ein Umzug oder eine Versetzung in eine andere Klasse, kann sie aus dem Gleichgewicht bringen.

Zu Calcium carbonicum gehören die typischen Kinderängste wie Angst im Dunkeln, Angst vor dem Alleinsein, Höhenangst und Furcht vor Neuem. Alles, was Unsicherheit mit sich bringt, kann Angst einflößen. Gruselfilme oder unheimliche Geschichten stören die Nachtruhe, da sie weiter darüber nachdenken und davon träumen. Calcium carbonicum-Kinder sind jedoch keine Träumer. Sie haben einen sehr starken Willen und wenn sie mit etwas nicht einverstanden sind, dann zeigen sie das auch. Meistens werden sie dabei nicht böse, sondern eher dickköpfig und störrisch.

Die körperlichen Beschwerden dieser Kinder haben meistens mit ihrer Abwehrkraft zu tun. Wenn sie geschwächt sind, erkälten sie sich leicht – als würden sie sämtliche Viren und Bakterien um sich herum aufsammeln. Oft leiden sie an Ohrentzündungen und Bronchitis.

Calcium phosphoricum

Calciumphospat – Mineralisches Mittel

„Soziale Stabilität schafft Freunde fürs Leben"

Herkunft

Dieses homöopathische Arzneimittel wird aus Calcium und Phosphor hergestellt, zwei chemischen Elementen, die beide jeweils auch als homöopathische Einzelmittel verwendet werden. Zur Herstellung von Calciumphosphat wird Phosphorsäure in Kalkwasser geträufelt.

Beim Aufbau des Skeletts spielt Calciumphosphat eine wichtige Rolle. Wachstumsprobleme, Probleme beim Knochenaufbau und mit den Zähnen sowie bei der Heilung von Knochenbrüchen können mit diesem homöopathischen Mittel behoben werden. Da Wachstum und Knochenaufbau hauptsächlich in der Kindheit stattfinden, wird diese Arznei oft Kindern verschrieben. Auch das mentale Bild passt vor allem zu Schulkindern.

Sozial eingestellt

Der Calcium carbonicum-Typus liebt Menschen. Die Sehnsucht nach Freundschaft ist stark und am liebsten ist er in Gesellschaft, wo er Wärme und Unterstützung findet. Bei jungen Kindern kann man das Bild klar erkennen, denn sie sind mehr auf andere Kinder bezogen als auf ihre eigenen Eltern. Es ist nicht so, dass ihnen ihre Eltern nicht wichtig sind, doch die sozialen Kontakte zu ihren Altersgenossen spielen eine größere Rolle. Sobald sie in der Schule sind, beachten sie ihre Eltern nicht mehr, da sie ganz im Spiel mit den anderen aufgehen.

Ein weiterer Charakterzug ist ihre Neugierde. Sie lernen gerne und interessieren sich wirklich für alles. Wenn es um zwischenmenschliche Kontakte geht, sind sie ganz in ihrem Element. Man kann verstehen, dass sie in Sprachen mehr Talent zeigen als in mathematischen Fächern. Sprachen haben mit Kommunikation zu tun und darin liegt ihre Stärke. Das Bedürfnis nach (neuen) sozialen Kon-

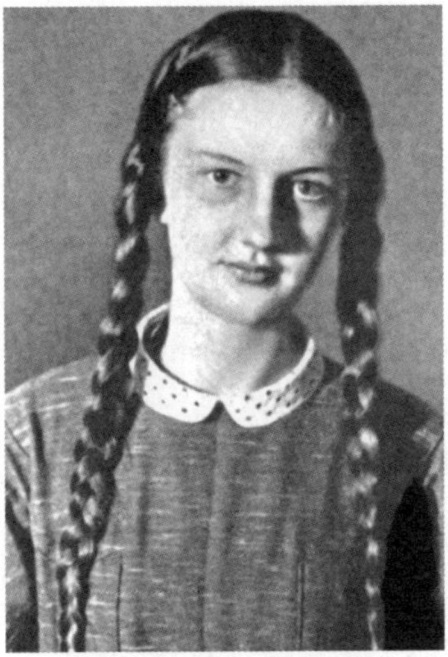

Calcium phosphoricum

takten erklärt ihren großen Drang zu reisen und andere Kulturen kennenzulernen.

Sicherheitsbedürfnis

Das Calcium-Element von Calcium phosphoricum weist auf das Bedürfnis nach Sicherheit und Bodenständigkeit hin. Phosphorus-Menschen können in ihrem Freundeskreis oder in der Gesellschaft, in der sie sich gerade befinden, richtig aufgehen. Calcium phosphoricum-Menschen hingegen sind anderen Menschen gegenüber reservierter. Sie mögen aufgeschlossen sein, doch sie fragen sich gleichzeitig, was andere über sie denken. Die Meinung anderer spielt eine große Rolle. Sie möchten gerne von anderen hören, dass sie gut im Lernen sind oder dass sie gute Freunde sind. Sobald sie in einer Freundschaft enttäuscht werden – und das ist oft unvermeidlich – ist ihr Selbstvertrauen schwer erschüttert. „Was habe ich falsch gemacht?“ und „Kann ich noch Freunde finden?“, sind die Zweifel, die sie übermannen. Glücklicherweise heilen die meisten Wunden von selbst und das gilt auch für emotionale Wunden. Es kann jedoch vorkommen, dass eine solche Enttäuschung eine bleibende Unsicherheit hinterlässt. Hier kann das homöopathische Mittel Calcium phosphoricum einen Heilungsimpuls geben.

„Ich bin doch nicht dumm?“

Da in unserer Gesellschaft viel Wert auf intellektuelles Wissen gelegt wird, ist es logisch, dass Eltern hoffen, dass ihre Kinder gut im Lernen sind. Das gute „Mitkommen“ in der Schule ist ein wichtiges Gesprächsthema unter Eltern und man ist froh, wenn die schulischen Leistungen der Kinder gut sind.

Calcium phosphoricum-Kinder sind äußerst empfindlich gegenüber diesen oft unausgesprochenen Erwartungen. Wenn sie glauben, dass sie jemand für dumm hält, nehmen sie sich das sehr zu Herzen. Daher können sie auch mit Kritik schlecht umgehen, denn dadurch wird ihre Angst noch bestätigt. „Siehst Du, ich bin ja doch nicht gut im Lernen." Calcium phosphoricum zählt zu den häufig verschriebenen Arzneimitteln, auch bei Erwachsenen, denn viele Menschen haben diese Unsicherheit nie ganz überwunden. Jede Situation, in der von ihnen auf intellektuellem Gebiet etwas erwartet wird, ruft das alte „Trauma" wieder hervor. Prüfungen sind für Calcium phosphoricum-Menschen eine regelrechte Katastrophe.

Verlorene Freundschaften

Da Calcium phosphoricum-Menschen so empfindlich in Bezug auf Freundschaften und Beziehungen sind, kann es für sie sehr schwer sein, den Verlust eines Freundes oder geliebten Menschen zu verarbeiten. Unabhängig davon, ob dieser Verlust durch den Tod, einen Umzug oder durch ein Missverständnis entstanden ist, hinterlässt er eine tiefe Wunde in ihrem Herzen. Die alten Homöopathen kennen Calcium phosphoricum schon lange als eines der wichtigsten Mittel bei Liebeskummer!

Auch die Unruhe und die Lustlosigkeit der Calcium phosphoricum-Menschen haben damit zu tun. Sie suchen Freundschaften, haben aber Angst davor, diese nicht zu finden oder sie wieder zu verlieren. Sie möchten gerne lernen, haben aber Angst, nicht genug zu wissen. Ruhe und Zufriedenheit zu finden, ist für sie sehr schwer.

Körperliche Symptome

Die Arznei hat einen starken Bezug zu Knochen und Zähnen und kann die unterschiedlichsten Beschwerden, wie zu langsames oder zu schnelles Wachstum, Wachstumsschmerzen, Verwachsungen und einen verspäteten Fontanellenschluss, bessern oder sogar heilen. Dasselbe gilt für Zahnprobleme und das Gehenlernen bis hin zur mentalen Entwicklung. Ein bekannter Ausspruch lautet: „Ohne Phosphor kein Gedanke." Es stimmt tatsächlich, dass Phosphor beim Denken eine wichtige Rolle spielt, und daher kann Calcium phosphoricum bei Konzentrationsproblemen und Lernstörungen helfen.

Meist sind Calcium phosphoricum-Menschen kälteempfindlich und haben ein Verlangen nach Wärme. Ihre ganze Energie befindet sich im Kopf, vor allem bei Schulkindern. Calcium phosphoricum ist das wichtigste Mittel bei kindlichen Kopfschmerzen, die meist eine Folge zu großer geistiger Anstrengung sind.

Häufig sind die Tonsillen geschwollen. Wenn die Abwehrkraft geschwächt ist, erkälten sie sich leicht und bekommen Atemwegsbeschwerden, die von geschwollenen Halslymphknoten begleitet sind. Anstatt die Tonsillen zu entfernen, wäre es besser, diesen Kindern zuerst eine Gabe Calcium phosphoricum zu verabreichen – natürlich nur, wenn das Gesamtbild passt. Oft schwellen daraufhin die Lymphknoten ab und die Abwehrkraft nimmt zu.

Ernährung

Wenn Babys die Muttermilch verweigern, kann dieses Mittel – neben Silicea – Abhilfe schaffen. Calcium phosphoricum-Menschen haben eine Vorliebe für gewürzte und geräucherte Speisen, Salz, Fisch, Süßes und kalte Getränke. Fisch und Salz kann ihnen aber auch zuwider sein.

Kinder

Calcium phosphoricum-Kinder haben einen offenen Charakter und möchten mit jedermann befreundet sein. Solange es keine Hindernisse zu überwinden gibt und die Freundschaften bestehen bleiben, ist alles bestens. Probleme treten erst dann auf, wenn es in einer Freundschaft zu einem Bruch kommt, egal aus welchem Grund. Sie können damit nicht umgehen und lassen sich nicht so leicht trösten. Es macht sie nicht nur traurig, sondern erschüttert auch ihr Selbstbewusstsein. Sie sind empfindlich, was die Meinung anderer über sie betrifft und haben darauf ihr Selbstbewusstsein aufgebaut; daher rührt auch ihre Kritikempfindlichkeit. Dasselbe Problem kann auch beim Lernen entstehen. Sie möchten in der Schule gute Leistungen erbringen, denn das ist für ihr Selbstbild wichtig. Wenn hier etwas schiefgeht oder ein Lehrer sie kritisiert, werden sie sich noch mehr bemühen, ihr Bestes zu geben. Da ihr Selbstvertrauen jedoch bereits angegriffen ist, erfordert dies von ihnen viel mehr Anstrengung.

Angst davor, in die Schule zu gehen, sowie die Angst vor Schulaufgaben und Prüfungen sind für diese Kinder charakteristisch.

Calcium phosphoricum kann ihnen dabei helfen, ihre Schulprobleme zu relativieren, sodass sie in Ruhe die Leistungen erbringen können, deren sie fähig sind.

Cannabis indica

Indischer Hanf, Haschisch

Pflanzliches Mittel

„Eine schöne Welt, aber auch schrecklich einsam"

Herkunft

In Europa weiß heute jedermann, was Cannabis ist. In den niederländischen Coffee-Shops ist es als Softdroge in Form von Haschisch oder Marihuana frei verkäuflich, und immer mehr Politiker möchten den Konsum völlig freigeben. Vor Kurzem wurde Cannabis offiziell als Arzneimittel für Menschen mit chronischen Schmerzen anerkannt.

Die angenehmen Gefühle, die man nach der Einnahme von Cannabis erlebt, findet man auch in dem Arzneimittelbild wieder. Aber auch unangenehme Gefühle, wie ein schreckliches Gefühl der Isolation und der Einsamkeit, gehören dazu.

Die Tinktur, die zur Herstellung des homöopathischen Arzneimittels verwendet wird, stellt man aus den getrockneten Spitzen des indischen Hanfs her.

Diese Pflanze wurde in ihrem Ursprungsgebiet, den Hügelgebieten Nordindiens, aufgrund ihrer faserreichen Stängel auch gezüchtet und noch heute werden Taue und Seile aus ihr hergestellt. In China wurde die Pflanze bereits während der Regierungszeit von Kaiser Shen Nung (circa 2750 vor Christus) als Arzneimittel angewendet und zu Zeiten Hahnemanns war ihre Heilwirkung weitgehend bekannt. In den vergangenen 200 Jahren ist durch die Arbeit vieler Homöopathen eine relativ gute Beschreibung der sogenannten Cannabis indica-Menschen entstanden.

Eine wunderbare Welt

Viele Cannabiskonsumenten machen die Erfahrung, dass alles viel schöner aussieht als normalerweise. Die Welt erscheint bunter, Musik klingt viel besser und ganz alltägliche, normale Dinge werden als lustig empfunden. Alles erscheint ihnen miteinander verbunden.

Dieses Bild haben Cannabis indica-Menschen nicht nur dann, wenn sie Haschisch oder Marihuana konsumieren, sondern immer. Sie sprechen darüber, wie wundervoll die Welt sei, und alles ist für sie „cool“ und „lässig“. Darüber hinaus können sie über alles lachen und sie haben ein Gefühl, als würden sie schweben. Das normale Leben interessiert sie nicht, denn sie fühlen sich darüber erhaben. Sie können ununterbrochen reden und schweifen von einem Thema zum nächsten ab. Eine nüchterne Person kann darin keinen Zusammenhang erkennen, doch sie selbst sind von ihrer eigenen Logik überzeugt. Stundenlang können sie über die uninteressantesten Dinge sprechen. So weit scheint ein „Cannabiszustand“ ungefährlich und vielleicht sogar angenehm zu sein. Doch leider gibt es auch hier eine negative Seite.

Trennung zwischen Körper und Geist

Cannabis führt zu einer Trennung zwischen Körper und Geist. Viele Psychotherapeuten verbieten ihren Patienten den Cannabiskonsum während einer Therapie, da sie andernfalls nicht ihre tieferen psychischen Ebenen erreichen. Dasselbe gilt im übertragenen Sinn auch für Cannabis indica-Menschen: Sie sind eigentlich gar nicht anwesend. Sie befinden sich in einer Fantasiewelt, in der sie alles Mögliche erleben, und haben ein schöneres Bild von der Wirklichkeit. Darüber hinaus leiden sie an Halluzinationen: Sie sehen, hören, fühlen und riechen Dinge, die in der Realität gar nicht existieren, und sie haben oft ein gestörtes Zeitempfinden. Diese Wahrnehmungen können durch bestimmte Assoziationen und Erinnerungen hervorgerufen werden, aber sie haben auch spontane Bilder vor Augen, die sehr angenehm und schön, aber auch schrecklich sein können.

Wenn ihnen bewusst wird, dass sie die Verbindung zur Realität verlieren, können enorme Ängste auftreten.

Einsamkeit

Eines der schlimmsten Gefühle, die Cannabis indica-Menschen beschreiben, ist das Gefühl der völligen Einsamkeit, der totalen Isolation von der Welt. Meistens sind Cannabis indica-Menschen von Natur aus sehr sensibel. Die Welt ist viel zu hart und kalt für sie. Daher neigen sie auch dazu, Cannabis zu konsumieren, was wiederum eine der wichtigsten Ursachen für die Entstehung dieses Bildes darstellt. Sie möchten dem Alltag entfliehen und nach den ersten angenehmen Erfahrungen mit Cannabis wird es für sie immer schwieriger, das tägliche Leben zu bewältigen. In der anderen Welt braucht man nichts, dort gibt es keine Verantwortung und man kann herrlich träumen. Leider ist diese Welt nicht real, was sie früher oder später auch begreifen.

Das homöopathische Arzneimittel Cannabis indica kann diesen Menschen helfen, wieder in das reale Leben zurückzufinden und sich wieder mit ihrem Körper und ihrer Umgebung verbunden zu fühlen. Durch diese Arznei kehren sie nicht nur in ihren ursprünglichen Zustand zurück, sondern sie werden sogar stabiler als vorher. Cannabis indica kann diese Menschen stärken, sodass sie in der Lage sind, das Leben auf Erden ohne Betäubung zu bewältigen und sich zu erwachsenen Menschen zu entwickeln.

Verwirrung

Natürlich sollten Cannabis indica-Menschen kein Cannabis mehr konsumieren, denn für sie ist es reines Gift - vielleicht nicht unbedingt für ihren Körper, aber auf jeden Fall für ihren Geist. Anhaltender Cannabiskonsum kann zu schwerer geistiger Verwirrung führen. Vor rund zehn Jahren erzählte mir ein befreundeter Hausarzt von einem seiner Patienten, einem gesunden, ca. 40-jährigen Mann. Dieser Mann wurde auf einer neurologischen Abteilung aufgrund einer Art Demenz untersucht. Sein Gedächtnis war vollkommen gestört und die untersuchenden Ärzte standen vor einem Rätsel. Sie konnten keine einzige Ursache für seinen Zustand finden. Ich fragte den Hausarzt, ob dieser Mann Cannabis konsumieren würde. Er schaute mich verwundert an: „Ja, warum?“, und ich erzählte ihm von dem Arzneimittelbild, das wir von Cannabis indica kennen und zu dem diese Demenz in fortgeschrittenem Stadium passt. Er sagte, dass der Patient selbst die Ärzte im Krankenhaus gefragt hätte, ob es vielleicht an den Joints liegen könnte, die er seit 20 Jahren jeden Abend rauchte. Sie hätten ihm jedoch versichert, dass es daran nicht liegen könne . Nachdem ihm der Hausarzt verboten hatte, weiterhin Cannabis zu rauchen, verschwanden zum Glück auch die Demenz-Symptome.

Körperliche Symptome

Obwohl die körperlichen Merkmale von Cannabis indica weniger auffällig sind als die mentalen, hat diese Substanz doch tiefe Auswirkungen auf den physischen Körper. Außer den verschiedenen Wahrnehmungen im Kopf, wie Geräuschen und dem Gefühl, als würde sich der Scheitel öffnen und schließen, werden auch die Harnwege angegriffen: Schwierigkeiten beim Harnlassen durch Spasmen des Blasenschließmuskels sowie Entzündungen. Sexuelle Erregung mit starkem Drang zur Masturbation entspricht ebenfalls diesem Arzneimittelbild. Cannabis indica-Menschen fühlen sich im Allgemeinen an der frischen Luft wohler.

Abgesehen von der Beschreibung des homöopathischen Mittelbildes soll dieser Artikel auch zu mehr Klarheit über die mögliche Wirkung von Cannabis beitragen. Es ist nämlich kein unschuldiges Genussmittel, wie einige von uns denken. Man muss damit mindestens genauso vorsichtig umgehen wie mit Alkohol!

Cantharis vesicatoria

Lytta vesicatoria, Spanische Fliege (Insekt)

„Fressen oder gefressen werden – der Kampf ums Dasein"

Herkunft

Die spanische Fliege gehört zu einer Käferart (Cantharidae), die hauptsächlich in südeuropäischen Ländern vorkommt. Die Käfer leben in Kolonien in gebirgigen Gegenden und fressen die Blätter verschiedener Baumarten. Sie fressen die Bäume von oben bis unten völlig kahl und ziehen dann zum nächsten Baum weiter.

Die Käfer scheiden einen Stoff aus, der auf der Haut Irritationen und Blasen verursacht. In der Volksmedizin werden diese Käfer daher zur Herstellung sogenannter „Zugpflaster" verwendet. Noch bekannter ist die spanische Fliege aufgrund ihrer aphrodisierenden Wirkung, sowohl bei Männern als auch bei Frauen, die durch eine Reizung der Geschlechtsorgane hervorgerufen wird.

Als homöopathisches Arzneimittel wird es vor allem bei Blasenbildung und Krankheiten der Harnblase, des Rippen- und Bauchfells sowie der Hirnhäute und der Geschlechtsorgane eingesetzt. Meistens wird Cantharis bei Blasenentzündungen verschrieben, also für ein spezifisches Krankheitsbild. Über den Menschentypus, der diesem Mittel entspricht, ist nicht so viel bekannt. Anhand von Studien versuche ich den Charakter zu beschreiben, wobei das Bild jedoch noch nicht vollständig ist.

Stark und heftig

Der Cantharis-Mensch ist energisch und heftig. Menschen, die Cantharis benötigen, zeigen alle dieselbe Heftigkeit. Sie messen sich gerne mit anderen, und es scheint, als sei ihr Leben eine Art Krieg, in dem sie um ihr Überleben kämpfen müssen. Anderen Menschen können sie nicht so leicht vertrauen. Sie müssen dafür sorgen, dass sie alles unter Kontrolle haben. Wie bei anderen Insekten - wie zum Beispiel der Honigbiene (Apis) oder der Wespe (Vespa) - sehen wir hier ein starkes Sicherheitsbedürfnis, sowohl auf materiellem Gebiet, als auch ihre Gesundheit betreffend. Einen großen Teil ihrer Energie stecken sie in den Aufbau dieser Basis, die für sie eine Art Panzer darstellt. Auch der Käfer ist mit einem solchen Panzer ausgestattet.

Die männliche Energie ist stark, und es sind vor allem Männer, die das Bedürfnis haben, ihre Kraft zu zeigen, um anderen zu imponieren. Sie scheuen dabei vor Kraftausdrücken nicht zurück, auch wenn sie versuchen sich zu beherrschen. Sie machen aus ihrem Herzen keine Mördergrube.

Unabhängigkeit und Gesundheit

Die Sorge der Cantharis-Menschen, ihre Unabhängigkeit zu bewahren und nicht von anderen beherrscht zu werden, ist einer der Beweggründe für ihr energisches Auftreten. Sie ertragen Widerstand nur schlecht und empfinden das Verhalten anderer schnell als Quertreiberei. Vor allem, wenn sie krank sind und an Blasenbeschwerden leiden - das Hauptproblem bei Cantharis-Menschen - können sie wütend werden, sobald sie sich in ihrem Tun behindert fühlen. Ist zum Beispiel die Toilette besetzt, würden sie am liebsten die Tür aufbrechen, denn sie haben das Gefühl, dass der andere absichtlich lange auf der Toilette bleibt. Eine Krankheit macht sie ungehalten, denn dadurch werden sie verletzlich. Sie können eine Krankheit als etwas erleben, das man ihnen angetan hat: „Warum gerade ich? Warum muss ich leiden?“

Emotionen und Erotik

Cantharis-Menschen haben viel männliche Sexualenergie. Sie wissen tief im Inneren, dass eine Beziehung am besten auf Herzensliebe gegründet wird, doch wenn etwas schiefgeht oder sie eine Enttäuschung erleben, dann suchen sie eine andere Art von Beziehung. Dabei kann Sex dann die wichtigste Rolle spielen, denn sexuelle Entladung tut ihnen sehr gut, und wenn sie daran erst einmal Geschmack gefunden haben, kann diese zu ihrem Ziel werden. Sex und Liebe werden dann vollkommen getrennt. Eine wichtige Bedeutung kommt dabei auch der Dominanz und der Beherrschung zu. Die sexuelle Energie wird dann hauptsächlich dazu verwendet, um Sicherheit und Macht zu finden.

Blockiert

Wird ihre Energie durch körperliche oder psychische Ursachen blockiert, dann können Cantharis-Menschen das Gefühl bekommen, sich nicht mehr bewegen zu können. Wird dagegen nichts unternommen – wenn beispielsweise nicht Cantharis verabreicht wird – dann können sogar echte Lähmungen auftreten. Wenn sich Cantharis-Menschen nicht wohlfühlen, träumen sie oft von verlassenen Häusern oder Ruinen im Wald.

Körperliche Symptome

Auf körperlichem Gebiet hat Cantharis mit Beschwerden der Blase, der Nieren, Geschlechtsorgane, des Bauchfells, Rippenfells, Herzbeutels sowie der Hirn- und Schleimhäute zu tun. Aber auch bei allen Arten von Blasenbildung muss an diese Arznei gedacht werden. Im Allgemeinen sind die Symptome akut und heftig.

Normalerweise fühlt sich ein Patient, der Cantharis benötigt, besser durch Wärme, doch die brennenden Schmerzen auf der Haut werden durch Kälte gelindert. Cantharis ist das Erste-Hilfe-Mittel bei Brandblasen sowie bei Blasen aufgrund eines Sonnenbrandes. Auch bei Blasenbildung infolge eines Pemphigus kann Cantharis das passende Mittel sein.

An den Schleimhäuten von Mund, Rachen, Luftwegen, Speiseröhre sowie Magen und Darm können Reizungen und Blasen entstehen, die mit reichlich zähem Schleim und einem rohen, brennenden Gefühl einhergehen. Cantharis passt zu allen Schleimhautentzündungen, vor allem, wenn diese mit Sekretion verbunden sind. Diese Arznei kann daher bei (akuten) Entzündungen des Bauchfells (Peritonitis), des Rippenfells (Pleuritis), der Hirnhäute (Meningitis) und des Herzbeutels (Perikarditis) angezeigt sein.

Auch bei Blasenentzündungen kann es als Akutmittel eingesetzt werden. In diesem Fall ist es nicht notwendig, dass das charakterliche Bild übereinstimmt, doch die Symptome müssen dem Cantharis-Bild entsprechen. Bei diesen Blasenentzündungen kommt es zu heftigen, brennenden Schmerzen sowie konstantem Harndrang bei nur geringer Harnproduktion.

Cantharis kann auch dabei helfen, übermäßige sexuelle Erregung zu reduzieren, die zum Beispiel durch vaginales Jucken oder Vaginalsekret sowie bei einer starken, schmerzhaften Erektion entsteht.

Ernährung

Die Schmerzen während einer Blasenentzündung können durch Trinken zunehmen. Magen-, Leber- und Bauchbeschwerden können nach Kaffeetrinken schlimmer werden, jedoch haben Cantharis-Menschen auch gerade Verlangen nach Kaffee, um aktiv zu bleiben.

Kinder

Cantharis-Kinder haben einen temperamentvollen Charakter. Sie lassen sich nicht viel sagen und versuchen stets ihr Bestes zu geben, um sich Geltung zu verschaffen. Vor allem in einer Gruppe fühlen sie sich stark und zeigen den anderen gerne, was sie alles können und was sie sich trauen. Genauso, wie die Spanische Fliege in Kolonien auftritt, so mögen auch Cantharis-Kinder am liebsten ihre eigene „Gang". Bei Mädchen ist dies nicht ganz so stark ausgeprägt, doch wenn ihnen etwas nicht passt, dann sind sie alles andere als sanft, auch wenn sie ihren Unmut lediglich mit Worten äußern.

Die körperlichen Beschwerden, mit denen Cantharis-Kinder zu tun bekommen können, sind Harnwegsinfektionen und andere Schleimhautreizungen.

Carbo vegetabilis

Holzkohle – Mineralisches Mittel

„Braucht viel frische Luft und Sauerstoff und klar definierte Werte“

Herkunft

Carbo vegetabilis bedeutet wörtlich „pflanzliche Kohle“ und wird aus ausgeglühter Kohle von Buchenholz hergestellt. Der vorhandene Kohlenstoff bestimmt zum Großteil das Mittelbild. Dieses weist Ähnlichkeiten zu den anderen Kohlenstoff-Verbindungen wie Graphites, das zu 100% aus Kohlenstoff besteht, sowie Calcium carbonicum, Kalium carbonicum und Carbo animalis (Tierkohle aus Rindsleder) auf.

Sauerstoffmangel

Man kann sowohl das physische als auch das psychische Bild von Carbo vegetabilis vom „Verlangen nach Sauerstoff“ ableiten. Ohne Sauerstoff können weder Mensch noch Tier leben. Zur Nahrungsverwertung ist Sauerstoff genauso unerlässlich wie für ein brennendes Holzkohlenfeuer. Ist zu wenig Sauerstoff vorhanden oder wird - wie bei Asthma oder Herzerkrankungen - zu wenig im Blut aufgenommen, dann wird man schwach und es entsteht das Bedürfnis nach frischer Luft. Wenn der Sauerstoffmangel ernste Formen annimmt, können Menschen sogar blau anlaufen.

Landwirte

Carbo vegetabilis-Menschen kann man mit einstigen Bauern vergleichen, die hart für den täglichen Broterwerb arbeiten mussten und völlig auf sich alleingestellt waren. Außer der eigenen Familie hatten sie niemanden. Die harte Arbeit an der frischen Luft und das gesunde Bauernleben taten ihnen gut. Ihre Entschlossenheit, ihr Pflichtgefühl und ihre Zähigkeit waren bekannt. Sie hatten schon früh gelernt, auf sich selbst zu vertrauen, da die Natur sich nicht zwingen lässt und das Wetter immer ein unsicherer Faktor bleibt. Diese Bauern damals waren ganz anders als die heutigen modernen Landwirte. Carbo vegetabilis-Bauern sind ein bisschen altmodisch und zum Glück gibt es sie noch immer, obwohl es für sie nicht leicht ist, sich in dieser Konsumgesellschaft zu halten.

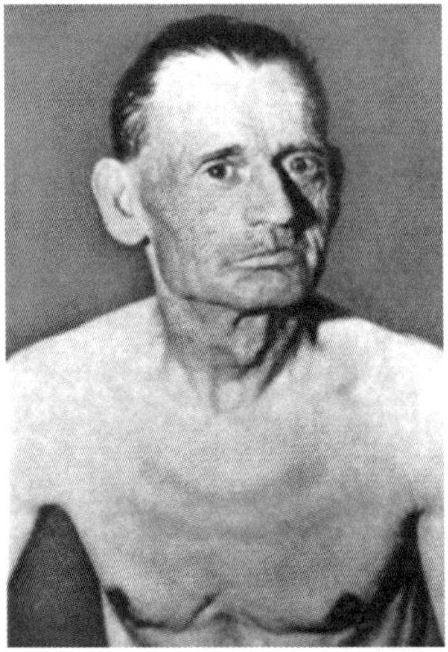

Carbo vegetabilis

Sie gehören zu der Art von Menschen, die während des Zweiten Weltkrieges hungernde Menschen gastfreundlich aufgenommen haben. Ihre größte Sorge dreht sich um ihre Familie. Sie sind sparsam, doch aufgrund ihres stark entwickelten Bewusstseins, eine Aufgabe in dieser Welt zu haben, können sie gegenüber Fremden auch großzügig sein.

„Was der Bauer nicht kennt, ...“

Die Schwäche der Carbo vegetabilis-Menschen liegt vor allem in ihrem Sicherheitsbedürfnis. Durch harte Arbeit und ihre Einstellung zum Wetter und den Launen der Natur haben sie gelernt, ihr Leben in gewisser Weise unter Kontrolle zu bekommen, und daraus schöpfen sie auch ihr Selbstvertrauen. Allerdings bewirkt diese Haltung auch eine bestimmte Starrheit und Dickköpfigkeit. Neue Dinge und fremde Menschen wehren sie lieber ab und bleiben gerne beim Vertrauten. Tief in ihrem Inneren haben sie Angst vor dem Unbekannten und darum auch vor Menschen, die sie nicht kennen. In Gesellschaft sind sie daher zurückhaltend und verlegen; lieber sind sie allein in ihrer vertrauten Umgebung. Das hat viel mit ihrer tief verwurzelten Angst zu tun, dass etwas Schlimmes wie ein Unfall oder eine Katastrophe geschehen könnte.

Um sich vor ungebetenen Fremden zu schützen, können Carbo vegetabilis-Menschen richtig böse werden und scheuen vor keinem Mittel zurück, um ihr Haus mit Händen und Füßen zu verteidigen.

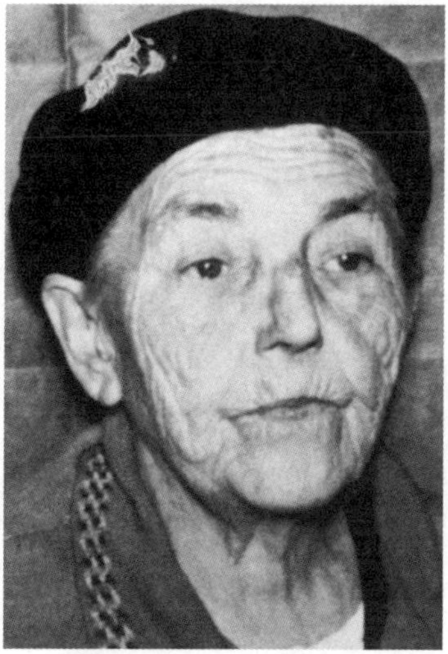

Carbo vegetabilis

Wird diese Angst aufgrund verschiedener Gegebenheiten größer, dann können sie auch Angst vor der Dunkelheit und davor, was sich in ihrer Vorstellung dort verbirgt, entwickeln. Wenn sich dieser Zustand verschlimmert, sehen sie sogar Gesichter und Geister oder hören Schritte. Sie können davon überzeugt sein, dass jemand neben ihnen im Bett liegt oder in ihrem Zimmer anwesend ist. Sie werden nachts unruhig und müssen sich im Bett aufsetzen, um wieder zur Ruhe zu kommen. Wenn das Licht an ist und sie wieder alles überblicken können, beruhigen sie sich wieder.

Sie betrachten fremde Menschen mit Argusaugen, da sie niemandem vertrauen. Die Angst kann schließlich so groß werden, dass sie eine allgemeine Lebensangst entwickeln. In schweren Fällen führt dies mitunter sogar zu Lebensmüdigkeit. Carbo vegetabilis kann dabei helfen, diese Ängste zu überwinden und das Selbstvertrauen wiederherzustellen.

Selbstständig

Da sie sehr gut imstande sind, selbstständig und in ihrem eigenen Tempo - das meistens nicht so schnell ist - ihren Lebensunterhalt zu verdienen, fällt es Carbo vegetabilis-Menschen schwer, sich den hohen Anforderungen des modernen Lebens anpassen zu müssen. Wenn ihnen zu viel Druck auferlegt wird, können sie sprichwörtlich außer Atem geraten. Ihr Energiehaushalt ist auf den natürlichen Rhythmus des Landlebens eingestellt und nicht auf das Gedränge und die Hektik in den Städten. Sie erholen sich nicht ausreichend und werden immer erschöpfter und schwächer. Ihre körperlichen Symptome sind die ersten Anzeichen.

Körperliche Symptome

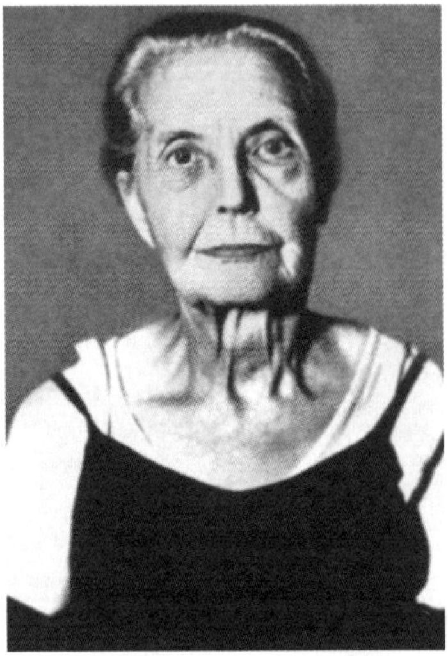

Carbo vegetabilis

Sauerstoffmangel ist das Hauptmerkmal dieses Arzneimittels. Dieser äußert sich in allgemeiner Schwäche, zum Beispiel nach erschöpfender Krankheit, aber auch bei mangelnder Durchblutung, Atembeschwerden und bei schlechter Verdauung. Kurzum, alles, was im Körper mit Sauerstoff zu tun hat, kann aus dem Gleichgewicht geraten. Schwäche und Ermüdung zeigen sich im gesamten Körper; auch die Gliedmaßen sind wie gelähmt. Um diese Arznei bei Schwäche nach einer Krankheit zu verabreichen, muss man keinen Carbo vegetabilis-Menschen vor sich haben. So kann es auch ein wunderbares Arzneimittel bei älteren Menschen sein, die an Asthma oder an Darmproblemen infolge verdorbener Nahrung leiden.

Charakteristisch für dieses Mittel ist die Kälteempfindlichkeit und blaue Verfärbung mit dem gleichzeitigen Bedürfnis nach frischer Luft. Warmes, feuchtes Wetter verschlimmert den Zustand. Aufgrund der trägen Durchblutung tut ihnen Bewegung gut.

Die Atmung ist ihr Schwachpunkt, und es kann zu Husten mit oder ohne Schleimauswurf, Kurzatmigkeit und Asthma kommen. Insbesondere ältere Menschen leiden nachts häufig an unregelmäßiger und manchmal stockender Atmung sowie an Herzschwäche, eventuell mit Herzklopfen.

Auch Verdauungsstörungen treten bei Carbo vegetabilis-Menschen häufig auf. Aufgrund von Gasbildung im Magen-Darm-Trakt müssen sie oft aufstoßen. Bei Darmbeschwerden ist der Bauch aufgetrieben und der Stuhl ist eher dünn und kann von Schleim und Blut begleitet sein. Wenn Blut im Stuhl ist, muss dies dringend von einem Arzt untersucht werden!

Vor allem bei älteren Carbo vegetabilis-Menschen kann es zu Kreislaufproblemen kommen. Der Blutfluss ist nicht optimal und in den Blutgefäßen kommt es zu einer Art Stauung. Abgesehen von kalten, blauen Händen und Füßen können bei diesen Menschen auch spontane Blutungen an verschiedenen Stellen auftreten. Selbstverständlich müssen ernste Erkrankungen von einem Arzt überwacht werden.

Ernährung

Auffallend ist, dass sogar leichte Nahrung bei Carbo vegetabilis-Menschen Probleme hervorrufen kann. Milch und schweres Essen werden meist schlecht vertragen. Durch schweres oder zu reichliches Essen, Kaffee, Milch, Alkohol, Wein, Salz, Geflügel oder Eiswasser kann der Darm in Mitleidenschaft gezogen werden.

Kinder

Carbo vegetabilis-Kinder weisen viele Ähnlichkeiten mit Calcium carbonicum-Kindern auf. Beide sind etwas verlegen und zurückgezogen und wirken dadurch unsicher. Bei Carbo vegetabilis-Kindern hat das jedoch nicht so sehr mit Unsicherheit zu tun, sondern mit der Angst vor dem Unbekannten und dem Bedürfnis, an Vertrautem festzuhalten. Sie haben gerne ihre Eltern um sich und finden es herrlich, getragen zu werden.

Obwohl sie sich nicht so schnell mit anderen Kindern einlassen, können sie sich ausgezeichnet wehren und lassen sich nicht so schnell auf der Nase herumtanzen. In dieser Hinsicht sind sie selbstbewusster als Calcium carbonicum-Kinder. Sie gehen ihren gewohnten, eigenen Weg und machen Dinge auf eigene Faust. Das Urteil anderer ist ihnen nicht so wichtig.

Die Ängste dieser beiden Kindertypen ähneln einander sehr stark, denn beide haben das Bedürfnis nach Sicherheit und Klarheit; und nichts birgt so viel Unsicherheit für ein Kind wie die Dunkelheit. Es könnte sich alles Mögliche hinter der Tür befinden, auch wenn Papa versichert, dass das Haus hermetisch abgeschlossen sei. Diebe können doch immer hineinkommen?

Ihre Sensibilität für Stimmungen und die Angst vor Gespenstern haben sie mit Calcium carbonicum-Kindern gemeinsam. Der große Unterschied liegt im Leistungsdruck. Calcium carbonicum-Kinder haben das Gefühl, dass sie etwas leisten müssen, während dieser Drang bei Carbo vegetabilis-Kindern viel weniger vorhanden ist. Diese leiden mehr unter der Angst vor dem Unbekannten und empfinden möglicherweise ein Gefühl der Einsamkeit aufgrund mangelnder Unterstützung durch ihr Umfeld.

Wenn ein Kind Darmkoliken hat, die bei warmem, feuchtem Wetter schlimmer werden, und sein Charakter mit dem oben beschriebenen Bild übereinstimmt, dann verschreibt der Homöopath höchstwahrscheinlich Carbo vegetabilis.

Carcinosinum

Krebs-Nosode

„Andere übertreten meine Grenzen“

Herkunft

Bereits vor mehr als 100 Jahren hat man damit begonnen, Arzneimittel aus Krankheitsprodukten herzustellen. So wurde aus einer Tuberkulosekultur das homöopathische Mittel Tuberculinum und aus einer Gonorrhoekultur Medorrhinum gemacht. Tuberculinum hat sich als gutes Mittel für die Folgen von Tuberkulose erwiesen und Medorrhinum für viele typische Symptome als Folge einer Gonorrhoe, vor allem bei späteren Generationen.

Auf dieselbe Weise wurde nach einem Mittel gesucht, das zu den Folgen von Krebs passt. Dieses Mittel bekam den Namen Carcinosinum und wird aus verschiedenen Tumorzellen hergestellt. Selbstverständlich werden Nosoden nur in homöopathischer Zubereitung (potenziert) verschrieben, wobei kein einziges Molekül des ursprünglichen Stoffes mehr vorhanden ist. Daher enthält Carcinosinum keine einzige Tumorzelle!

Die vielen Studien über diese Arznei haben dazu geführt, dass es ein sehr klares Arzneimittelbild von Carcinosinum gibt. Die Beschwerden und Symptome dieses Mittels können wir bei vielen Menschen beobachten.

Verantwortungsbewusst und sensibel

Carcinosinum-Menschen machen es anderen gerne recht, da sie Frieden lieben und eine Abneigung gegen Konflikte haben. In mancher Hinsicht scheinen sie ideale Menschen zu sein, da sie sich in andere perfekt einfühlen und sich leicht fügen. Sie haben ein sehr hohes Verantwortungsgefühl und sind ausgesprochene Perfektionisten. Sie kommen ungern zu spät und tun alles, um Fehler zu vermeiden.

Mit ihrer sensiblen Art können sie sich nicht nur in Menschen einfühlen, sondern auch in Tiere. Meistens sind sie geradezu vernarrt in Tiere, dennoch können auch Ängste vor bestimmten Tieren, wie Schlangen, Mäusen und Spinnen, vorkommen. Im Allgemeinen sind sie Naturliebhaber. Sie lieben Gewitter und Sturm - obwohl sie vor ihnen auch Angst haben können - und fühlen sich besser am Meer. Sie reisen für ihr Leben gern. Musik tut ihnen gut und meistens tanzen sie gerne. Genau wie Sepia-Menschen entspannen sie sich durch körperliche Anstrengung, besonders durch das Tanzen. Auffällig ist auch, dass sie gerne lesen.

Mitfühlend und besorgt

Bevor Carcinosinum als Konstitutionstyp anerkannt wurde, bekamen Menschen oft fälschlicherweise Phosphorus verschrieben, da beide Mittel viele übereinstimmende Charakterzüge haben. Beide Menschentypen sind mitfühlend und können sehr um ihre Nächsten besorgt sein. Auch ihre Ängste weisen viele Ähnlichkeiten auf, wie die Angst vor schweren Krankheiten, vor schlimmen Dingen, vor Höhe und Gewitter.

Durch ihren Perfektionismus und ihr Bedürfnis, die Wünsche anderer zu erfüllen, überschreiten Carcinosinum-Menschen leicht ihre Grenzen. Sie lassen keine Arbeit liegen, die noch nicht erledigt ist, und sie können schwer Nein sagen, wenn sie um etwas gebeten werden. Hier liegt ihre große Verletzlichkeit: Ihre Fähigkeit, anderen zu helfen, wird oft missbraucht.

Einer der Gründe für ihre Nachgiebigkeit und Hilfsbereitschaft ist ihr Mangel an Selbstvertrauen. Sie wagen nicht, sich aufzulehnen, da sie der Ansicht sind, dass sich das nicht gehört. Oft hat das mit ihrer Erziehung zu tun, da sie vielleicht das Gefühl bekommen haben, an sie gestellte Forderungen unbedingt erfüllen zu müssen. Sie sind sanftmütig und schüchtern und geben deshalb lieber dem Druck nach, als für sich selbst einzutreten.

Körperliche Symptome

Ihre Empfindlichkeit kann sich in verschiedenen Allergien, wie z.B. Heuschnupfen, äußern, aber auch in chronischen Erkältungen, Nebenhöhlenentzündungen, Halsentzündungen und langwierigen Infektionen wie dem Pfeifferschen Drüsenfieber (Mononukleose).

Nicht nur die psychische Abwehr versagt, sondern auch die körperliche. Die üblichen Kinderkrankheiten bekommen sie oft nicht im Kindesalter, sondern erst als Erwachsene. Infektionskrankheiten überwinden sie nur schwer. Sie haben viel Energie, doch die ist schnell erschöpft, sodass Müdigkeit ein immer wiederkehrendes Problem ist. Sie neigen zu Warzenbildung, Akne und Pusteln. An den Eierstöcken können sich Zysten bilden.

Bei Carcinosinum-Frauen können verschiedene prämenstruelle Beschwerden auftreten, wie beispielsweise geschwollene, schmerzhafte Brüste, Reizbarkeit, Aggressivität und Trübsinnigkeit.

Dieser Menschentypus leidet häufig unter Schlafstörungen, wobei jedoch auffällig ist, dass sie nach kurzem Schlaf völlig erholt sind. Am Abend fühlen sie sich oft besser und am Meer können sie sich gut erholen.

Ernährung

Carcinosinum-Menschen sind verrückt nach Schokolade. Darüber hinaus gibt es einige Nahrungsmittel, die sie köstlich finden können, gegen die jedoch genauso eine Abneigung vorhanden sein kann.

Kinder

Carcinosinum-Kinder sind meist sehr liebe Kinder, die alle Wünsche ihrer Eltern erfüllen möchten. Doch wenn sie sich nicht wohlfühlen, können sie sehr stur und widerspenstig sein. Carcinosinum ist das wichtigste Mittel bei Kindern, die schlecht schlafen können. Wenn sie nachts aufwachen, fühlen sie sich genauso fit wie tagsüber und wollen dann spielen. Die charakteristische Schlafposition von Carcinosinum-Kindern ist auf dem Bauch mit angewinkelten Knien, genau wie bei Medorrhinum und Tuberculinum.

Sie lieben Tiere, Lesen und Musik. Wie Sepia-Kinder beginnen sie zu tanzen, wenn sie Musik hören. Auffällig ist die bläuliche Verfärbung der Skleren (= des Weißen in den Augen), ein Symptom, woran man Carcinosinum-Kinder oft schon beim ersten Kontakt erkennt. Wenn sie dann auch noch an ihren Nägeln kauen, so ist dies ein deutlicher Hinweis auf diese Arznei.

Diese sensiblen Kinder haben spezielle Antennen für die Erwartungen ihrer Eltern oder ihrer Lehrer. Daher ist es sehr wichtig, dass sie lernen, für sich selbst einzutreten. Von Natur aus neigen sie dazu, ihre eigenen Wünsche und Gefühle zu unterdrücken. Nach Einnahme dieses wunderbaren Arzneimittels werden sie meist wehrhafter und können ihre Grenzen besser setzen.

Causticum

Frisch gebrannter Kalk mit doppeltsaurem, schwefelsaurem Kalium

Hahnemanns Ätzstoff – Mineralisches Mittel

„Will seine Mitmenschen beschützen: Wer einen anderen bedroht, muss mit mir rechnen“

Herkunft

In seinem Buch „Die chronischen Krankheiten“ beschreibt Hahnemann die Herkunft dieses Arzneimittels: „Die Kalkerde, im Zustande des Marmors, verdankt ihre Unlösbarkeit im Wasser und ihre milde Beschaffenheit einer mit ihr verbundenen Säure von der niedrigsten Ordnung, die der Marmor im Glühe-Feuer als Gas entweichen lässt und indes, als gebrannter Kalk, (außer gebundenem Hitzstoffe) eine andere Substanz in seine Zusammensetzung aufgenommen hat, welche, ungekannt von der Chemie, ihm seine ätzende Beschaffenheit erteilt, so wie seine Auflösbarkeit in Wasser zu Kalkwasser.“

Aufgrund ihrer ätzenden Wirkung nannte Hahnemann diese Substanz Causticum. Die moderne chemische Forschung hat in Causticum verschiedene Elemente nachgewiesen. Kalium und OH-Ionen sind für die Wirkung von Causticum verantwortlich.

Ideale, gerechte Welt

Causticum-Menschen fühlen sich so sehr mit anderen Menschen verbunden, dass sie den Schmerz anderer wie ihren eigenen erleben. Das Unrecht, das anderen angetan wird, wird auch ihnen angetan. Darum streben sie nach einer gerechten Welt, in der die Menschen einander kein Leid zufügen. Aufgrund ihres starken Gerechtigkeitsgefühls können sie Intrigen und verlogenes Verhalten nicht ausstehen. Ehrlichkeit steht bei ihnen an erster Stelle.

Causticum-Menschen fühlen sich vor allem für Menschen verantwortlich, die nicht ausreichend für sich selbst sorgen können, wie beispielsweise Kinder und Unterdrückte. Geraten sie in Situationen, in denen schwächeren Menschen Unrecht angetan wird, dann werden sie für diese in die Bresche springen und dabei keine Konfrontation scheuen. Causticum-Menschen kennen in dieser Hinsicht wenig Angst. Eine meiner Patientinnen, die gut auf Causticum reagiert hatte, erzählte mir, dass sie schon mehrmals Verletzungen davongetragen habe, als sie bei zwei kämpfenden Menschen dazwischen gegangen war. Die Tatsache, dass sie als ältere Frau keine Chance gegen den viel stärkeren Angreifer hatte, hielt sie davon nicht ab.

Mehr für den anderen als für sich selbst

Obwohl Causticum-Menschen energisch wirken, sorgen sie nicht immer genügend für sich selbst. Das Leid und die Sorgen um andere können ihnen Schmerzen bereiten und es ist für sie nicht einfach, loszulassen. Sie ärgern sich sehr über politische Spielchen oder über die Scheinheiligkeit mancher Zeitgenossen. Um Menschen, die ihnen am Herzen liegen, machen sie sich viele Sorgen. Solange sie diese Emotionen äußern und etwas unternehmen können, um das Leid anderer zu lindern, fühlen sie sich stark. Doch sobald sie merken, dass sie wie Don Quichotte gegen Windmühlen kämpfen und ihre Machtlosigkeit erleben, kann sich diese Energie gegen sie richten.

Grenzen ziehen lernen

Da sich Causticum-Menschen eins mit dem anderen fühlen, ist es schwer für sie, eine klare Grenze zwischen der eigenen Aufgabe und der Aufgabe anderer zu ziehen. Causticum kann ihnen bei der Entscheidung helfen, wofür sie ihre Kräfte verwenden sollten und wann es besser ist, etwas anderen zu überlassen. Im Allgemeinen kann dieses besondere Arzneimittel Menschen dabei helfen, ihre Grenzen kennenzulernen. Es ist natürlich gut, anderen zu helfen, doch jeder Mensch hat seine eigene Aufgabe, die kein anderer übernehmen kann.

Wenn sie sich zu viel auf die Schultern laden oder zu viele Sorgen haben, können Causticum-Menschen in einen Erschöpfungszustand geraten – zuerst geistig und später auch körperlich.

Körperliche Symptome

Causticum-Menschen können verschiedene Hautbeschwerden, wie zum Beispiel Risse an den Lippen, den Nasenflügeln und am After, entwickeln. Doch am charakteristischsten sind Warzen an den Fingern, direkt neben der Nagelhaut.

Eine weitere Schwachstelle ist die Muskulatur. Muskelzuckungen und ziehende, brennende Schmerzen können an verschiedenen Körperstellen auftreten. Abends im Bett können sie unter ruhelosen Beinen leiden. Diese Beschwerden sind manchmal die Folge von Gefühlen wie Ohnmacht, Wut oder Kummer, die sich aufgestaut haben und die sie nicht richtig äußern konnten.

Müdigkeit ist ein Symptom, das sich langsam steigert, erst geistig und später auch körperlich. Diese Ermüdung kann auf Dauer so schlimm werden, dass Arme und Beine kaum noch angehoben werden können – als seien sie gelähmt.

Causticum-Menschen sind anfällig für Heiserkeit, Stimmverlust und Lähmungserscheinungen, die sich glücklicherweise meist von selbst zurückbilden. Ebenfalls bekannt ist die Gesichtslähmung, die durch Abkühlung entstehen kann, beispielsweise nach Autofahrten mit offenem Fenster im Sommer. Diese Lähmung heilt überwiegend von selbst. Der Heilungsprozess verläuft jedoch schneller mit Causticum, sofern das Gesamtbild passt. Weitere Lokalisationen für Lähmungen sind die Blase, wodurch es beim Lachen oder Husten zu unwillkürlichem Harnverlust kommen kann, sowie verschiedene Muskeln des Körpers. Bei rechtzeitiger Verabreichung kann Causticum Wunder wirken.

Kinder

Causticum-Kinder fallen schon in jungen Jahren durch ihre Ehrlichkeit und ihr Gerechtigkeitsgefühl auf. Wenn sie nicht gebremst werden, sind sie unermüdlich für andere im Einsatz. Die schwächsten Kinder in der Klasse können mit ihrer Unterstützung rechnen. Sie selbst haben kaum vor etwas Angst, außer vielleicht vor Hunden oder vor der Dunkelheit. Das bedeutet jedoch nicht, dass sie immer ausgeglichen und robust sind. Tränen können leicht fließen, vor allem, wenn ein anderer traurig ist. Wenn sie allerdings selbst Kummer haben, dann lassen sie es sich nicht so leicht anmerken, was in ihnen vorgeht.

Wenn Causticum-Kinder größer werden und sich stark fühlen, fordern sie andere gerne ein bisschen heraus, vor allem in Diskussionen, die sehr hitzig sein können.

Im Allgemeinen gilt auch für Causticum-Kinder: „Wer einen anderen bedroht, muss mit mir rechnen!“

Chamomilla

Matricaria chamomilla, Echte Kamille

Pflanzliches Mittel (Fam.nat. Asteraceae)

„Rebellisch: Angriff ist die beste Verteidigung"

Herkunft

Die Kamille gehört zur Familie der Korbblütler (Asteraceae), einer großen Pflanzenfamilie, die in den Niederlanden in vielen Sorten vertreten ist. Ursprünglich kam die echte Kamille wahrscheinlich nur im Süden und Südosten Europas vor, doch als die Heilwirkung dieser Pflanze bekannt wurde, hat man sie nahezu überall auf der Welt eingeführt und gezüchtet. Die heilkräftigen Stoffe der Kamille haben entzündungshemmende, heilende und krampflösende Wirkung. In der Kräuterheilkunde wird die Kamille oft bei Kindern während der Zahnung und bei Darmkrämpfen angewendet.

Herausfordern

Chamomilla ist anders als die anderen Korbblütler. Den meisten Menschen, die ein Mittel aus dieser Familie benötigen, fällt es schwer, ihre persönlichen Grenzen zu ziehen. Entweder haben sie es nicht gelernt oder sie fühlen sich nicht stark genug, um sich zur Wehr zu setzen, sobald ihre Grenzen überschritten werden. Sie empfinden schnell etwas als Bedrohung und suchen dann zu ihrer eigenen Verteidigung Schutz bei anderen Menschen.

Diese Verhaltensweise trifft auf Chamomilla-Menschen überhaupt nicht zu. Sie möchten dem anderen zuvorkommen und versuchen sich zu verteidigen, indem sie auf Angriff gehen und den anderen herausfordern; nicht um ihn zu dominieren, sondern um sich selbst zu beweisen, dass sie stark genug und daher nicht gefährdet sind. Chamomilla-Menschen sind unabhängig und stark. Die Herausforderung hat keinen richtigen Streit zum Ziel, es ist mehr ein Spiel – ähnlich einem Boxer, der einen Sparringpartner braucht, um jederzeit für den echten Kampf gerüstet zu sein.

Wer ist stärker?

Da sie stets auf der Suche nach stärkeren Menschen sind, bleiben sie aktiv und fühlen sich jung und tatkräftig. Selbst wenn ein anderer stärker ist, dann ist die Herausforderung an sich schon befriedigend, obwohl sie natürlich lieber gewinnen. Chamomilla-Menschen provozieren im Betrieb, in der Familie oder in anderen Organisationen stets aufs Neue. Wenn sie merken, dass ihnen niemand mehr überlegen ist, suchen sie sich andere Herausforderungen, denn das Spiel ist für sie wichtiger als das Ergebnis.

Schwer zufriedenzustellen

Chamomilla-Menschen sind schwer zufriedenzustellen. Die meisten Menschen haben ein bestimmtes Ziel vor Augen, wo sie zur Ruhe kommen und Zufriedenheit finden können, zum Beispiel eine harmonische Familie, ausreichend Geld oder zuverlässige Freunde. Chamomilla-Menschen jedoch finden keine Befriedigung, sie müssen weiterkämpfen. Es ist ein Kampf gegen eine innere Unruhe. Ihr Nervensystem ist überempfindlich, jeden Schmerz fühlen sie viel intensiver als andere Menschen. In diesem Kampf suchen sie die Linderung ihrer Schmerzen.

Wachsen mit Schmerzen

Man kann sagen, dass sie sich eigentlich gegen ihre Entwicklung sträuben. Alle Asteraceae-Menschen möchten lieber Kinder bleiben, ohne jede Verantwortung. Chamomilla-Menschen sind wie aufsässige Kinder, die ihre Eltern oder einen Anführer brauchen, um diesen die Schuld für ihr Leiden zu geben. Nicht umsonst ist es das wichtigste Mittel bei der Zahnung sowie in Umbruchphasen wie beispielsweise der Pubertät oder den Wechseljahren.

Aufgrund ihrer Unzufriedenheit wollen sie sich mit ihrer Umgebung messen, indem sie Streit anfangen und sich grob verhalten. Sie kommandieren andere herum und versuchen auf diese Weise, sie herauszufordern. Sobald niemand mehr über ihnen steht, suchen sie sich wieder eine untergeordnete Position, da sie selbst keine Verantwortung übernehmen wollen.

Die Schmerzen halten sie auf den Beinen. Es scheint beinahe so, als ob sie das Leid brauchen würden, um sich zu beweisen. Der Kampf gegen die etablierte Ordnung ist ein Kampf gegen die Welt der Erwachsenen, gegen die Eltern und letztendlich gegen das Älterwerden und den damit verbundenen körperlichen Verfall.

Körperliche Symptome

Bei Chamomilla-Kindern und Chamomilla-Erwachsenen ist jedes Wachstum mit Schmerzen verbunden. Bei jeder Veränderung treten Beschwerden auf. Charakteristisch für Chamomilla sind Beschwerden während der Zahnung, Verdauungsschmerzen sowie Schmerzen beim Harnlassen und der Stuhlentleerung. Sie äußern ihren Schmerz lautstark und mit groben Worten. Man sollte allerdings lieber nicht versuchen sie zu trösten, da sie dies als eine Form der Abhängigkeit betrachten und folglich abweisen.

Die krampfartigen Schmerzen sind unerträglich und oft mit Hitze, Durst und Taubheitsgefühl verbunden. Chamomilla-Menschen können dann nicht stillsitzen; sie laufen umher. Kinder möchten getragen, aber nicht getröstet werden. Sie können wirklich laut schreien und ihr Geschrei geht durch Mark und Bein. Nichts hilft, um das Kind zu beruhigen. Sind die Zähne erst einmal da und hat der Körper die notwendige Arbeit geleistet, dann fühlen sie sich erleichtert. Durch körperliche Betätigung geht es ihnen besser.

Chamomilla-Frauen können unter einer schmerzhaften Menstruation mit viel Blutverlust leiden. Obwohl ihre Laune währenddessen besonders schlecht ist, haben sie oft gerade dann Lust auf Sex.

Kinder

Chamomilla-Kinder sind stark und unabhängig. Probleme treten vor allem bei Veränderungen auf. Beim Stillen kann es anfangs Schwierigkeiten geben – das Kind verweigert die Brust – und auch die Zahnung ist in der Regel eine beschwerliche Zeit. Ihre Reaktion darauf ist Protest. Niemand leidet mehr als sie und nichts kann ihnen helfen. Jede Form der Wutäußerung wird angewendet: Schreien, Schlagen, Beißen und Kratzen. Die einzige Möglichkeit, sie etwas zu beruhigen, ist, sie auf den Arm zu nehmen, umherzugehen und sie ein wenig zu wiegen. Wenn es ein Mittel gibt, das Ärzte und Eltern von der heilsamen Wirkung der Homöopathie überzeugen kann, dann ist es Chamomilla. Zeigt ein Kind die hier beschriebenen Symptome und keiner weiß Rat, verabreiche ich eine Gabe Chamomilla. Den anwesenden Personen kommt es dann vor, als hätte das Kind ein Betäubungsmittel erhalten.

Das Wunderbare ist, dass diese Kinder dann problemlos die nächsten Entwicklungsphasen durchlaufen und die Verantwortung übernehmen, die ihrem Alter entspricht. Die Arznei muss dann wiederholt werden, wenn der Heilungsprozess ins Stocken gerät.

Cuprum metallicum

Kupfer (Metall)

„Krampfartig festhalten und bewahren"

Herkunft

Kupfer ist eines der ersten Metalle, das vom Menschen verwendet wurde. Der Name hängt mit Zypern zusammen, der Insel, auf der im Altertum viel Kupfer gefunden wurde. In der Natur kommt es sowohl in reiner Form als auch gebunden in Mineralien vor. Es ist ein weiches, dehn- und formbares Metall, das nach Silber der beste Wärme- und Elektrizitätsleiter ist. Seit jeher wird Kupfer für Gebrauchsgegenstände wie Schüsseln, Krüge und Vasen verwendet. Heutzutage kommt Kupfer in Gas-, Wasser- und Heizungsrohren sowie bei der Elektroinstallation zum Einsatz. Das Besondere an Kupfer ist seine gute Korrosionsbeständigkeit. Diese beruht auf der Fähigkeit, stabile Deckschichten auszubilden, die das Metall vor weiterem Korrosionsangriff schützen.

Kontrolle

Diese Eigenschaften des Kupfers finden wir auch bei Cuprum-Menschen. Im Allgemeinen sind sie ernsthaft und beharrlich. Sie mögen eine gewisse Ordnung und brauchen diese auch, um sich wohlzufühlen. Was sie begonnen haben, bringen sie zu Ende, auch wenn es viel Kraft kostet. Es sind Menschen, denen man vertrauen kann. Sie haben gerne alles im Griff und sorgen dafür, dass alles wie vereinbart geschieht.

Cuprum-Menschen sind sehr empfindlich gegenüber Kritik und haben besonders Angst davor, dass man ihnen etwas vorwerfen könnte. Sie haben ein stark entwickeltes Gewissen und fühlen sich dadurch schnell schuldig. Um Kritik zu vermeiden, tun sie ihr Bestes, um alles unter Kontrolle zu haben und keine Regeln zu übertreten. Damit hoffen sie auch, die Anerkennung zu erlangen, nach der sie sich sehnen.

Ihre Stärke, die Ordnung zu bewahren, ist gleichzeitig auch ihre Schwäche, und es liegt nur ein schmaler Grat zwischen Kontrolle und krampfhaftem Festhalten. Für Cuprum-Menschen ist dieser Unterschied wesentlich, denn gerade durch das krampfhafte Festhalten können sowohl psychische als auch physische Beschwerden entstehen.

Unabhängig

Wenn es zu Spannungen kommt, fühlen sie sich schnell dafür verantwortlich und tun ihr Bestes, um zur Beruhigung der Situation beizutragen, auch wenn sie das viel Mühe kostet.

Cuprum-Menschen sind ziemlich selbstbewusst und wollen ihr Leben selbst in die Hand nehmen. Dadurch können sie dominant sein und der Ton, in dem sie etwas fragen, klingt manchmal mehr nach einem Kommando. Alles hängt mit ihrem Bedürfnis nach Unabhängigkeit und Kontrolle zusammen. Anderen völlig zu vertrauen, fällt ihnen schwer. Sie sind reserviert und wollen nicht gern berührt werden, andererseits können sie eine angespannte Situation mit einem Witz auflösen. Auf diese Weise versuchen sie, ihre Gefühle, die sehr heftig sein können, unter Kontrolle zu halten.

Regeln und Rituale

Cuprum-Menschen brauchen Regeln und es macht ihnen nichts aus, ob sie von ihnen selbst oder von anderen aufgestellt wurden. Sie können sich sehr daran stören, wenn sich andere nicht an die Regeln halten, und bringen dies auch zum Ausdruck.

Wenn sie einmal daran gewöhnt sind, Dinge auf eine bestimmte Weise zu tun, dann weichen sie davon nicht mehr ab. Es sind die Rituale, die ihnen Halt und Vertrauen geben, denn sie machen sich um alles Sorgen, was noch vor ihnen liegt, um das große Unbekannte.

Körperliche Symptome

Alle Beschwerden von Cuprum-Menschen sind mit Krämpfen verbunden. Diese beginnen in den Muskeln, wodurch Wadenkrämpfe, Nackenschmerzen und Kopfschmerzen entstehen. Später sind dann auch die tieferen Körperregionen betroffen. Spannungen im Brustbereich können zu Asthma oder Herzkrankheiten führen. Da sich ihre Blutgefäße ebenfalls verkrampfen, leiden Cuprum-Menschen oft an kalten Händen und Füßen. Wenn die Spannungen weiter zunehmen, dann können sogar epileptische Anfälle auftreten.

Cuprum-Menschen fühlen sich wohler durch körperliche Anstrengung, Duschen, Massage und sanfte Berührung, da sich dadurch ihre Spannungen abbauen. Cuprum-Frauen können sehr unter prämenstruellen Spannungen leiden, die verschwinden, sobald die Menstruation einsetzt.

Ernährung

Cuprum-Menschen haben eine Vorliebe für kalte Getränke, kalte Speisen und Fleisch. Warmes oder gekochtes Essen mögen sie meistens nicht so gern. Kalte Getränke lindern verschiedene Beschwerden wie beispielsweise Husten, Übelkeit und Spasmen.

Kinder

Cuprum-Kinder sind stark und lebenslustig. Wenn sie fröhlich sind, dann können sie sehr ausgelassen sein und viele Späße treiben; doch sie bringen auch ihre Wut zum Ausdruck. Dabei scheuen sie vor körperlicher Gewalt nicht zurück: Sie treten, schlagen, spucken und beißen sogar. Darin ähneln sie Belladonna-Kindern.

Wenn man sie daran hindert, ihre Wut zu äußern, kann es zu plötzlichem Anhalten des Atems kommen, bis sie blau anlaufen.

Für diese Kinder sind Regeln sehr wichtig. Sie haben Angst, dass man ihnen für etwas die Schuld zuschiebt, und erfüllen in der Schule strikt die an sie gestellten Anforderungen. Sie denken, dass sie dem Lehrer einen Gefallen tun, wenn sie ihn darauf hinweisen, dass andere die Regeln übertreten.

Sie halten sich an die Regeln und haben auch Rituale. Alles muss auf eine bestimmte Weise geschehen und die kleinste Änderung kann zu heftigen Szenen führen. Wichtig ist, dass an Cuprum-Kinder keine zu hohen Anforderungen gestellt werden, da sie immer versuchen werden, diese zu erfüllen.

Cyclamen europaeum

Europäisches Alpenveilchen

Pflanzliches Mittel (Fam.nat. Primulaceae)

„Gewissenhaft, zurückgezogen und einsam“

Herkunft

Das Cyclamen gehört zu der Familie, der die Schlüsselblume (Primula) ihren Namen gegeben hat. Das Europäische Alpenveilchen kommt ursprünglich aus den Alpen und den Karpaten, wird jedoch überall als Zierpflanze gezüchtet. In der alten homöopathischen Literatur wird Cyclamen oft mit Pulsatilla verglichen. Heute wissen wir mehr über die Wirkung von Cyclamen, das Pulsatilla vor allem auf körperlichem Gebiet ähnlich ist. Pulsatilla-Menschen haben mit Cyclamen-Menschen vieles gemeinsam, doch die Unterschiede sind sehr deutlich.

Pflichtgefühl und Reserviertheit

Cyclamen-Menschen sind sich ihrer Verantwortung bewusst. Übernommene Aufgaben erfüllen sie erwartungsgemäß sorgfältig. Sie überlassen nichts dem Zufall und kontrollieren lieber noch einmal alles, damit sie beruhigt sein können, ihre Arbeit gut erledigt zu haben. Kritisch sind sie vor allem sich selbst gegenüber, wobei sie jedoch sicher nicht blind für die Fehler anderer sind. Allerdings werden sie diese nicht so schnell darauf aufmerksam machen. Obwohl sie sehr sensibel sind und ihre Stimmungen wechseln können, lassen sie sich das nicht anmerken. Sie lösen Probleme lieber selbst, was wiederum mit ihrem starken Verantwortungsgefühl zu tun hat. Wenn sie unzufrieden sind, suchen sie die Schuld zuerst bei sich und wollen andere damit nicht belasten. Wenn sie traurig sind, so lassen sie sich das nicht anmerken und Trost macht es nur noch schlimmer. Anstatt sich zu öffnen, ziehen sie sich lieber zurück.

Allein und traurig

Ebenso wie Pulsatilla-Menschen können sich Cyclamen-Menschen sehr einsam und im Stich gelassen fühlen. Der große Unterschied ist ihre Reaktion auf dieses Gefühl. Pulsatilla-Menschen suchen Kontakt und Trost, während Cyclamen-Menschen sich zurückziehen und am liebsten allein sein möchten. Es ist allerdings nicht so, dass es ihnen dann besser geht, denn sie grübeln weiter nach, was alles passieren könnte. Durch Weinen fühlen sie sich besser.

In ihrer Reaktion auf Kummer erinnern Cyclamen-Menschen an Natrium muriaticum und an Sepia. Genau wie diese fühlen sich Cyclamen-Menschen besser bei körperlicher Anstrengung und schlechter in Ruhe. Eine weitere Ähnlichkeit mit Natrium muriaticum und Sepia ist die Empfindlichkeit von Cyclamen-Frauen gegenüber hormonellen Veränderungen. Im Allgemeinen fühlen sie sich vor der Menstruation schlechter und ihr Zustand verbessert sich, sobald die Menstruation einsetzt.

Ängste

Neben der Gewissensangst können Cyclamen-Menschen verschiedene weitere Ängste entwickeln, wie beispielsweise Angst vor der Zukunft, Angst, in der Öffentlichkeit zu sprechen, Angst vor Blitzen, aber vor allem die Angst, auf die Straße zu gehen. Letztere hat mit ihrer Furcht zu tun, sich zu öffnen, ihrer Neigung, sich zu verstecken und geht möglicherweise von ihren Schuldgefühlen aus. Sie haben schnell das Gefühl, dass sie ihre Pflichten nicht gut genug erfüllt hätten, auch wenn sie ihr Bestes gegeben haben. Wenn etwas schiefgeht, machen sie sich immer Vorwürfe, selbst wenn sie eigentlich nichts dafür können.

Ihre Angst vor Fehlern kann dazu führen, dass sie alles, was sie tun, kontrollieren. Diese Kontrolle erstreckt sich dann auch auf ganz alltägliche Handlungen, wie zum Beispiel auf das Absperren der Tür oder das Abdrehen des Gases. Darunter können sie stark leiden, da sie dadurch nie richtig zur Ruhe kommen. Wenn das Gesamtbild übereinstimmt, kann Cyclamen einem Menschen dabei helfen, sich von diesem Kontrollzwang zu befreien.

Körperliche Symptome

Die häufigste Beschwerde, bei der Cyclamen verschrieben wird, ist Migräne. Die Kopfschmerzen, die diesem Arzneimittel entsprechen, sind meist in einem Teil des Kopfes lokalisiert und gehen mit verschiedenen Sehstörungen wie Lichtblitzen und schwarzen Flecken vor den Augen einher. Es wird auch bei prämenstruellen Kopfschmerzen verordnet. Bei Cyclamen-Menschen treten oft gleichzeitig Schwindel, Übelkeit und Kopfschmerzen auf. Die Kopfschmerzen sind schlimmer an der frischen Luft und bessern sich in warmen Räumen. Auch generell fühlen sich Cyclamen-Menschen besser in der Wärme und schlechter in der kühlen Luft im Freien. Darin liegt der größte Unterschied zu Pulsatilla.

Die Menstruation ist oft unregelmäßig, schmerzhaft, mit dunklem Blut und Gerinnseln. Wie bei Pulsatilla-Frauen kommt die Menstruation oft mit einer Unterbrechung von ein oder zwei Tagen.

Ernährung

Cyclamen-Menschen mögen Sardinen, Limonade, Fleisch und warmes Essen. Kinder können auch ein Verlangen nach unverdaulichen Dingen haben.

Cyclamen-Menschen haben oft eine Abneigung gegen Bier, Brot – vor allem mit Butter –, kaltes Essen sowie gegen Fett und schwere Speisen. Fettes und schweres Essen, Schweinefleisch und Kaffee vertragen sie schlecht.

Kinder

Wie Cyclamen-Erwachsene haben auch Cyclamen-Kinder ein starkes Pflichtbewusstsein und möchten Fehler um jeden Preis vermeiden. Daher strengen sie sich enorm an, um besonders exakt zu arbeiten. Jede Form der Kritik bringt sie auf den Gedanken, dass sie etwas falsch gemacht haben könnten. Es sind stille Kinder, die ihre Gefühle nicht leicht zeigen, während sie innerlich jedoch sehr zerbrechlich sind. Die Ängste, unter denen sie häufig leiden, wie die Angst vor Neuem, vor unbekannten Dingen sowie vor Blitz und Donner, können mit dieser besonderen Pflanze geheilt werden.

Dulcamara

Solanum dulcamara, Bittersüßer Nachtschatten

Pflanzliches Mittel (Fam.nat. Solanaceae)

„Krank nach Durchnässung. Wenn es so geht, wie ich will, weiß ich, woran ich bin."

Herkunft

Wie Belladonna, Stramonium und Hyoscyamus gehört diese Pflanze zur Familie der Nachtschattengewächse (Solanaceae) und wird schon seit Menschengedenken aufgrund ihrer heilenden Wirkung verwendet. Dulcamara kommt überall in Europa vor, an Waldrändern, auf Lichtungen, entlang von Bächen und Flüssen sowie in den Dünen. Der Name Dulcamara setzt sich aus den lateinischen Worten „dulcis" (= süß) und „amara" (= bitter) zusammen.

Dieses Arzneimittel wird vor allem bei körperlichen Beschwerden verschrieben. Sehr viele Menschen können nämlich nach Abkühlung, beispielsweise durch eine Klimaanlage oder durch feuchte Kälte, einen akuten Dulcamara-Zustand entwickeln. Nach und nach ist auch ein Bild über den Dulcamara-Menschen entstanden.

Starker Eigenwille und eine klare Meinung

Wie alle Nachtschattengewächse sind Dulcamara-Menschen willensstarke Persönlichkeiten. Daher ist es nicht verwunderlich, dass sie meist eine leitende Rolle übernehmen, vor allem innerhalb der Familie. Sie haben zu allem eine klare Meinung, von deren Richtigkeit sie so überzeugt sind, dass sie anderen ihre Meinung aufdrängen. Hier geht es nicht darum, diskutieren oder streiten zu wollen, wie das bei Chamomilla- und Causticum-Menschen der Fall ist, sondern um gut gemeintes Besserwissen wie bei Ferrum-Menschen. Auffallend ist bei Dulcamara-Menschen, dass sie ihre Meinung mit ziemlich groben Worten zum Ausdruck bringen, ohne wirklich böse zu sein. Dass sie andere damit tief verletzen können, ist ihnen oft nicht bewusst.

Eine ihrer wenigen Ängste ist die Angst vor kleinen Räumen, was vielleicht mit dem Platz zu tun hat, den sie für sich selbst benötigen, und ihrem Bedürfnis, alles unter Kontrolle zu halten.

Besorgtheit und Anerkennung

Die Menschen in ihrem Umfeld sind in jeder Hinsicht sehr wichtig für sie, unter anderem für ihr Sicherheitsbedürfnis. Dulcamara-Menschen können um ihre Lieben sehr besorgt sein und stark mit ihnen mitfühlen, vor allem, wenn die Gesundheit betroffen ist. Hierbei spielt die Angst mit, ohne sie weiterleben zu müssen, eine Angst vor der Zukunft.

Als Ausgleich für ihre Unterstützung und ihren guten Rat brauchen Dulcamara-Menschen Anerkennung und Dankbarkeit, doch diese Anerkennung fordern sie nicht direkt ein. Sie betrachten es als selbstverständlich, dass andere ihnen dafür dankbar sind, was sie getan haben. Durch die zwingende Weise, wie sie ihre Hilfe anbieten, zeigen ihnen die anderen jedoch nicht immer ihre Dankbarkeit. Dies wiederum gibt ihnen das Gefühl, nicht anerkannt zu werden, so ganz im Sinne von „Undank ist der Welten Lohn“.

Ruhelos und gereizt

Wenn Dulcamara-Menschen sich nicht sicher fühlen, sind sie angespannt, gehetzt und ruhelos. Wie bei Arsenicum album-Menschen treten diese Ruhelosigkeit und ihre Angst vor der Zukunft vor allem gegen Mitternacht unvermittelt auf. Es ist dann für sie kaum möglich, im Bett liegen zu bleiben.

Ihre besitzergreifende Art kann in Geiz übergehen und sie klammern sich dann an ihren Besitz. Ihre Angst kann sich auch in Misstrauen, Reizbarkeit und Streitlust äußern. Sie fluchen und schimpfen und bringen ihre (machtlose) Wut zum Ausdruck, indem sie mit Gegenständen um sich werfen.

Wenn sie ihr Umfeld nicht mehr im Griff haben, zum Beispiel, wenn ihre Meinung nicht von allen akzeptiert wird, dann bekommen sie Konzentrationsstörungen - sie „flüchten“ gleichsam in die Abwesenheit. Das merkt man an Schreibfehlern oder während eines Gespräches, wenn ihnen bestimmte Worte nicht mehr einfallen.

Körperliche Symptome

Dulcamara ist bei Homöopathen vor allem aufgrund seiner Heilkraft bei allen Beschwerden und Krankheiten bekannt, die sich infolge von Abkühlung entwickeln. Ob es sich nun um eine Erkältung handelt, die nach einem plötzlich aufgetretenen, kalten Wind an einem warmen Sommertag entstanden ist, oder um Durchfall vom Sitzen auf einem kalten Untergrund, Dulcamara ist das Mittel, das hier helfen kann.

Besonders Abkühlung nach Wärme sowie feuchte Kälte können Auslöser der Beschwerden sein. Diese Beschwerden kommen zum Beispiel bei Metzgern vor, die oft in den Kühlraum gehen müssen, oder bei Menschen, die in klimatisierten Räumen arbeiten.

Krankheiten, die bei den kälteempfindlichen Dulcamara-Menschen infolge Abkühlung häufiger auftreten, sind Erkältungen, rheumatische Beschwerden, Blasenbeschwerden, Asthma und Durchfall. Wärme und Bewegung tun ihnen in der Regel gut.

Eine weitere wichtige Krankheitsursache bei Dulcamara-Menschen stellt die Unterdrückung von Hautausschlägen, von Erkältungen oder der Schweißproduktion dar, denn stattdessen können andere Beschwerden wie Gesichts-, Kopfschmerzen oder rheumatische Beschwerden entstehen.

Ernährung

Dulcamara-Menschen haben häufig ein intensives Verlangen nach kalten Getränken; gegen Nahrung und Kaffee können sie hingegen eine völlige Abneigung haben. Kalte Speisen und auch kalte Getränke können ebenfalls zu Beschwerden führen.

Kinder

Dulcamara-Kinder sind echte Anführer. Sie bestimmen, was gemacht wird, und gehen davon aus, dass die anderen Kinder ihre Meinung teilen. Wenn das nicht im Guten geht, dann im Bösen. Sie scheuen dabei vor verbaler Gewalt nicht zurück und können richtig toben, auch wenn sie nicht wirklich böse sind. Fluchen und Schimpfen können sie gut, und wenn sie es nicht mit Worten schaffen, dann spucken sie und werfen mit Gegenständen.

Dies hat viel mit der Suche nach einer sicheren Basis zu tun, einem Stück Sicherheit, das sie in einer Welt finden, die sie selbst geschaffen haben. Große Veränderungen, wie vom Warmen ins Kalte, auch im übertragenen Sinn, können bei ihnen die Krankheitsursache sein. Dulcamara gehört zur selben Familie wie Belladonna, Hyoscyamus und Stramonium. Alle diese Mittel sind bekannt für ihre Heftigkeit und ihr Bedürfnis nach Sicherheit.

Ferrum metallicum

Ferrum metallicum

Eisen – Mineralisches Mittel

„Ein eiserner Wille bricht jeden Widerstand“

Herkunft

Eisen kommt überall auf der Erde vor, nicht nur als Erz in der Erde, sondern auch in kleinen Mengen in allen lebenden Organismen. Es ist das vierthäufigste Element auf unserem Planeten. Im menschlichen Körper ist Eisen vor allem für den Sauerstofftransport in den roten Blutkörperchen wichtig. Da unser Blut seine rote Farbe dem Eisen verdankt, sehen Menschen mit Blutarmut so blass aus – aufgrund des Eisenmangels.

Seit Beginn des Eisenzeitalters wird dieses Metall vor allem für die Herstellung von Werkzeugen, Waffen sowie für stabile Konstruktionen verwendet. Eisen ist ein wichtiger Bestandteil von Stahl. In unserem Sprachgebrauch finden wir viele Hinweise auf den Ferrum-Typus. Man denke nur an Margaret Thatcher, die „Eiserne Lady“.

Eisern

Ferrum metallicum-Menschen haben einen starken Willen und versuchen ihr Ziel mit jedem Mittel zu erreichen. Darin liegt ihre große Stärke. Sie sind „eisern“, das will heißen: tapfer, entschlossen und standhaft. Wenn sie eine Aufgabe übernommen haben, dann führen sie diese zuverlässig aus. In ihrer Tatkraft erscheinen sie womöglich autoritär, doch ihr Ziel liegt nicht darin, Macht zu erlangen, sondern in der Erfüllung ihrer Aufgabe.

In mancherlei Hinsicht lässt uns das Ferrum metallicum-Bild an Nux vomica denken. Sowohl Nux vomica- als auch Ferrum metallicum-Menschen sind zielorientiert und praktisch veranlagt. Sie scheuen keine Konfrontationen und gehen notfalls auch „durch die Wand“, wenn es nicht anders geht. Der wichtigste Unterschied liegt in ihrer

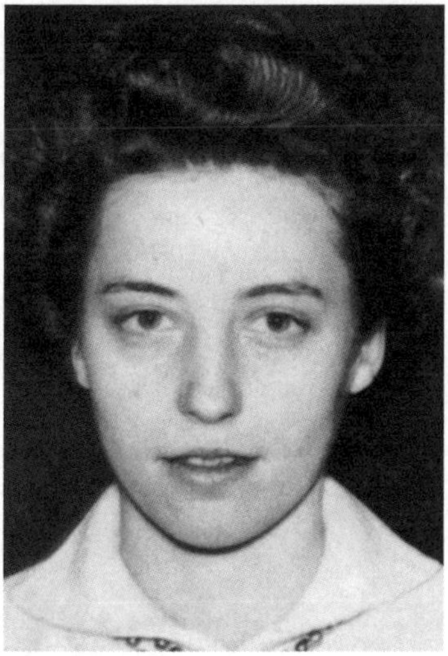

Ferrum metallicum

Haltung anderen gegenüber. Ferrum metallicum-Menschen brauchen nicht unbedingt eine leitende Funktion; es muss für sie nur klar sein, was sie zu tun haben. Nux vomica-Menschen hingegen haben durchaus das Verlangen, die Zügel in der Hand zu halten, und sind darum Manager par excellence.

Schwere Arbeit

Ferrum metallicum-Menschen suchen nicht die leichtesten Aufgaben. Mit ihrem Durchsetzungsvermögen und Perfektionismus erhalten sie automatisch Positionen, in denen viel von ihnen verlangt wird. Dies kann sich auf körperliche Arbeit beziehen, aber auch auf eine Arbeitsstelle, die mit geistiger Anstrengung verbunden ist. Sie arbeiten mit viel Disziplin und behalten die Übersicht. Ferrum metallicum-Menschen sind gut im Organisieren und können unklare Strukturen nicht leiden. Eine Anstellung beim Militär könnte zum Beispiel gut zu Ferrum passen.

Widerstand und Kritik

Da Ferrum metallicum-Menschen gerne Ordnung haben und durcharbeiten, erleben sie jeden Widerstand als Hindernis. Darüber ärgern sie sich sehr. Widerspruch ertragen sie schlecht und alles, was sie beeinträchtigen könnte, manchmal selbst das geringste Geräusch (wie das Knistern einer Zeitung), stört sie. Aus diesem Grund sind sie gern allein.

Negative Bemerkungen oder Kritik fassen sie sehr persönlich auf. Die Vorstellung, eine Sache nicht gut zu machen, ist für Ferrum metallicum-Menschen unerträglich. Das kann mit unerfreulichen Jugenderinnerungen zusammenhängen, als Fehler womöglich hart bestraft wurden. Sie empfinden Kritik dann wie einen Schlag ins Gesicht.

Biegen oder brechen

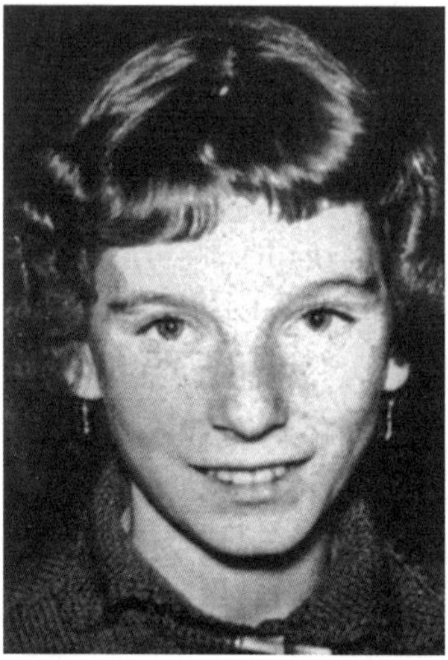

Ferrum arsenicosum

Dort, wo die Stärke eines Menschen liegt, findet man meist auch seine Schwachstelle. Bei Ferrum metallicum-Menschen ist es die Art und Weise, wie sie an Aufgaben herangehen. Sie sind selten mit dem, was sie gemacht haben, zufrieden. Aufgaben müssen unbedingt zu Ende gebracht werden, bevor sie sich selbst Ruhe gönnen. Kalium carbonicum-Menschen haben ein ähnliches Pflichtbewusstsein, doch bei ihnen ist es weniger ein „Muss". Die Gefahr liegt bei Ferrum metallicum-Menschen darin, dass sie sich immer wieder zwingen, bestimmte Grenzen zu überschreiten. Sie wollen nicht versagen, erst recht nicht, wenn sie auf die Probe gestellt werden wie bei einer Prüfung. Doch durch ihren Zwang schießen sie am Ziel vorbei.

Körperliche Symptome

Ferrum metallicum-Menschen sind anfällig für Beschwerden, die das Blut betreffen, wie Blutarmut, Nasenbluten und Blutungen im Allgemeinen. Auffällig ist die Wangenröte, die sich jedoch kalt anfühlt. Im Blutkreislauf kann es zu Stauungen und zu Pulsieren an verschiedenen Körperstellen kommen. Wenn Ferrum metallicum-Menschen ihre Grenzen überschritten haben, treten häufig Müdigkeit, Kältegefühl und Schwäche auf. Ihre Beschwerden verschlimmern sich bei der geringsten körperlichen Anstrengung, andererseits können sie jedoch auch an Schmerzen leiden, die sie zwingen, sich zu bewegen. Am besten fühlen sie sich, wenn sie sich langsam bewegen. Zu Beginn der Bewegung ist Steifheit und Schmerz vorhanden, während fortwährende, langsame Bewegung Linderung bewirkt.

Bei einem Kollegen sah ich eine Patientin, die einen Monat vorher Ferrum metallicum erhalten hatte, da sie unter ständigem Blutverlust aufgrund eines Myoms litt. Das entscheidende Symptom für die

Verschreibung von Ferrum war, dass sie sich trotz ihrer großen Erschöpfung am besten fühlte, wenn sie ruhig und kontinuierlich umherging. Nach Einnahme des Mittels fühlte sie sich noch am selben Abend besser und nach einigen Tagen stoppte die Blutung.

Ferrum metallicum-Menschen sind empfindlich in Bezug auf Nahrung. Es kommt bei ihnen leicht zu Übelkeit und Durchfall. Bei Nahrungsallergien sollte man immer an Ferrum denken.

Ernährung

Ferrum metallicum-Menschen lieben Tomaten und oft auch Saures. Meistens mögen sie keine Eier und sie vertragen sie auch nicht gut. Fett bekommt ihnen nicht und manchmal haben sie auch eine Abneigung gegen Saures. Von Wein kann ihnen schwindelig werden.

Kinder

Ferrum metallicum-Kinder haben einen eisernen Willen und können keinen Zwang ertragen. Sie wollen sich zwar nicht querlegen, aber gewöhnlich wissen sie alles besser – und oft haben sie auch noch Recht! Sie suchen stets nach praktischen Lösungen, denn Probleme sind für sie nie unlösbar. Ehrlich und aufrichtig – das ist der Charakter des Ferrum metallicum-Kindes. Es ist wichtig für ihre Entwicklung, dass sie lernen sich anzupassen. Allerdings möchten sie die Angemessenheit dessen, was von ihnen gefordert wird, einsehen und das kostet die Eltern zusätzliche Energie und Aufmerksamkeit. Mit ihrer Tatkraft und ihrem Willen haben Ferrum metallicum-Kinder die besten Möglichkeiten, ihre selbstgesteckten Lebensziele zu erreichen.

Ferrum phosphoricum

Eisenphosphat

„Bärenstark im Lernen und Kommunizieren – Kommunikation muss sein“

Herkunft

Ferrum phosphoricum ist ein Arzneimittel, dass in der Homöopathie oft bei Blutarmut eingesetzt wird, aber auch zu Beginn einer fieberhaften Erkrankung oder bei einer sich lange hinziehenden Grippe mit Erschöpfung. Im Bild des Ferrum phosphoricum-Menschen sind die beiden enthaltenen Elemente Eisen und Phosphor deutlich erkennbar.

Freundschaft und Kommunikation

Ferrum phosphoricum-Menschen sind willensstarke Persönlichkeiten, vor allem auf dem Gebiet der Kommunikation, des Lernens und der Freundschaft. Sie sind lernbegierig und möchten gerne alles wissen. Ihr Drang nach neuem Wissen ist sehr groß und sie scheuen keine Mühen, um ein Themengebiet zu studieren.

Dieselbe Begeisterung legen sie an den Tag, wenn es um Freundschaften geht. Die Probleme ihrer Freunde empfinden sie als ihre eigenen. Sie kümmern sich gut um sie und werden alles tun, um die Freundschaften zu bewahren. Für ihre Freunde gehen sie durchs Feuer. Ferrum phosphoricum-Menschen müssen kommunizieren. Sie machen aus ihrem Herzen keine Mördergrube und fordern auch von anderen, dass sie ihre Gefühle äußern. Aufgrund ihrer Sensitivität wissen sie jedoch ohnehin, was den anderen bedrückt.

Leistung erbringen

Der große Unterschied zu Phosphorus besteht darin, dass Ferrum phosphoricum-Menschen Leistung erbringen wollen. Lernen bedeutet nicht nur Spaß für sie, sondern es dient ihnen auch als Instrument, um sich selbst zu beweisen und um sich anerkannt zu fühlen.

Es ist möglich, dass diese Seite von ihrer Familie gefördert wird. Dies kann auch ohne Worte geschehen, denn es gibt viele Familien, in denen Leistung mehr als alles andere geschätzt wird. Kinder sind dafür sehr empfänglich, da sie von allen anerkannt werden möchten.

Homöopathen bekommen oft von Menschen zu hören, wie man in ihrer Jugend auf ihre Schulleistungen reagiert hat. „Eine Zwei ist nicht gut genug", sagen die Eltern häufig. Sensible Kinder können dadurch auf den Gedanken kommen, Unmögliches leisten zu müssen, und sie werden sich zwingen, gute Noten zu erreichen. Bei manchen Menschen ist möglicherweise ein zusätzlicher Anreiz notwendig, nicht jedoch für Ferrum phosphoricum-Menschen, denn sie sind ehrgeizig genug.

Erschöpfung

Dadurch, dass sich Ferrum phosphoricum-Menschen fortwährend gezwungen sehen, den eigenen bzw. den Anforderungen anderer zu entsprechen, können sie schließlich in einen Erschöpfungszustand geraten. Das Lernen, das vorher wie von selbst ging, gelingt dann nicht mehr und sie können Konzentrationsstörungen entwickeln. Alles irritiert sie, selbst das geringste Geräusch, und auch die eigenen Freunde können nichts mehr richtig machen. Sie sind dann lieber allein.

In diesem Stadium kann ihnen Ferrum phosphoricum helfen, die Dinge zu relativieren und ihre Anforderungen herunterzuschrauben. Dadurch kehrt die Energie wieder zurück, die früher charakteristisch für sie war, und sie werden wieder kommunikativ und fröhlich, mit viel Geduld für den anderen.

Körperliche Symptome

Müdigkeit, Kälteempfindlichkeit und Blutarmut sind die charakteristischen Merkmale von Ferrum phosphoricum. Diese Menschen haben zu viel „Blut" gegeben, zu viel ihrer eigenen Kräfte. Dieses Bild kann auch durch eine Virusinfektion entstehen, vor allem zu Beginn einer fieberhaften Erkrankung, aber auch, wenn jemand aufgrund einer langwierigen Grippe erschöpft ist. Ferrum phosphoricum kann bei Patienten, die an Blutarmut aufgrund von Eisenmangel leiden, die Heilung beschleunigen. Selbstverständlich sollte man in diesem Fall das Blut von einem Arzt kontrollieren lassen.

Ferrum phosphoricum-Menschen können wegen ihrer roten Wangen auffallen, die sich wie bei Ferrum metallicum-Menschen kalt anfühlen. Die rote Farbe hat nichts mit Erhitzung oder Aufregung zu tun, sondern mehr mit Müdigkeit und Nervosität. Ferrum phosphoricum passt für Atemwegserkrankungen, wie zum Beispiel Bronchitis bzw. früher Lungentuberkulose, die meist mit Fieber und Gewichtsverlust einhergehen.

Sowohl Phosphorus als auch Ferrum können Probleme mit dem Blut bzw. dem Blutkreislauf haben. Nasenbluten und Blutungen aus anderen Körperöffnungen kommen häufig vor und können sehr stark sein. Auch subkutane Blutungen wie blaue Flecken sind kennzeichnend für diese zwei Arzneimittel, vor allem aber für Ferrum phosphoricum.

Der Blutdruck kann zu niedrig oder zu hoch sein, so wie auch Puls und Herzschlag starken Schwankungen unterliegen können. Zu den weiteren Beschwerden, die bei Ferrum phosphoricum-Menschen häufig auftreten, zählen Kopfschmerzen (Migräne), Mittelohrentzündungen und Ohrensausen, Halsentzündungen, Magenbeschwerden und verschiedene Rheumaformen.

Ernährung

Ferrum phosphoricum-Menschen lieben meist würzige und saure Speisen sowie Fisch und Tomaten. Gegen Eier und Milch besteht häufig eine Abneigung. Fleisch mögen sie entweder sehr gerne oder überhaupt nicht.

Kinder

Ferrum phosphoricum-Kinder sind in der Schule Kämpfernaturen. Sie sind beliebt bei ihren Freunden und stehen in der Klasse meist im Vordergrund, denn sie wissen alles. Auf der anderen Seite sind sie sehr sozial und tun alles, um eine Freundschaft zu retten oder einem Freund in Not zu helfen, auch wenn es auf ihre eigenen Kosten geht.

Da Ferrum phosphoricum-Kinder sehr ehrgeizig sind, ist es wichtig für sie, dass sie lernen, ihre schulischen Leistungen zu relativieren. Durch schlechte Leistungen in der Schule können sie aus dem Gleichgewicht geraten. Das kann auch geschehen, wenn sie umziehen, wenn sie zu wenig Anerkennung bekommen oder aus einem bestimmten Grund ihre Freunde verlieren.

Körperlich zeigt sich ihr Kummer oft in Lungenproblemen oder kommt durch ihr blasses und übermüdetes Aussehen zum Ausdruck. Eine der wenigen Ängste, die sie haben, ist die Angst vor Gewitter, die daher ein wichtiger Hinweis auf dieses Arzneimittel sein kann.

Gelsemium sempervirens

Gelber Jasmin, Carolina-Jasmin

Pflanzliches Mittel (Fam.nat. Gelsemiaceae)

„Lampenfieber aus Empfindlichkeit gegenüber der Meinung anderer“

Herkunft

Der Wilde bzw. Gelbe Jasmin kommt in den südlichen Staaten der USA vor und gehört zur selben Familie wie Nux vomica und Ignatia. Ebenso wie diese beiden Pflanzen enthält auch Gelsemium Strychnin, einen Krämpfe verursachenden Stoff, sowie Curare, einen Stoff, der wiederum krampflösende Eigenschaften besitzt. Allerdings unterscheiden sich Gelsemium-Menschen charakterlich sehr von Ignatia- und Nux vomica-Menschen. Gemeinsam ist ihnen die Neigung, gegen den Strom zu schwimmen. Sie suchen Herausforderungen im Leben und nehmen diese auch an. Dies ist bei Nux vomica sehr ausgeprägt, bei Ignatia hingegen weniger. Bei Gelsemium scheint dieser Charakterzug auf den ersten Blick überhaupt nicht vorhanden zu sein.

Die Meinung anderer berührt sie tief

Tief im Inneren ist jedoch auch bei Gelsemium-Menschen der Wunsch vorhanden, sich zu beweisen, sich der Öffentlichkeit zu zeigen. Nicht umsonst ist Gelsemium das Mittel schlechthin für Schauspieler mit Lampenfieber. Gelsemium-Menschen haben einen anderen Charakter als Nux vomica-Menschen. Sie sind wesentlich sanfter, viel sensibler für ihr Umfeld und verletzlicher. Da die Meinung anderer sehr wichtig für sie ist, begegnen sie ihnen grundsätzlich vorsichtig und eher schüchtern. Wenn sie aber merken, dass das „Urteil“ gut ausfällt, dann blühen sie auf. Denn von Natur aus sind sie fröhlich und ausgelassen.

Erwartungsangst

Auffallend ist die Übereinstimmung mit dem Bild, dass wir von Argentum nitricum-Menschen haben. Beide haben das Bedürfnis, sich zu präsentieren, aber auch Angst davor, dass etwas schiefgehen könnte. Vor allem diese Erwartungsangst ist charakteristisch. So haben beide Prüfungsangst, Angst, in der Öffentlichkeit zu sprechen, Angst, zu spät zu kommen, Angst vor dem Zahnarzt, Lampenfieber und Höhenangst. Sind sie erst einmal mitten im Geschehen und merken, dass alles klappt, fallen die Ängste von ihnen ab.

Der Unterschied ist, dass Argentum nitricum-Menschen meist geradliniger denken und dadurch auch etwas robuster als Gelsemium-Menschen sind. Letztere sind schneller vor Angst „gelähmt". Menschen, die ein pflanzliches Arzneimittel benötigen, sind im Allgemeinen empfindlicher und verletzlicher als Menschen, zu denen ein mineralisches Mittel passt. Gelsemium-Menschen neigen dazu, Herausforderungen zu vermeiden und zu „entfliehen".

Die Meinung anderer

Die Empfindlichkeit der Gelsemium-Menschen in Bezug auf die Meinung anderer ist sehr groß. Sie können die Vorstellung haben, dass nichts von ihnen übrig bleiben würde, wenn andere sie ablehnten. Auf dieselbe Weise betrachten sie das Urteil Gottes (das Jüngste Gericht). Diese Angst spielt daher auch bei der Angst vor dem Tod mit, denn „dann bleibt ja nichts mehr von einem übrig". Besondere Angst haben sie vor Herzerkrankungen. Wenn diese Angst aufkommt, denken sie, dass ihr Herz nur so lange klopft, so lange sie in Bewegung bleiben.

Angst, sich selbst zu verlieren

Gelsemium-Menschen können buchstäblich durch alles aus dem Gleichgewicht geraten. Sie fühlen sich so verletzlich in dieser Welt, dass alles, was Unheil bringen könnte, wie beispielsweise eine schlechte Nachricht oder schlimme Dinge im Fernsehen, sie aus der Fassung bringen kann. Auch Naturerscheinungen können ihnen Angst einjagen.

Vor allem aber haben sie Angst, sich selbst zu verlieren, und wollen daher die Dinge unbedingt unter Kontrolle halten. Einerseits möchten sie gern allein sein, denn auch Menschen können beängstigend sein, doch auf der anderen Seite haben sie Angst vor der Einsamkeit und wollen sich an etwas oder jemanden festhalten. Sie denken, dass ihre eigene Identität nicht stark genug sei, und im Gegensatz zu Argentum nitricum-Menschen fühlen sie sich hilflos.

Stiller Kummer

Ähnlich wie Ignatia-Menschen können Gelsemium-Menschen Kummer nur schwer verarbeiten. Sie tendieren dazu, sich zurückzuziehen und sich nichts anmerken zu lassen, obwohl sie in ihrem Inneren natürlich trauern. Wenn sie schließlich doch weinen, fühlen sie sich dadurch besser. Obwohl sie lieber nicht berührt werden, tut ihnen aufrichtiger Trost gut.

Gelsemium in homöopathischer Zubereitung kann diese Menschen wieder zu sich selbst zurückbringen und ihr Ich-Gefühl stärken.

Körperliche Symptome

Die Analogie zum Charakter von Gelsemium-Menschen ist sehr deutlich. Schwäche, Zittern und Lähmungen spielen eine Rolle in diesem Arzneimittelbild. Beispiele hierfür sind vor Angst zitternde Knie, Lähmung der Augenlider oder der Stimmbänder (Stimmverlust), Doppeltsehen während Kopfschmerzen und während der Schwangerschaft. Die Schließmuskeln von Blase und Darm arbeiten oft nicht richtig, was in der Folge zu Durchfall und häufigem Harnlassen führt. Bei Kopfschmerzen kann oftmaliges Urinieren Linderung bringen.

Gelsemium ist eines der wichtigsten Mittel bei Multipler Sklerose sowie allgemein bei Lähmungserscheinungen, vorausgesetzt, das Gesamtbild entspricht der jeweiligen Person.

Kinder

Gelsemium-Babys sind die Ängste leicht anzumerken. Sie schreien vor Angst, wenn man sie hinlegt, und wollen von den Eltern festgehalten werden. Die Angst zu fallen ist symbolisch. Sie haben das Gefühl, nicht auf festem Boden zu stehen, und haben Angst, durch die geringste Ursache aus dem Gleichgewicht gebracht zu werden. Sie versuchen alles zu vermeiden, was unangenehm und ärgerlich sein könnte. Ihr zentrales Thema ist die Meinung anderer. Wenn sie die

Ermutigung und Wertschätzung erhalten, die sie verdienen, dann werden diese Kinder lernen, sich selbst positiv zu beurteilen, und als wertvolle Menschen mit vielen Talenten, zum Beispiel im kreativen Bereich, aufwachsen.

Graphites

Graphit, Kohlenstoff – Mineralisches Mittel

„Kohlenstoff ist die Basis aller Körperlichkeit – hart wie ein Diamant und weich wie ein Bleistift“

Herkunft

Auf der Erde kommt Kohlenstoff – außer in der Luft als Kohlendioxid oder Kohlenmonoxid – nur in Organismen vor. Die Biochemie, die Lehre von den chemischen Vorgängen in Lebewesen, wird deshalb auch „Kohlenstoff-Chemie“ (organische Chemie) genannt. In Pflanzen, Tieren sowie im menschlichen Körper bestehen die Bau- und Brennstoffe aus Molekülen, die um Kohlenstoffatome aufgebaut sind. Das Kohlenstoffatom hat besondere Eigenschaften und bildet gleichsam das stabile Gerüst des menschlichen Körpers.

In der Natur kommt reiner Kohlenstoff auf zwei Arten vor: als Graphit, einem schwarzen, weichen Material, aus dem der Bleistift hergestellt wird, und als Diamant, dem härtesten Gestein, das wir kennen, und das gleichzeitig durchsichtig wie Glas ist. Diese Merkmale sehen wir im Arzneimittelbild von Graphites und von vielen Kohlenstoffverbindungen, die wir in der Homöopathie verwenden.

Stabil

Graphites-Menschen haben Selbstvertrauen und finden sich selbst „gut“. Wenn sie als Kind genügend Unterstützung und Motivation bekommen haben, vor allem von der Vaterfigur, dann ist Selbstvertrauen etwas Selbstverständliches für sie. Sie kennen keine Zweifel und vertrauen auf sich selbst. Was sie tun und wie sie sind ist „gut“. Sie erledigen die Dinge wie gewohnt, ohne viel Aufheben. Wenn sie selbst eine Vaterrolle übernehmen, werden sie ihre Kinder auf dieselbe Weise unterstützen.

Wenn Graphites-Menschen ausgeglichen sind, strahlen sie Selbstwertgefühl sowie eine gewisse Würde und Vornehmheit aus. Dass sie so ausgeglichen sind, bedeutet jedoch nicht, dass sie nicht sensibel sind. Der Kummer anderer Menschen kann sie tief treffen und von schöner Musik können sie zu Tränen gerührt werden. Es sind angenehme, soziale Menschen.

Arbeit ist für Graphites-Menschen dazu da, ihrem Leben einen Sinn zu geben, ihr Selbstwertgefühl zu entwickeln und sich eine materielle Basis zu schaffen. Graphites-Menschen sind harte Arbeiter; sie arbeiten zwar nicht schnell, jedoch kontinuierlich und stetig. Meist haben sie eine Vorliebe für körperliche Arbeit. Sie sind echte Macher.

Schnell in Tränen ausbrechen

Wenn Graphites-Menschen zu wenig Unterstützung und Motivation erfahren, vor allem um das 6. und 7. Lebensjahr herum, dann können sie sich in zwei Richtungen entwickeln: Entweder werden sie weich und überempfindlich, oder sie werden hart und gefühllos.

Die überempfindlichen Graphites-Menschen haben eine große Ähnlichkeit mit Pulsatilla-Menschen. Sie sind schüchtern und brechen beim geringsten Anlass in Tränen aus. Alles kann sie aus dem Gleichgewicht bringen, sei es eine schlechte Nachricht, ein trauriger Film oder Dinge, die sie persönlich betreffen. Wenn sie über ihre Sorgen mit ihrem Hausarzt oder jemandem, in dem sie eine Vaterfigur sehen, sprechen können, ist alles wieder in Ordnung.

Wenn dieser Zustand nach einem einschneidenden Erlebnis entstanden ist, zum Beispiel durch den Tod des Vaters bzw. der Vaterfigur, können diese emotionalen Schwankungen eine enorme Tiefe erreichen. Im Unterschied zu Pulsatilla sind Probleme bei Graphites-Menschen eng mit dem Selbstwertgefühl verbunden, während Pulsatilla-Menschen mehr auf der Suche nach Liebe und Zuwendung sind.

Hart

Das andere Extrem entwickeln jene Graphites-Menschen, die sehr streng erzogen wurden, oder die in Reaktion auf traumatische Ereignisse gelernt haben, sich zu verhärten.

Im ersten Fall geht es um Menschen, die einfach ihre Arbeit erledigen und kaum darüber nachdenken, warum sie etwas machen,

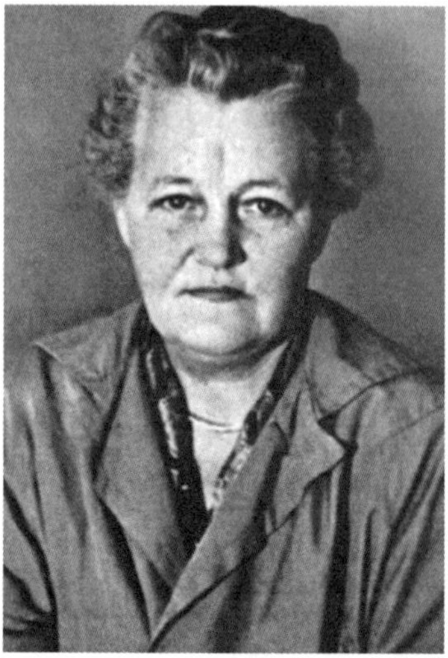

Graphites

bzw. was sie davon halten. Sie treten in die Fußstapfen ihres Vaters oder ihrer Mutter und halten die Tradition in Ehren, auch wenn diese für sie keine Bedeutung mehr hat. Neue Entwicklungen werden mit Skepsis betrachtet und es fällt ihnen schwer, sich neuen Situationen anzupassen. Ihre Reaktion ist dann „Augen zu und durch". Sie schützen sich selbst, indem sie sich nicht aus der Ruhe bringen lassen, und an Materiellem, das sie aufgebaut haben, festhalten.

Tiefere Bedeutung

Graphites-Menschen fragen als Kind schon nach dem Sinn des Lebens und suchen eine tiefere Bedeutung. So, wie sie ihren Vater als Autorität wahrnehmen, erkennen sie, dass es auch noch andere Autoritäten gibt, wie beispielsweise den Lehrer, den Priester oder Gott.

Körperliche Symptome

Graphites ist vor allem aufgrund seiner heilenden Wirkung bei Hautkrankheiten bekannt. Charakteristisch sind Hautrisse, die an verschiedenen Körperstellen auftreten können, doch vor allem hinter den Ohren. Hautausschläge sondern häufig eine gelbliche, klebrige Flüssigkeit ab. Die Finger- und Zehennägel sind oft dick, gelblich und brüchig. Ein besonderes Symptom ist die Taubheit, zu der Graphites-Menschen aufgrund einer Art Verhärtung (Otosklerose) tendieren. Das Gehör verbessert sich durch Lärm.

Graphites-Menschen neigen zu Übergewicht und sind etwas langsam, was sowohl die geistigen als auch die körperlichen Funktionen betrifft. Obwohl sie häufig eine körperliche Tätigkeit verrichten, wirken sich zu schwere Anstrengung oder zu viel Bewegung nachteilig für sie aus. Ihre Knochen zählen ebenfalls zu den anfälligen Körperorganen; sie haben eine Veranlagung zu Osteoporose und anderen Knochenkrankheiten.

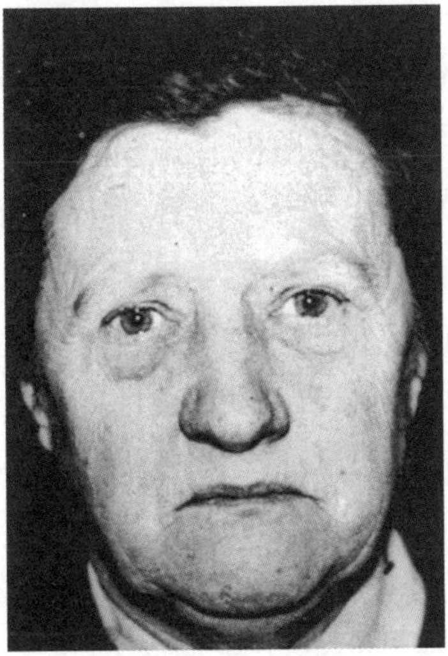

Graphites

Ernährung

Graphites-Menschen haben eine deutliche Vorliebe für Süßigkeiten sowie für „einfache" Speisen. Für exotische Gerichte können sie sich meist nicht begeistern.

Kinder

Graphites-Kinder sind etwas schwerer gebaut, vor allem um den Rumpf, und sie sind im Allgemeinen etwas träge. Das bedeutet jedoch nicht, dass sie zurückgeblieben sind oder nicht gut mitkommen, sondern dass sie einfach mehr Zeit benötigen. Es sind sehr empfindsame Kinder. Sie können Kritik schlecht ertragen und brauchen zusätzliche Ermunterung und Unterstützung.

Auffallend sind ihre Musikalität sowie ihre soziale Einstellung. Wenn sie sich wohlfühlen, sind es angenehme und fröhliche Kinder. Sie werden nicht so schnell die Initiative ergreifen, doch sie gehen selbstsicher ihren eigenen Weg. Wenn ihr Selbstvertrauen erschüttert ist, werden sie schüchtern und ängstlich. Sie haben dann Angst, etwas falsch zu machen, und brechen beim geringsten Anlass in Tränen aus.

Hautprobleme, Ohrentzündungen und Erkältungen sind die am häufigsten auftretenden Beschwerden bei Graphites-Kindern. Wenn das Mittel passt, kann es nicht nur die Haut heilen, sondern auch das Kind wieder vor Selbstsicherheit erstrahlen lassen!

Arzneimittel, die viele Ähnlichkeiten mit Graphites aufweisen, sind Calcium carbonicum, Pulsatilla, Barium carbonicum und Carbo vegetabilis.

Hepar sulfuris

Kalkschwefelleber – Mineralisches Mittel

„Ein schlafender Vulkan und leicht entflammbar“

Herkunft

Hahnemann hat dieses Arzneimittel selbst hergestellt, indem er die zwei bekannten homöopathischen Mittel Calcium carbonicum und Sulfur zusammenfügte und daraus ein neues Mittel kreierte.

Das Bild von Hepar sulfuris-Menschen enthält eindeutig Elemente dieser beiden Mittel, aber hat auch einen völlig eigenen Charakter. Eine chemische Ähnlichkeit mit Calcium sulfuricum ist ebenfalls vorhanden, jedoch sind die Symptome dieser Mittel unterschiedlich.

Hepar sulfuris-Menschen zeigen verschiedene Gesichter, dies umso mehr, wenn sie aus dem Gleichgewicht geraten sind.

Ruhige, freundliche Menschen

Hepar sulfuris-Menschen können nach außen hin ruhig, freundlich und gelassen wirken. So lange alles mehr oder weniger läuft, wie sie sich das vorstellen, ist dies auch der Fall. Die größte Ähnlichkeit weisen sie mit Calcium carbonicum-Menschen auf, obwohl sie meistens etwas schlanker gebaut sind. Es gibt sogar Hepar sulfuris-Menschen, die sich von ihrem Ehepartner völlig dominieren lassen, doch tief im Inneren sitzt der leicht entflammbare Schwefel, das Feuer. Ob die Reibung stark genug ist, um es zu entfachen, hängt von den Umständen und der Person ab. Man sollte allerdings nicht versuchen sie herauszufordern!

Reizbarkeit

Laufen die Dinge nicht nach ihrem Willen, entsteht leicht Gereiztheit. Da Hepar sulfuris-Menschen wissen, wie stark ihre Emotionen sein können, tun sie alles, um diese unter Kontrolle zu halten. Situationen, die sie nicht ertragen, werden sie soweit wie möglich vermeiden. Schließlich können sie die kleinsten Dinge irritieren: Geräusche, Zugluft – für alles suchen sie die Schuld außerhalb und fühlen sich als Opfer.

Calcium carbonicum hat mit mangelnder Selbstsicherheit zu tun und Sulfur mit Selbstliebe. Da Hepar sulfuris-Menschen nicht sicher sind, ob sie sich selbst lieben, kommen sie leicht auf den Gedanken, dass andere sie auch nicht mögen. Dasselbe Thema finden wir bei Calcium sulfuricum. Alles wird ihnen von anderen angetan.

Gehetztheit und Heftigkeit

Wenn sie dieses Gefühl nicht loswerden, beispielsweise durch liebevolle Zuwendung von anderen, dann können Hepar sulfuris-Menschen immer weiter abgleiten. Sie werden immer gehetzter und gereizter. Da sie ununterbrochen wachsam sind, werden sie müde und schließlich so empfindlich, dass es scheint, als würden ihre Nerven bloßliegen. Reize dringen zu stark in sie ein und schmerzen sie geradezu. Als Reaktion darauf können sie dann außer sich geraten und sich heftig verteidigen. Sie suchen die Schuld für ihr Leid bei anderen und begegnen ihnen voller Hass und Neid. Verlieren sie die Kontrolle noch mehr, dann kommt ihr Feuer zum Vorschein und sie werden grob, beleidigend und fluchen.

Hinter diesem Zorn verbergen sich Kummer und mangelnde Selbstliebe. Eigentlich schreien sie nach Hilfe, doch ihr Verhalten lädt nicht gerade dazu ein, ihnen zu helfen. Dadurch wird ihr Zustand immer schlimmer.

In Feuer und Flamme

Das Feuer des Zorns, dass in ihnen wütet, möchten sie zum Ausdruck bringen. Hepar sulfuris-Menschen können das Bedürfnis haben, etwas anzuzünden. Das muss jedoch nicht destruktiv sein, denn sie lieben auch ein schönes Kaminfeuer.

Wenn sie in einem solchen Gemütszustand sind, meiden sie andere Menschen, denn jeder bekommt dann seinen Teil ab. In Gedanken können sie jemanden ermorden. Wenn ihnen ihre Gefühle später bewusst werden, können sie schwermütig werden. Sie erkennen ihre Schwäche und ihr negatives Verhalten, fühlen sich aber zu machtlos, um sich aus eigener Kraft zu verändern.

Glücklicherweise suchen sich diese Menschen meistens Hilfe. Wenn sie dann einen Homöopathen konsultieren und eine Gabe Hepar sulfuris erhalten, ist es sehr wahrscheinlich, dass „das Feuer mit Kalk gelöscht wird“ und das Gleichgewicht in diesem Menschen wiederhergestellt wird.

Körperliche Symptome

Auffallend an Hepar sulfuris-Menschen ist ihre enorme Kälteempfindlichkeit. Selbst im Sommer tragen sie noch dicke Kleidung oder haben das Bedürfnis einzuheizen. Vor allem trockene Kälte ist schlecht für sie, genauso wie Zugluft und Klimaanlagen. Sie bekommen schnell eine Erkältung oder Halsschmerzen. Selbst wenn ein Körperteil nicht von der Bettdecke zugedeckt ist, können sie schon krank werden.

Hepar sulfuris-Menschen leiden bei verschiedenen Beschwerden unter splitterartigen Schmerzen, zum Beispiel bei Nebenhöhlenentzündungen oder bei Husten. Sie empfinden die Schmerzen als etwas Schreckliches und können sie absolut nicht ertragen: sie wollen nicht leiden. Auch Hautkrankheiten kommen bei diesem Typus häufig vor, oft begleitet von eiternden Prozessen wie Furunkeln, eiternden Drüsen, Abszessen und dergleichen.

Ernährung

Hepar sulfuris-Menschen lieben Saures, mehr noch in Form von Essig als von Zitronen, sowie Longdrinks mit Alkohol.

Kinder

Hepar sulfuris-Kinder haben ein starkes Bedürfnis nach Wärme und Liebe, doch sie tun sich schwer damit, dies direkt zu zeigen. Wenn sie genügend Zuwendung bekommen, dann werden sie sich zu ausgeglichenen Menschen entwickeln. Die Stabilität von Calcium carbonicum und das Feuer von Sulfur bilden zusammen eine gute Kombination.

Wenn sie sich im Stich gelassen fühlen, werden sie frustriert und machen auf eine negative Weise auf sich aufmerksam, um Liebe und Zuwendung zu erhalten. Das Traurige daran ist, dass ihr Verhalten nicht verstanden wird, sondern negative Reaktionen hervorruft. Dies verschlechtert wiederum ihr Selbstbild - ein Teufelskreis.

Zum Glück kann ein Homöopath hier helfen, wobei die körperlichen Symptome oft der Schlüssel für die Verschreibung von Hepar sulfuris sind.

Hyoscyamus niger

Schwarzes Bilsenkraut

Pflanzliches Mittel (Fam.nat. Solanaceae)

„Aufmerksamkeit um jeden Preis – Spaß muss sein“

Herkunft

In vielerlei Hinsicht ist diese Pflanze unberechenbar. Sie wächst auf Schutt oder auf brachliegendem Gelände; einmal sieht man ganz viele Pflanzen, im nächsten Moment ist keine einzige zu finden! Einer der Inhaltsstoffe, Hyoscyamin, wird als Schmerz- und Betäubungsmittel verwendet. Früher stellte man daraus einen Balsam gegen Rheumabeschwerden her. Neben Belladonna und Stramonium zählt Hyoscyamus zu den bekanntesten Nachtschattengewächsen, die als homöopathische Mittel angewendet werden.

Lebendig, fröhlich und witzig

Hyoscyamus-Menschen sind lebendig und treten in Gesellschaft gerne in den Vordergrund. Meistens sind sie fröhlich und ziehen die Aufmerksamkeit auf sich, denn sie lieben es zu scherzen, am liebsten ein bisschen pikant, und haben immer eine Antwort parat. Unter den Clowns, Harlekins und Kabarettisten sind mit Sicherheit einige Hyoscyamus-Menschen zu finden, denn sie treten gerne als Conférencier oder auch als Tänzer oder Sänger auf.

Verlangen nach Aufmerksamkeit

Hyoscyamus-Menschen geht es vor allem um Aufmerksamkeit – da blühen sie auf. Sie brauchen davon mehr als die meisten anderen Menschen, da es für sie eine Form der Zuwendung und Liebe ist, ohne die sie nicht leben können und wofür sie auch alles tun werden. Wenn sie allein sind, fühlen sie sich schnell einsam und haben dann die Neigung sich zurückzuziehen.

Hier sehen wir eine Analogie zur Pflanze. Hyoscyamus wächst mit wenig Gesellschaft von anderen Pflanzen auf trockenem, verlassenem

Boden, der nicht viel zu bieten hat. Sie sind es gewohnt, ohne Schutz zu leben und müssen selbst die Initiative ergreifen, um die Aufmerksamkeit auf sich zu lenken, da sie sie nicht von selbst erhalten.

Fantasiewelt

Hyoscyamus-Menschen sind glücklich, solange sie zu anderen Kontakt haben und sich geliebt fühlen. Ist dies nicht der Fall, weil sie entweder zu lange allein waren oder abgewiesen wurden, dann können sie auf zwei verschiedenen Arten reagieren: Sie schaffen sich ihre eigene Welt oder versuchen auf unterschiedliche Weise die Aufmerksamkeit auf sich zu ziehen.

Wenn sich Hyoscyamus-Menschen zurückziehen, merkt man davon oft nichts. Sie sind still und starren vor sich hin. Manche sind ganz auf etwas fixiert, zum Beispiel auf ihre Finger, oder sie zählen ununterbrochen Dinge. Ein charakteristisches Symptom von Hyoscyamus ist das Zupfen an einem Pullover, einer Decke, etc. oder das Fangen von imaginären Fusseln.

Dieses Bild kann zwar in jedem Alter entstehen, doch bei älteren, alleinstehenden Menschen tritt es häufiger auf. Im Laufe der Zeit können sie wirklich weltfremd werden und die psychische Störung kann solche Ausmaße annehmen, dass sie nicht mehr selbstständig leben können. Möglicherweise lässt sich die Entwicklung durch die Begleitung und Zuwendung eines homöopathischen Arztes noch umkehren. In der Geriatrie sowie in der Psychiatrie für ältere Menschen ist Hyoscyamus von großer Bedeutung.

Übertriebene Aufmerksamkeit

Eine Art, um diese Aufmerksamkeit zu erlangen, besteht darin, den Verrückten zu spielen oder ein negatives Verhalten an den Tag zu legen. Jede Aufmerksamkeit ist für sie besser als keine Aufmerksamkeit. Wenn Hyoscyamus-Menschen nicht gelernt haben, herzliche Kontakte zu Menschen herzustellen und Liebe mit Sexualität verwechseln, dann können sie schamlos aufdringlich werden. Sie verwenden dann beispielsweise anstößige Ausdrücke, singen obszöne Lieder oder tragen gewagte Kleidung. Es geht ihnen dabei nicht so sehr um die sexuellen Handlungen, sondern um die Aufmerksamkeit, die sie erregen möchten. Das kann bis zum Exhibitionismus führen. Sie tun nichts Böses, können andere aber ziemlich schockieren. Ihr Ziel besteht jedoch immer darin, die Aufmerksamkeit auf sich zu ziehen.

Abweisung

Das zugrunde liegende Problem ist, dass Hyoscyamus-Menschen sich schnell abgewiesen fühlen. Es fällt ihnen schwer, sich selbst zu lieben, und sie suchen die Bestätigung von außen. Wenn ein anderer mehr Aufmerksamkeit erhält als sie, dann kann das für sie ein Zeichen sein, dass sie nicht geliebt bzw. dass sie im Stich gelassen werden. Selbst der geringste Anlass kann ihnen das Gefühl geben, dass eine Freundschaft beendet sei. Eine Abweisung in der Liebe kann sie verrückt vor Kummer machen. Das kann so weit gehen, dass sie nicht nur gegenüber anderen ein aggressives Verhalten zeigen, sondern auch gegen sich selbst. Neid und Misstrauen werden bei ihnen schnell geweckt und ihre Reaktionen sind so unberechenbar und heftig wie ihr Gefühlsleben.

Körperliche Symptome

Hyoscyamus hat großen Einfluss auf das Nervensystem. Erkrankungen, die mit Muskelkrämpfen und unwillkürlichen Bewegungen einhergehen, passen zu diesem Bild. Eine Überempfindlichkeit der Sinnesorgane äußert sich zum Beispiel dadurch, dass Blumendüfte nicht mehr ertragen werden. Bei Hyoscyamus-Menschen kann dadurch sogar Schwindel hervorgerufen werden. Auch Epilepsie ist eine Krankheit des Nervensystems, die mit Hyoscyamus behandelt werden kann, sofern das Mittel bei diesem Menschen angezeigt ist.

Eine weitere körperliche Beschwerde ist ein (trockener) Husten, der oft mit Nervosität verbunden ist und bei dem es aufgrund von Verkrampfungen zu Atemnot kommen kann. Liegen verschlimmert die Beschwerden, während sich der Husten durch Aufsetzen wesentlich bessert.

Wenn Hyoscyamus-Menschen nicht die Möglichkeit haben, ihre Gefühle zu äußern, so kann diese Unterdrückung zu Schlafstörungen führen, da ihre Gedanken nicht mehr zur Ruhe kommen. Durch emotionale Aufregung können sogar Entzündungen entstehen, zum Beispiel an der Gebärmutter. Wenn das Nervensystem versagt, können Blase und Darm gelähmt werden, wobei Harn und Stuhl unwillkürlich abgehen.

Ernährung

Sehr typisch für diese Menschen ist ihre Abneigung gegen Wasser! Dieses Symptom kommt nur selten vor und lässt darum jeden Homöopathen an Hyoscyamus denken. Reizende Speisen sollten besser vermieden werden, da Hyoscyamus-Menschen nicht gut darauf reagieren.

Kinder

Hyoscyamus-Kinder sind munter und fröhlich. Solange sie der Meinung sind, genügend Liebe von ihren Eltern zu erhalten, können sie ruhig und gehorsam sein. Sie lieben es, aufzutreten, den Clown zu spielen, zu tanzen und zu singen. Erst wenn sie sich vernachlässigt fühlen, benötigen sie die homöopathische Arznei Hyoscyamus. Oft ist das nach der Geburt eines Brüderchens oder Schwesterchens der Fall, aber es kann auch durch eine Scheidung verursacht werden. Wenn ein Elternteil geht, können Hyoscyamus-Kinder glauben, dass sie nicht mehr geliebt werden. Sie werden still und unzugänglich, doch sie können auch heftige Ausbrüche von Eifersucht und Zerstörungswut bekommen.

Sobald man das Arzneimittelbild von Hyoscyamus erkennt – und dabei ist die Geschichte der Eltern von großer Bedeutung - kann das Gleichgewicht wiederhergestellt werden. Im Grunde ihres Herzens wollen Hyoscyamus-Kinder anderen nichts Böses tun, sie suchen nur nach Liebe und Aufmerksamkeit.

Ignatia amara

Ignatiusbohne

Pflanzliches Mittel (Fam.nat. Loganiaceae)

„Hohe Erwartungen an die Liebe“

Herkunft

Ignatia wird aus den fein pulverisierten Samen des auf den Philippinen vorkommenden Ignatius-Bohnenbaumes gewonnen und ist nach Ignatius von Loyola, dem Gründer des Jesuitenordens, benannt. Die wirksamen Bestandteile sind Strychnin und Bruzin, die hauptsächlich auf das Nervensystem einwirken. Ignatia gehört zur selben Pflanzenfamilie wie Nux vomica und Gelsemium, die ebenfalls beide Strychnin enthalten. In seiner Wirkung reiht sich Ignatia zwischen die beiden anderen Mittel ein. Was die Intensität betrifft, ist Ignatia heftiger als Gelsemium, jedoch weniger explosiv als Nux vomica. Man kann von einer unterdrückten Heftigkeit sprechen, die abhängig von der Situation nach innen schlagen oder in launenhaften Ausbrüchen ihren Weg nach außen finden kann.

Idealistisch und empfindlich

Ignatia-Menschen sind empfindsam und haben hohe Erwartungen und Ideale, vor allem wenn es um Liebesbeziehungen geht. Wenn sie sich für etwas einsetzen, dann machen sie das mit Leib und Seele. Ignatia-Menschen können sehr exakt und sachlich erscheinen, doch darunter verbirgt sich viel echtes Mitgefühl. Die Gefühlsseite ist bei ihnen immer vorhanden, mit Widerspruch tun sie sich schwer und sie wissen genau, was sie wollen. Sie ertragen keine groben Worte und Kränkungen. Nux vomica kann darauf direkt reagieren, doch Ignatia nicht, denn sie möchten nichts damit zu tun haben. Wie Staphisagria-Menschen können sie Kritik schlecht ertragen und werden mit Kränkungen und Beleidigungen nicht fertig.

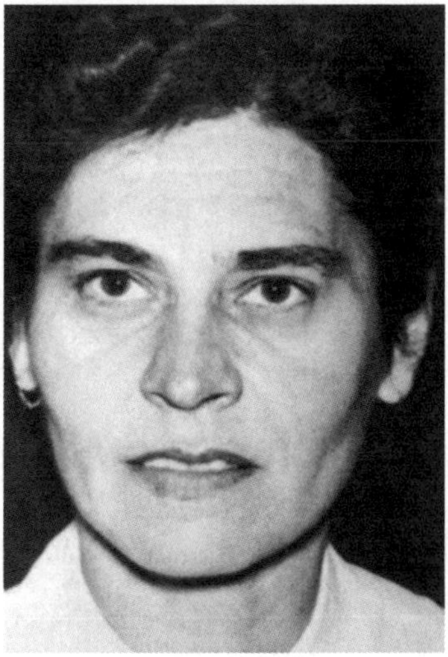

Ignatia amara

Liebe

Ignatia-Menschen sind immer auf der Suche nach dem idealen Lebenspartner. Wenn sie diesen Menschen gefunden haben, werden sie sich völlig für diese Beziehung einsetzen. Sie können sich nicht vorstellen, dass ihr Partner anders darüber denkt. Wenn sie ihren Partner durch den Tod verlieren oder dadurch, dass die Beziehung zerbricht, können sie das nicht glauben. Da sie diese Realität nicht akzeptieren, bleibt ihr Kummer bestehen.

Unterdrückte Gefühle

Da Ignatia-Menschen den Kummer nicht ertragen, unterdrücken sie ihn, damit sie ihn nicht mehr fühlen können. Äußerlich merkt man ihnen davon nichts an. Sie können sogar lachen und fröhlich sein, während in ihrem Inneren eine große Wunde klafft. Wenn sie dann an ihren Kummer erinnert werden, ist es, als ob ein Vulkan ausbricht, und der unterdrückte Kummer kommt explosionsartig zum Vorschein.

Man sollte dann nicht versuchen, sie zu trösten, denn sie möchten nicht an ihren Kummer erinnert werden; sie wollen ihn wieder wegstecken, damit sie ihn nicht mehr fühlen! Starke, ausgeglichene Ignatia-Menschen, die von Kummer, Kränkung oder Sorgen betroffen sind, können sich in launische Menschen verwandeln. Ganz plötzlich und unerwartet können Emotionen zum Vorschein kommen und wieder verschwinden. Man kann nicht voraussagen, wann das geschieht.

Mit wiederholtem Seufzen und Gähnen versuchen sie, diese emotionalen Spannungen loszuwerden. Dabei haben sie das Gefühl, als ob ein Klumpen in ihrem Hals stecke; das ist ihr unterdrückter Kummer.

Selbstvertrauen

Ein wichtiges Thema bei Ignatia-Menschen ist ihr Selbstvertrauen. Ihr Gewissen ist so stark entwickelt, dass sie schnell denken, sie hätten etwas nicht gut genug gemacht, wo sie sich doch so bemühen! Aus diesem Grund ertragen sie auch Kritik nur schwer und können davon wirklich krank werden. Damit andere eine gute Meinung von ihnen haben, können sie sich ein sehr nettes oder auch ein kindisches Verhalten aneignen. Auch in dieser Hinsicht liegt Ignatia zwischen Nux vomica-Menschen, die sich kräftig wehren, und Gelsemium-Menschen, die vor Schreck erstarren.

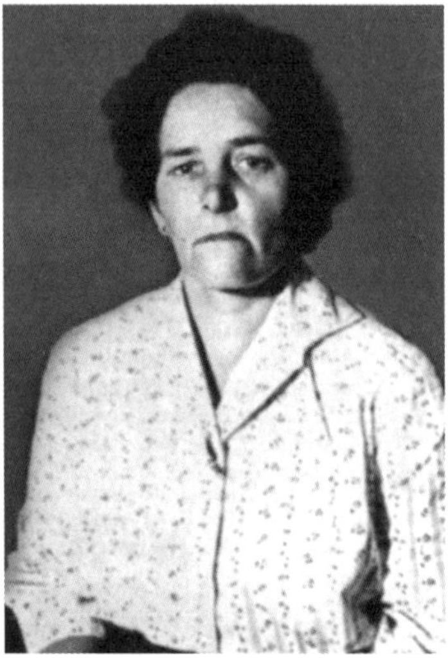
Ignatia amara

Psychosomatische Krankheiten

Obwohl sich Ignatia-Menschen vor unheilbaren Krankheiten fürchten und schnell das Gefühl bekommen, dass sie etwas Schlimmes haben, bleiben sie meist von ernsthaften körperlichen Erkrankungen verschont. Viele Beschwerden wie Husten, Stimmverlust, Muskelzittern und sogar Lähmungserscheinungen sind die Folge unterdrückter Emotionen. Sie können ihre Gefühle so unterdrücken, dass sie buchstäblich gar nichts mehr fühlen, wie beispielsweise bei einigen Nervenleiden. Natürlich kann dies auf Dauer auch körperliche Symptome nach sich ziehen. Auf jeden Fall ist Ignatia in der Lage, viele Beschwerden zu lindern und emotionale Erleichterung zu bringen.

Körperliche Symptome

Auch im körperlichen Bereich sehen wir widersprüchliche und veränderliche Symptome, wie Übelkeit, die durch Essen gebessert wird, Husten, der durch Essen gelindert wird, und ein Leeregefühl im Magen, das nach dem Essen nicht verschwindet, usw.

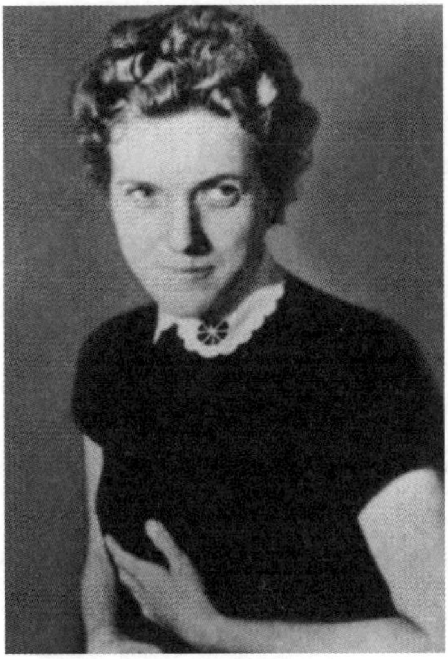

Ignatia amara

Nach Kummer können verschiedene Symptome auftreten, zum Beispiel Stimmverlust oder Lähmungen, aber auch Schlaflosigkeit und Appetitlosigkeit. Ignatia ist eines der Mittel, die bei Anorexia nervosa helfen können. Ein typisches Symptom von Ignatia ist Schweiß, der ausschließlich im Gesicht auftritt.

Ernährung

Ignatia-Menschen lieben Obst, Käse, Saures und Brot. Sie ertragen keinen Tabakgeruch, vor allem nicht den der anderen, und keinen Kaffee.

Kinder

Ignatia-Kinder sind sensible, aufmerksame Kinder, die sehr mitfühlend sein können, aber auch genau wissen, was sie wollen. Es sind idealistische Kinder, die zum Beispiel Projekte gegen Tiermisshandlungen unterstützen und ganz darin aufgehen. Sie gehen bis ans Äußerste, um ein solches Projekt zu verwirklichen, und sind sehr enttäuscht, wenn etwas misslingt. Das nehmen sie sich sehr zu Herzen.

Sie geben immer ihr Bestes, um keine Fehler zu machen und nicht kritisiert zu werden. Auf Kritik können sie sehr emotional reagieren und davon sogar krank werden. Um diese zu vermeiden und um ihre Unsicherheit zu verbergen, können sie vorgeben, jünger zu sein, als sie in Wirklichkeit sind.

Bei Kummer kommt die Ignatia-Empfindlichkeit zum Vorschein. Entweder stecken sie ihn weg und lassen sich nichts anmerken oder sie bekommen Heulkrämpfe, die sie nicht mehr stoppen können. Trost macht alles nur noch schlimmer, denn sie möchten das selbst wieder in den Griff bekommen. Dafür brauchen sie Ruhe und müssen allein sein.

Kalium bichromicum

Kaliumbichromat – Mineralisches Mittel

„Eine glänzende Bilderbuchfamilie“

Herkunft

Kalium bichromicum ist eine Verbindung von Kalium und Chrom. In dieser Kombination findet man Merkmale von Kalium, wie Pflichtbewusstsein („Man tut, was sich gehört.“), und von Chrom, das etwas mit schönem Aussehen zu tun hat. Als homöopathisches Mittel ist es vor allem für seine Wirkung bei Erkältungen mit Nebenhöhlenentzündungen bekannt. Heute weiß man auch mehr über den Typ Mensch, zu dem diese Arznei passt.

Alles für die Familie

Kalium bichromicum-Menschen sind echte Familienmenschen und ihr ganzes Tun hat damit auf irgendeine Weise zu tun. In erster Linie arbeiten sie, um Geld für ihren Partner und die Kinder zu verdienen. Als Mutter werden sie alles daran setzen, aus ihrer Familie eine Bilderbuchfamilie zu machen. Sie selbst haben keine großen Ambitionen, Karriere zu machen, da die Betreuung ihrer Nächsten für sie oberste Priorität besitzt. Ihr Motto lautet: „Die Familie ist die Basis der Gesellschaft.“

Die Probleme der Familienmitglieder betrachten sie als ihre eigenen, doch die Sorge ist meist praktischer Natur. Körperliche Gesundheit und vor allem die materielle Versorgung sind für sie wichtig. Soweit es in ihrer Macht liegt, ist das Finanzielle gut geregelt. Alles sieht bei ihnen piekfein aus und sie mögen schöne Dinge, gutes Essen, ordentliche Kleidung und ein schönes Auto.

Konservativ

Kalium bichromicum-Menschen haben es gerne so, wie es früher war. Sie sind konservativ und halten Familientraditionen in Ehre.

Dadurch können ihre Ideen altmodisch wirken. Auf der anderen Seite halten Sie am Guten fest und bieten ihren Kindern eine sichere Basis. In dieser Hinsicht sind sie gute Eltern, auf die sich die Kinder verlassen können und die immer für sie da sind.

Verschlossen

Kalium bichromicum-Menschen haben eine ruhige Art und sind gern allein. Diese Menschen vermeiden lärmende Gesellschaften und wollen bei ihrer Arbeit nicht gestört werden. Sie nähern sich anderen Menschen korrekt, vorsichtig und möglicherweise etwas förmlich. Ein typisches Hobby von Kalium bichromicum-Männern ist das Angeln. Im Anschluss daran besuchen sie gerne ein Café, dies aus Gewohnheit und nicht um zu feiern. Der gefangene Fisch wird natürlich erst zu Hause im Kreis der Familie gegessen!

Kalium bichromicum-Frauen möchten am liebsten zu Hause arbeiten, vor allem, wenn sie Kinder haben, denn: „Wenn die Kinder heimkommen, gehört es sich, zu Hause zu sein."

Ausschweifend

Auffallend bei Kalium bichromicum-Menschen ist ihre ausschweifende Sprache. Wenn sie etwas erzählen, gehen sie bis ins letzte Detail. Nicht, weil sie so gerne reden, sondern weil sie präzise sein und nichts vergessen möchten. Erst nach ein paar Gläsern Bier, das ihnen besonders gut schmeckt, fällt ihnen das Reden leichter und sie werden ungezwungener.

Körperliche Symptome

Dieselbe „Weitschweifigkeit" können wir bei vielen Ausscheidungen beobachten. Der Auswurf oder das Nasensekret sind oft fadenziehend und sehr elastisch. Kalium bichromicum ist das erste Mittel bei Kieferhöhlenentzündungen mit dieser Form der Absonderung. Eine Erkältung kann leicht in eine Nebenhöhlenentzündung übergehen, wozu unter anderem der zähe Schleim, der die engen Durchgänge der Nebenhöhlen verschließt, beiträgt.

Weitere Schwachstellen sind der Magen sowie die Gelenke. Es ist kennzeichnend für Kalium bichromicum, dass Schmerzen schnell entstehen und genauso schnell wieder verschwinden.

Obwohl die Gelenksschmerzen von einer Stelle zur anderen wandern, treten sie stets zur selben Zeit auf. Wenn jemand sagt, er habe jeden Tag zur selben Zeit Schmerzen, denkt man gleich an dieses besondere Mittel. Auch hierin scheinen Kalium bichromicum-Menschen ihren Gewohnheiten treu zu bleiben! Die schlimmste Zeit ist für sie 3 Uhr nachts, wie bei den meisten Kalium-Menschen (siehe Kalium carbonicum).

Kalium bichromicum ist ein wichtiges Mittel gegen Magengeschwüre, vor allem dann, wenn Menschen ihre Schmerzen genau lokalisieren können. Eine häufig Ursache hierfür sind Sorgen um die Familie. Abgesehen von einigen Hauptsymptomen gibt die Zunge oft zusätzliche Hinweise für dieses Mittel. Auf der Zunge kann das Gefühl eines Haares vorhanden sein und bei der Untersuchung kann die Zunge rot, glatt und glänzend sein oder aber einen dicken, gelben Belag aufweisen.

Ernährung

Kalium bichromicum-Menschen lieben Bier, obwohl sie es nicht so gut vertragen und Magenbeschwerden davon bekommen können; manchmal sind sie sogar allergisch dagegen. Fleisch lieben sie oder sie verabscheuen es.

Kinder

Kalium bichromicum-Kinder sind Gewohnheitstiere. Sie sind zwar nicht so starr wie Cuprum-Kinder, doch sie sind genauso beharrlich in ihren Vorstellungen, wie etwas zu sein hat. Sie können sich gut allein beschäftigen und haben eine Abneigung gegen gesellschaftliche Verpflichtungen. Sie müssen ihren eigenen Weg gehen können. Im Allgemeinen sind sie freundlich, ruhig und etwas reserviert. Sie lieben schöne Dinge und passen daher gut auf ihre Spielsachen auf.

Der Grund für einen Besuch beim Homöopathen sind meist chronische Erkältungen mit zähem, fadenziehendem oder grünem Schleim sowie Mittelohrentzündungen. Wenn das Trommelfell perforiert, wird ebenfalls zäher Schleim abgesondert. Die Erkältung kann auch in eine Bronchitis oder sogar in Asthma übergehen. Wenn Kalium bichromicum zu einem Kind passt, können diese Krankheiten damit geheilt werden.

Kalium carbonicum

Pottasche – Mineralisches Mittel

„Väterlich und pflichtbewusst. Das gehört sich nun einmal so!"

Herkunft

Bei Kalium carbonicum handelt es sich um ein Kaliumsalz. Kalium ist eines der häufigsten Elemente im Pflanzenreich. Im Altertum hat man dieses Mineral aus pflanzlicher Asche gewonnen, die sogenannte Pottasche. Daher stammt auch der ursprüngliche Name Potassium. Im menschlichen Körper kommt Kalium vor allem in den Zellen vor. Kohlenstoff (Carbon) bildet die Grundlage für alle biochemischen Verbindungen und ist ein besonderes Element. Es ist die stabile Basis in allen lebenden Organismen, ebenso wie Kalium carbonicum-Menschen eine zentrale Rolle in unserer Gesellschaft spielen.

Praktisch veranlagte Familienmenschen

Kalium carbonicum-Menschen sind praktisch veranlagt und in dieser Hinsicht ähneln sie Nux vomica-Menschen - „Taten statt Worte" ist ihr Motto. Sie tun alles, da es sich nun einmal so gehört – das ist ihr Pflichtbewusstsein. „Man muss für seinen Lebensunterhalt arbeiten, und was man tut, sollte man gut machen." Aus dieser Einstellung beziehen sie ihr Selbstwertgefühl.

Ihr genau abgesteckter Tätigkeitsbereich kann in jedem Fachgebiet liegen, ist jedoch meist von praktischer Art. Sie möchten wissen woran sie sind und überschreiten nicht gern ihre Grenzen. Wie alle Kalium-Menschen haben sie eine besondere Beziehung zu ihrer Familie. Als Eltern fühlen sie sich äußerst verantwortlich, vor allem auf materiellem Gebiet. Sie erfüllen die väterliche Rolle und motivieren ihre Kinder auf ihrem Weg in die Gesellschaft.

In mancher Hinsicht ähneln sie Kalium bichromicum-Menschen, doch sie haben nicht so sehr das Bedürfnis nach einer Bilderbuchfamilie, denn Äußerlichkeiten sind ihnen nicht wichtig.

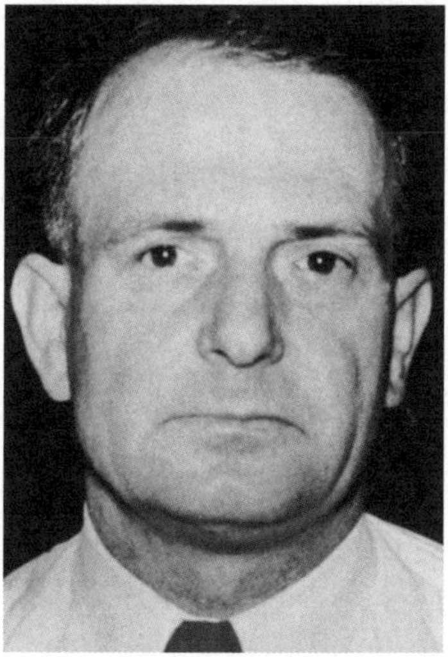

Kalium carbonicum

Sachlich

Kalium carbonicum-Menschen sind nüchtern und sachlich. Für sie ist alles deutlich, auch wenn die Dinge manchmal nicht ganz so klar liegen. Sicherheiten und Regeln geben ihnen Halt und daher fällt es ihnen nicht schwer, sich an Regeln zu halten: „Das gehört sich nun einmal so.“ Das ist anders als bei Cuprum-Menschen, die sich krampfhaft an Regeln festhalten, oder bei Mercurius-Menschen, die wütend werden können, wenn Regeln übertreten werden. Kalium carbonicum-Menschen ärgern sich zwar, doch sie regen sich weniger auf. Ideale Berufe für sie sind zum Beispiel Buchhalter, Wirtschaftswissenschaftler oder auch Polizist - alles Berufe, in denen Nüchternheit und Klarheit ohne eigene Interpretation gefragt sind. Kalium carbonicum-Menschen brauchen materielle Sicherheit und Geborgenheit, am liebsten innerhalb der Familie, dann funktionieren sie am besten. Sie sind keine Einzelgänger. Am liebsten haben sie Menschen um sich und können sich unbehaglich fühlen, wenn sie allein sind.

Unsicherheit in der Dunkelheit - was könnte da alles sein? - und eine unsichere Zukunft können ihnen Angst einjagen, denn sie haben die Dinge gerne unter Kontrolle.

Sensibel

Obwohl Kalium carbonicum-Menschen äußerlich stark und ruhig wirken - sie fragen nicht gern um Hilfe - sind sie in Wirklichkeit sehr sensibel. Sie erschrecken leicht und fühlen die Angst in der Magengegend. Ein weiterer empfindlicher Punkt ist ihre Beziehung zu den Familienmitgliedern. Wenn Uneinigkeit herrscht, dann lassen sie sich nicht gern auf eine Konfrontation ein, denn die Familie ist ihre Grundlage. Nachts jedoch träumen sie davon, dass sie große Streitigkeiten mit ihr ausfechten. Die von ihnen gezeigten Emotionen sind möglicherweise nicht heftig, doch innerlich können sie kochen!

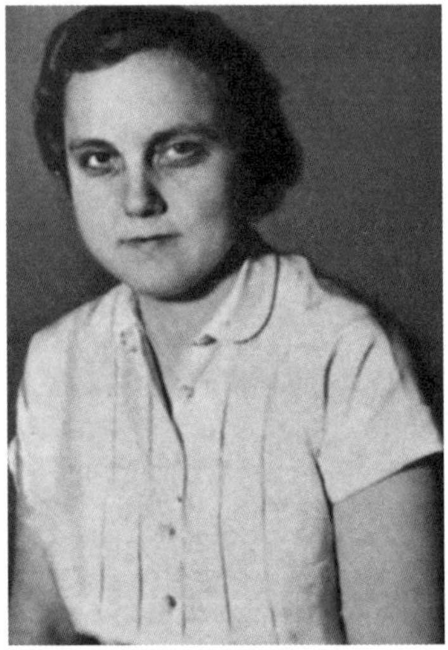

Kalium carbonicum

Körperliche Symptome

Der Bewegungsapparat ist bei Kalium carbonicum-Menschen anfällig, da sich die innere Kontrolle häufig als körperliche Steifheit manifestiert. Dies kann steife Gelenke sowie einen steifen, schmerzhaften Rücken zur Folge haben. Ischiasschmerzen kommen bei Kalium carbonicum-Menschen regelmäßig vor. Ein hoher Blutdruck kann ebenfalls eine Folge dieser inneren Kontrolle sein.

Gemäß der indischen Medizin hat der unterste Teil des Rückens mit dem ersten Chakra zu tun, das wiederum einen Bezug zur Grundsicherheit hat. Schmerzempfindliche Fußsohlen sollen ebenfalls damit zu tun haben, da wir mit den Fußsohlen Kontakt zur Erde halten. Kalium carbonicum-Menschen sind manchmal an einer Schwellung der oberen Augenlider zu erkennen, vor allem an der Nasenseite. Dabei können richtige „Wassersäcke“ vorhanden sein. Dieses Symptom weist möglicherweise auf Nierenprobleme hin, die mit Kalium carbonicum geheilt werden können, sofern diese Störung noch nicht zu lange besteht. Auch an den Füßen bzw. manchmal nur an einem Fuß können sich Ödeme entwickeln.

Bei Kalium carbonicum-Frauen können verschiedene prämenstruelle Beschwerden auftreten, wie beispielsweise geschwollene Brüste, allgemeine Schwäche, Müdigkeit und Gereiztheit. Ein geblähter Bauch, schmerzhafte Hämorrhoiden sowie Verstopfung im Wechsel mit Durchfall können ebenfalls auf dieses Mittel hinweisen.

Charakteristisch für alle Kaliumarten ist die Verschlimmerung zwischen 2 und 4 Uhr nachts. Der Magen, aber auch der Rücken können dann schmerzen, was Kalium-Menschen erwachen lässt. Im Allgemeinen sind Kalium carbonicum-Menschen zugempfindlich.

Ernährung

Meist haben Kalium carbonicum-Menschen ein starkes Verlangen nach Süßem, obwohl es nicht so gut für ihren Darm ist.

Kinder

Kalium carbonicum-Kinder sind sachlich und präsent, ohne sich dabei aufzudrängen. Sie tun, was sie tun müssen, und sind dabei sie selbst. Im Unterschied zu Calcium carbonicum-Kindern haben sie keine ausgeprägten Ängste, allerdings brauchen sie schon eine sichere Basis. Zum Beispiel haben sie gerne einen Elternteil in ihrer Nähe und beim Einschlafen brauchen sie Licht. Sie können zwar reizbar sein, doch sie sind weniger stur als beispielsweise Nux vomica- oder Chamomilla-Kinder.

Meistens weisen die körperlichen Beschwerden auf dieses Arzneimittel hin.

Lac delphinum

Delfinmilch als homöopathisches Mittel

„Eine verspielte Familie"

Herkunft

Vor 2000 Jahren setzten die römischen Ärzte Hundemilch als Heilmittel ein. Lac caninum, die entsprechende homöopathische Arznei, zählte auch zu Hahnemanns wichtigen Mitteln. Im Bild von Lac caninum finden wir Charakterzüge des Hundes wieder, wie die Anpassung an hierarchische Strukturen und die Reaktion auf Kränkungen. Vor ungefähr zehn Jahren entschloss man sich, die Milch verschiedener Säugetiere zu untersuchen, da Milch als ein sehr charakteristischer Stoff der jeweiligen Tierart betrachtet wird. Zur Beschreibung des Charakters bestimmter Personen zieht man den Vergleich zwischen Tieren und Menschen heran. Es scheint, als gebe es zwischen einigen Tieren und bestimmten Menschentypen Übereinstimmungen.

Arzneimittelprüfungen

Um ein homöopathisches Mittel kennenzulernen, werden Arzneimittelprüfungen durchgeführt. Bei dieser von Hahnemann entwickelten, wissenschaftlichen Forschungsmethode erhalten gesunde Personen eine definierte Gabe eines ihnen nicht bekannten homöopathischen Arzneimittels. Im Laufe der Zeit werden sie über die Symptome befragt, die sie nach der Einnahme des Mittels entwickelt haben. Bei modernen Arzneimittelprüfungen erhält die Hälfte der Gruppe ein Placebo (Substanz ohne arzneilichen Wirkstoff), wobei der Prüfungsleiter nicht weiß, wer das Arzneimittel und wer das Placebo erhalten hat. Durch diese Vorgangsweise steht er der Arznei neutral gegenüber, wie es einer wissenschaftlichen Untersuchung entspricht.

Mehrere Prüfungen

Lac delphinum ist die Milch des Großen Tümmlers (bottlenose dolphin). Nancy Herrick, eine amerikanische Homöopathin, führte damit die ersten Prüfungen durch. Anlässlich des Kongresses der internationalen homöopathischen Liga in Amsterdam wurde diese Prüfung von Kees Dam, einem homöopathischen Arzt aus Amsterdam, wiederholt.

Die ausschlaggebende „Prüfung" ist natürlich die Heilung eines Patienten. Inzwischen wurden schon viele Menschen mit Lac delphinum erfolgreich behandelt, sodass nun Näheres über den entsprechenden Menschentypus bekannt ist.

Gelassenheit, selbst bei Gefahr

Lac delphinum-Menschen sind gelassene, ruhige Menschen. Viele Prüfer spürten eine ungewöhnliche Ruhe, nachdem sie das Mittel eingenommen hatten – eine Ruhe, die nicht einmal durch drohende Gefahr gestört werden konnte. Das Bild erinnert an einen Delfin, der unerschütterlich bleibt, obwohl das Meer viele Gefahren birgt. Kleinere und junge Delfine sind nicht selten Opfer hungriger Haie. Das Bewusstsein der Gefahr ist zwar vorhanden, doch es jagt ihnen nicht so viel Angst ein wie den meisten Menschen unter „ähnlichen" Umständen.

Spielerisch

Ein gewisser Übermut und eine Lockerheit sind für diesen Menschentypus charakteristisch. Sie regen sich nicht so leicht über etwas auf und nehmen Sorgen nicht so schwer. Das hat – vor allem für sie selbst – positive Auswirkungen. Diese Verhaltensweise kann auf andere gleichgültig wirken, was sie aber nicht sind. Es hat mehr damit zu tun, dass menschliche Sorgen sie einfach weniger bewegen. Auf der anderen Seite können sie nicht so gut für sich selbst eintreten. Sie haben von Natur aus nichts Aggressives an sich und lassen daher Dinge zu, die nicht gut für sie sind. Einer meiner Patienten, der auf dieses Mittel gut reagiert hatte, erzählte mir, dass er sehr böse werden konnte, wenn er Bilder von jungen Robben sah, die totgeschlagen wurden, und von der Jagd auf ... Delfine!

Aufgeschlossen

Lac delphinum-Menschen sind Phosphorus-Menschen in gewisser Hinsicht ähnlich. Sie sind ebenso aufgeschlossen und verfügen nicht selten über hellseherische Fähigkeiten. Der wichtigste Unterschied ist, dass Phosphorus-Menschen sich ihren Mitmenschen sehr verbunden fühlen, während sich Lac delphinum-Menschen frei fühlen. Bei letzteren ist es mehr eine allgemeine Verbundenheit, eine Verbundenheit mit der Natur. Hier kommt der Delfin deutlich zum Vorschein. Mit seinem Sonar untersucht er das Meer und nimmt Dinge wahr, die normalen Sinnesorganen verborgen bleiben, ohne sich an etwas zu binden. Er ist mehr mit der gesamten Natur verbunden als mit einer einzelnen Gruppe.

Heilung

Die Nase ist bei Delfinen ein empfindliches Organ; dies trifft auch auf den Menschentypus zu, der dieses Arzneimittel benötigt. Neben Beschwerden der Nase deckt diese Arznei noch viele weitere Krankheitserscheinungen ab. Nach der Verabreichung des Mittels werden Lac delphinum-Menschen lebhafter und wehrhafter. Es scheint, als ob ihnen bewusst werden würde, dass sie sich in der Welt ab und zu durchsetzen müssen, ohne andere wirklich zu verletzen. Selbstverständlich bessern sich auch ihre Nasenbeschwerden.

Lachesis muta

Buschmeisterschlange – Tierisches Mittel

„Leidenschaftlich, emotional und heißblütig"

Herkunft

Das südamerikanische Temperament der Buschmeisterschlange, auch Surukuku genannt, ist deutlich zu erkennen. Sie kann bis zu vier Meter lang werden und ist damit eine der größten Schlangen im Amazonasgebiet. Den Namen „Lachesis" hat die Schlange von Linnaeus erhalten, der sie nach einer der drei griechischen Schicksalsgöttinnen benannte, und zwar nach jener, die die Länge des Lebensfadens bemisst, das heißt, über die Länge unseres Lebens entscheidet.

Constantin Hering, ein deutscher Arzt und Forscher sowie der Begründer der Homöopathie in den Vereinigten Staaten von Amerika, hat 1828 die erste Arzneimittelprüfung mit dem Gift dieser riesigen Schlange durchgeführt.

Herzlichkeit

Lachesis-Menschen sind meist heißblütig. All ihre Gefühle sind intensiv, sowohl Liebe und Freude als auch Wut und Kummer. Keine einzige menschliche Emotion ist ihnen fremd, und wenn sie verletzt werden, dann trifft sie das sehr tief. Es sind herzliche Menschen, die von der Freude und dem Kummer anderer Menschen stark ergriffen sein können.

Doch sie zeigen ihre Gefühle nicht immer. Vor allem Lachesis-Männer können ihre Emotionen mit ihrem starken Verstand unterdrücken und dabei völlig beherrscht wirken. Dieses Bild passt meist besser zu der Rolle, die sie im täglichen Leben erfüllen. Niemand merkt, welch heftige Leidenschaften sich unter dieser Gelassenheit verstecken.

Lachesis-Frauen kann man leichter erkennen, denn sie tragen ihr Herz auf der Zunge. Sie zeigen ihre Emotionen leichter und machen ihrem Herzen gerne Luft. Es ist für sie sehr wichtig zu reden und solange sie dieses Ventil nützen können, fühlen sie sich erleichtert und bleiben innerlich ausgeglichen. Nach einem kurzen Gespräch mit der Nachbarin oder einem Telefongespräch mit der Freundin geht es ihnen gleich wieder besser.

Liebe und Sexualität

Liebe spielt im Leben von Lachesis-Menschen eine wichtige Rolle. Ihre Liebe ist leidenschaftlich und, wenn diese erwidert wird, voller Hingabe. Ein Zuhörer und ein verständnisvoller Blick werden mit Wärme belohnt. Dies rührt von ihrem starken Bedürfnis nach Liebe und Zuwendung aufgrund eines Einsamkeitsgefühls tief in ihrem Inneren. Manchmal lässt sich das einfach mit einer Jugend erklären, die durch einen Mangel an Liebe gekennzeichnet war, aber es ist nicht immer so. Jeder Mensch hat innerlich gelegentlich das Gefühl, dass er allein sei, doch Lachesis-Menschen spüren das stärker als die meisten anderen. Daher fühlen sie sich auch so leicht verletzt und im Stich gelassen: „Wer nicht für mich ist, ist gegen mich!“

Durch das Gefühl der Einsamkeit werden Eifersucht und Misstrauen schnell geweckt. Das wollen sie eigentlich nicht und sie leiden selbst am meisten darunter, denn die Liebe ist für sie das Wichtigste! „Ich weiß, dass das Unsinn ist“, sagte mir eine Patientin, „aber jedes Mal, wenn mein Mann Überstunden macht, denke ich, dass eine andere Frau im Spiel ist.“ Ihr Verstand sagte ihr jedoch, dass es nicht so ist. Nach einer Gabe Lachesis konnte sie das Gefühl loslassen und das Vertrauen kehrte zurück.

Sexuelle Gefühle sind bei Lachesis-Menschen sehr stark ausgeprägt. Das macht ihr Liebesleben so leidenschaftlich und intensiv. Allerdings leiden sie darunter, wenn sie ihre Sexualität nur unzureichend ausleben können. So stark wie ihre Liebe sein kann, so stark kann der Hass werden, wenn ihre Gefühle umschlagen. Nicht zum Ausdruck gebrachte Emotionen wirken wie Gift in ihrem Körper. Die enorme Kraft ihrer Gefühle kann sich in Form verbaler Aggressionen Ausdruck verschaffen. Doch es ist auch möglich, dass dies nicht geschieht und die Gefühle nach innen wirken. Dies führt in der Folge zu körperlichen Problemen und Verbitterung.

Eine Frau im mittleren Alter, die nach einigen traurigen Ereignissen in ihrem Leben in der Liebe enttäuscht worden war, blühte nach einer Gabe Lachesis innerhalb weniger Wochen wieder auf. Unter ihrer Verbitterung und Härte kamen eine enorme Milde und Wärme zum Vorschein.

Freiheitsdrang

Die Lachesis-Schlange ist dafür bekannt, dass sie über ein enormes Territorium herrscht. Daher wird sie auch „Buschmeister" genannt. Lachesis-Menschen beanspruchen nicht den gesamten Raum für sich, doch sie sind immer deutlich präsent und lassen sich nicht gern in ihrer Freiheit einschränken. Vielleicht ist das der Grund, dass sie eng anliegende Kleidung nicht ertragen, vor allem am Hals. Lachesis-Menschen besitzen eine natürliche Dominanz, die nicht negativ sein muss. Eine charismatische Führerschaft passt gut zu ihnen und sie scheinen einen nahezu hypnotisierenden Einfluss auf andere auszuüben.

Nachtmenschen

Die Nacht ist für Lachesis-Menschen die beste Zeit. Es hat den Anschein, als würden nachts ihre Energie und auch ihre Klarheit zunehmen. Von Dostojewski, einem bekannten russischen Schriftsteller, der viele Lachesis-Merkmale besaß, weiß man, dass er die Nächte in einem enorm hohen Tempo durchschrieb. Es scheint, als würden gerade dann alle Emotionen aus dem Unterbewusstsein emporsteigen. Das erklärt wahrscheinlich auch, warum sie nicht gerne schlafen gehen, und vielleicht auch die Tatsache, dass sich ihre Beschwerden durch Schlaf verschlimmern. Schlafen erinnert an Sterben und der Tod an die Einsamkeit: „Wenn ich sterbe, dann werde ich allein sein." Lachesis-Menschen haben nicht viele Ängste, doch diese ist eine davon. Darüber hinaus haben sie häufig eine ausgeprägte Angst vor Schlangen oder aber sie sind von diesen faszinierenden Wesen gefesselt.

Mystik

Tief im Inneren fühlen Lachesis-Menschen, dass es zwischen Himmel und Erde mehr gibt und sie sind sich einer höheren Macht bewusst. Sie beschäftigen sich mit Fragen über Gut und Böse und können sehr religiös sein; allerdings versuchen sie oft, diese Fragen mit ihrem Verstand zu beantworten. Die Schlange ist ja auch das Symbol der Wissenschaft.

Körperliche Symptome

Bei Lachesis-Menschen treten die meisten Beschwerden auf der linken Körperseite auf, der Seite des Gefühls: zum Beispiel linksseitige Halsschmerzen, Herzbeschwerden sowie Beschwerden am linken Eierstock.

Sie können kälteempfindlich sein und ertragen meist auch Wärme nicht gut. An der Sonne bekommen sie Kopfschmerzen. Vor der Menstruation können viele Beschwerden auftreten, die wieder verschwinden, sobald die Blutung einsetzt. In den Wechseljahren kommt es zu Hitzewallungen, Herzklopfen, Blutungen und Ohnmachtsanfällen.

Im Allgemeinen fühlen sich Lachesis-Menschen nach Schlaf schlechter. Sie schlafen am liebsten auf der rechten Seite und können Beschwerden bekommen, wenn sie auf der linken Seite liegen. Ihre schlechteste Jahreszeit ist der Frühling. Frühjahrsmüdigkeit und Heuschnupfen sind mögliche Symptome.

Der Hals ist eine besonders empfindliche Stelle. Häufige Symptome sind erschwertes Schlucken, (linksseitige) Mandelentzündungen sowie das Gefühl eines Kloßes im Hals. Sie ertragen keinen Kleiderdruck durch Rollkragenpullover, Krawatten oder Schals am Hals.

Sie bekommen schnell blaue Flecken und ein gerötetes Gesicht. Außerdem können sie an Migräne, Ohrentzündungen (links), Nierensteinen, Zysten am (linken) Eierstock, Asthma (vor allem beim Einschlafen und bei Zorn), hohem Blutdruck sowie Herz- und Gefäßerkrankungen leiden.

Ernährung

Das Verlangen nach Alkohol ist groß, obwohl er in höherem Alter nicht mehr gut vertragen wird. Kaffee trinken sie auch gerne und dieser bewirkt auch eine allgemeine Besserung.

Kinder

Kinder, die Lachesis benötigen, sind nicht immer leicht zu erkennen. Sie können sehr zurückgezogen und schüchtern sein, aber es kommt auch vor, dass sie aufgeschlossen und spontan sind. Meist sind sie sehr sensitiv und können sich, wie Phosphorus-Menschen, aufgrund ihrer Intuition gut in andere Menschen hineinversetzen. Ihre Verletzlichkeit liegt in fehlender Zuwendung. Wenn zum Beispiel ein jüngeres Geschwisterchen geboren wird, können sie sich verändern und lassen es sich anmerken, dass sie sich zurückgesetzt fühlen. Dieses Verhalten sowie die Unverträglichkeit enger Kleidung am Hals deuten auf Lachesis hin.

Eine Mutter vertraute mir an, dass sie sich große Sorgen um ihren 10-jährigen Sohn mache. Seit der Geburt des jüngeren Bruders hatte er sich immer mehr zurückgezogen, und wenn dieser mit Freunden spielte, konnte er nicht anders, als ihr Spiel zu stören. Er litt sichtbar darunter. Als er kurz darauf eine linksseitige Mandelentzündung bekam – eine typische Krankheit bei Lachesis-Menschen – bekam ich die Gelegenheit, ihm das Arzneimittel zu verabreichen. Die Angina war nach einem Tag geheilt, das Gefühl, an zweiter Stelle zu stehen, verschwand im Nu und seine frühere Fröhlichkeit kehrte wieder zurück. Eine Patientin sagte einmal zu mir: „Mit Lachesis kann man wieder lachen."

Ledum palustre

Sumpfporst

Pflanzliches Mittel (Fam.nat. Ericaceae)

„Allzu genügsam versauert leicht"

Herkunft

Äußerlich ähnelt diese Pflanze mit ihren weißen Blüten zwar den Doldenblütlern, doch sie zählt zu den Heidekrautgewächsen (Ericaceae), einer Familie, die Entbehrungen und eine karge Umgebung gewöhnt ist. Sie wächst auch in kalter Umgebung auf saurem Boden. Der Geruch erinnert an Rosmarin, doch die Anwendung ist eine andere. Die Teezubereitung von Ledum palustre wird lediglich als Mundspülung verwendet, in der Phytotherapie (Kräuterheilkunde) findet die Pflanze kaum Anwendung.

Hahnemann führte Ledum vor 200 Jahren als homöopathisches Arzneimittel ein. Seit diesem Zeitpunkt wurden viele Menschen, vor allem mit rheumatischen Krankheiten, damit geheilt. Ledum ist eines der Mittel, über dessen körperliche Symptomatik man sehr viel weiß, während der dazugehörige Menschentypus noch weitgehend unbekannt ist. Das nachfolgend beschriebene Bild ist daher bei weitem noch nicht vollständig.

Für andere sorgen

Genau wie die Pflanze brauchen Ledum-Menschen wenig für sich selbst. Sie stellen nicht viele Ansprüche an das Leben, aber sie können sich viele Sorgen um andere machen. Sie leben mehr für andere Menschen als für sich selbst. Da sie nicht direkt für sich etwas erbitten, besteht die Gefahr, dass andere sie - unbewusst - zu kurz kommen lassen. Sie sind selbst auch der Meinung, dass sie nichts brauchen, doch jeder Mensch hat ein gewisses Verlangen nach Zuwendung, Liebe und Anerkennung. Anstatt ihren Unmut zu äußern und mitzuteilen, was sie wirklich wollen, ziehen sich Ledum-Menschen verletzt zurück und tendieren dazu, zu „versauern".

Tief im Herzen hoffen sie auf eine Annäherung, doch mit ihrer Haltung stoßen sie Menschen eher ab. In ihrer Enttäuschung können sie sich schließlich völlig von den Menschen abwenden und sind dann am liebsten allein. Das homöopathische Mittel Ledum kann hier helfen und ihnen das Gefühl zurückgeben, dass sie auch für sich selbst sorgen müssen.

Selbstbehandlung

Ledum ist eine wichtige Arznei bei Verletzungen, vor allem, wenn es sich um Stichwunden und Bisse von Mensch oder Tier handelt – kurzum, bei spitzen Verletzungen, bei der die Haut durchbohrt wird. Das Mittel Hypericum wird benötigt, wenn die Wunde in einem nervenreichen Gebiet liegt, zum Beispiel an der Fingerspitze. Ledum und Hypericum sollen gemäß den alten homöopathischen Ärzten Tetanus vorbeugen und diese Krankheit sogar heilen können.

Ledum ist auch zur Nachbehandlung nach der Einnahme von Arnica notwendig, wenn der Bluterguss lange bestehen bleibt oder wenn sich die Stelle kalt anfühlt und eine Besserung durch Kälte eintritt. Es ist das erste Mittel bei Verletzungen des Auges, zum Beispiel nach einem Stoß oder einen Schlag durch einen Ball. Es hilft dabei, Blutungen im Auge schneller zu stoppen, auch nach einer Augenoperation.

Ein weiterer Grund für die Gabe von Ledum sind Stiche von Quallen, Seeanemonen und dergleichen. Auch hier gilt wieder, dass sich die Stelle kalt und häufig taub anfühlt.

Körperliche Symptome

Ledum ist nicht nur ein ausgezeichnetes Rheuma-Mittel, sondern auch ein wichtiges Erste-Hilfe-Mittel. Charakteristisch für Ledum-Menschen ist, dass sie sehr kälteempfindlich sind, Bettwärme jedoch nicht ertragen. Dasselbe gilt für betroffene Körperteile. Diese sind kalt, weiß und geschwollen, fühlen sich für den Patienten aber mitunter warm an. Wärme bewirkt Verschlimmerung, während ein kaltes Bad und sehr kaltes Wetter die Beschwerden lindern. Auch die Pflanze gedeiht in kalter Umgebung besser, zum Beispiel in Nordeuropa, Sibirien und im Norden Nordamerikas.

Rheumatische Beschwerden oder andere Gelenkserkrankungen wie Gicht beginnen meist an den Füßen und breiten sich nach oben hin aus. Dabei können die zuerst aufgetretenen Beschwerden bestehen bleiben, aber sie können auch verschwinden: Zum Beispiel kann es zu einer Entzündung an den Handgelenken kommen, nachdem die Entzündung an den Fußgelenken zurückgegangen ist.

Gicht ist eine Krankheit, die mit einem zu hohen Harnsäurespiegel im Blut zu tun hat. Auch die Pflanze wächst am liebsten auf saurem Boden. Im übertragenen Sinn kann diese „Übersäuerung" auch auf emotionaler Ebene stattfinden. Wenn Ledum-Menschen ihre Enttäuschungen nicht verarbeiten, können sie sprichwörtlich „versauern".

Ledum kann ein Mittel bei akuter rheumatischer Arthritis sein, aber auch bei chronischem Gelenksrheuma. Dabei können Schwellungen und sogenannte Rheumaknoten auftreten, die für Ledum-Patienten schmerzhaft sind und durch Bettwärme noch mehr schmerzen. Daher strecken sie beispielsweise ihre Füße unter der Bettdecke hervor. Bei diesen Menschen kommt auch ohne eine rheumatische Erkrankung häufig warmer Fußschweiß vor.

Auffallend ist der Juckreiz, der am Rist auftreten kann und sich ebenfalls durch Bettwärme oder durch Kratzen verschlimmert. Ein weiteres charakteristisches Symptom sind Beschwerden der linken Schulter sowie der rechten Hüfte.

Ernährung

Ledum-Menschen können ein Verlangen nach harten Getränken haben, vor allem nach Korn, Branntwein und Whiskey. Darüber hinaus lieben sie kalte Getränke und rauchen sehr gerne. Sie vertragen Alkohol jedoch schlecht und können davon leicht krank werden. Ledum ist auch ein wichtiges Mittel für die Folgen von Alkoholmissbrauch.

Lithium metallicum

Mineralisches Mittel

„Das ewige Kind"

Herkunft

Lithium ist das leichteste feste Element auf der Erde und kommt in verschiedenen Gesteinen wie Amblygonit, Spodumen, Lepidolite, Petalite und Triphylite vor. Der Name stammt vom Griechischen „lithos", was Stein bedeutet. Aufgrund seiner hohen Energiedichte und seines leichten Gewichtes wird Lithium in der Industrie für Batterien verwendet. Auch bei Leichtmetalllegierungen kommt es zum Einsatz. Als Heilmittel wurde Lithium ursprünglich bei Gicht verordnet. Durch Zufall entdeckte die allopathische Heilkunde dessen Wirksamkeit bei manisch-depressiven Störungen, wo es seitdem zu den wichtigsten Heilmitteln zählt. Dass dies kein Zufall ist, zeigen die homöopathischen Forschungen über dieses Element.

Sein Atomgewicht kommt an dritter Stelle nach Wasserstoff (Hydrogenium) und Helium. Bei unserem Studium des Periodensystems, der Übersicht aller chemischen Elemente, haben wir entdeckt, dass eine bestimmte Beziehung zwischen der Entwicklung des Menschen und den Elementen besteht. Hydrogenium passt zum ungeborenen Menschen, Kindern, die noch zwischen höheren Sphären und der Erde schweben. Helium passt zum Fötus in der Gebärmutter, die Sicherheit und Wärme bietet. Lithium entspricht dem ersten Lebensabschnitt, der Periode, in der das Kind Bekanntschaft mit seinen Eltern schließt.

Kind

Lithium-Menschen sind in vielerlei Hinsicht Kinder geblieben. Meistens sind es aufgeschlossene, spontane Menschen, die sehr fröhlich sein können. Oft sprühen sie vor Energie und wenn sie sich für etwas begeistern, dann können sie nicht genug davon bekommen. Mit viel Fantasie und Kühnheit machen sie sich an die Arbeit. Es ist auch nicht verwunderlich, dass sie gut mit kleinen Kindern umgehen können, da sie mit ihnen auch wieder das kleine Kind sein können, das sie noch in sich fühlen: impulsiv, sorglos und möglicherweise auch ohne Hemmung.

Lithium-Kinder lieben körperliche Anstrengung und treiben Sport. Laufen, Radfahren und Tennis spielen tun ihnen sehr gut. Bewegung muntert sie auf, wenn sie sich etwas deprimiert fühlen. Solange sie über ihre Energie verfügen und sich ihnen nicht allzu viele Hindernisse in den Weg stellen, können sie sehr viel verwirklichen, auch auf gesellschaftlicher Ebene. Wenn sie sich für etwas einsetzen, dann sind sie sehr beharrlich und lassen sich nicht davon abbringen; eine Eigenschaft, die im Allgemeinen sehr geschätzt wird. Und diese Anerkennung brauchen sie sehr. Doch auch Lithiumbatterien werden einmal leer.

Himmelhochjauchzend...

Wenn etwas geschieht, wodurch ihre Lebensenergie gebremst wird, oder wenn ihr „Akku“ leer ist, weil sie nicht genug zur Ruhe gekommen sind, dann kann ihre Stimmung extrem umschlagen. Die zuerst so lebenslustigen Lithium-Menschen werden dann still, trübsinnig und in sich gekehrt. In ihrer guten Phase können sie der Welt unbefangen entgegentreten, doch darin liegt auch ihre Schwäche. Ihr inneres Kind hat sich nicht gegen die manchmal harte Realität gewappnet, wo zwar die Reinheit eines Kindes geschätzt wird, doch gleichzeitig von Erwachsenen auch Verantwortung gefordert wird. Gerade mit dieser Forderung haben Lithium-Menschen Schwierigkeiten. Durch ihre Vergangenheit, durch einen Mangel an elterlicher Liebe und Aufmerksamkeit oder gerade durch übermäßiges Behütetwerden können sie dieser nicht gerecht werden. Wenn es nach ihnen ginge, würden sie immer Kind bleiben. Ihre Stimmung unterliegt starken Schwankungen; so sind sie zum Beispiel monatelang himmelhoch jauchzend und dann monatelang zu Tode betrübt. Doch Lithium-Menschen können auch binnen einer Minute die Stimmung wechseln. Kleinigkeiten bringen sie mitunter völlig durcheinander, so leicht sind sie zu beeinflussen.

Eigene Welt

Lithium-Menschen können auch im erwachsenen Alter noch unter typischen Kinderängsten leiden, wie Angst im Dunkeln, Angst vor dem Alleinsein, vor Fremden und dergleichen. Sie brauchen Unterstützung und fordern diese auch ein. Sie möchten von anderen versorgt werden und nicht auf eigenen Beinen stehen. Ein Mann, der gut auf Lithium reagiert hatte, sagte: „Ich wollte genau wie mein Vater nicht selbstständig sein." Das Wort „selbstständig" bezog er hier auf einen selbstständigen Unternehmer, doch er verwendete diesen Ausdruck zufällig. Lithium-Menschen fühlen sich abhängig und wollen nicht selbstständig sein. Von diesem Gefühl heraus ist es verständlich, dass sie leicht von Zigaretten, Alkohol, Drogen oder Glücksspiel abhängig werden. Sie suchen Wärme und Schutz, und wenn sie dies nicht bekommen, ziehen sie sich in ihre eigene Welt zurück oder suchen eine andere Quelle der Befriedigung. Mit Erwachsenen haben sie oft Schwierigkeiten, es sei denn, diese ähneln ihren Eltern. Am liebsten suchen sie den Kontakt zu Kindern, Tieren oder zur Natur im Allgemeinen. Dort fühlen sie sich zu Hause. In der Erwachsenenwelt müssen sie Entscheidungen treffen und das fällt ihnen schwer.

Ernährung

Oft ist das Bedurfnis zu rauchen vorhanden. Meist mögen sie gerne Schokolade, aber sie vertragen sie nicht immer gut.

Körperliche Symptome

Durch innere Unruhe kann es zu Schlafstörungen oder sogar zu völliger Schlaflosigkeit kommen. Außerdem können bei Lithium-Menschen Muskelzuckungen auftreten, sowohl im Gesicht als auch an Händen und Füßen. Abgesehen von den Augen stellt auch der Darm eine Schwachstelle dar; sowohl Verstopfung als auch Durchfall kommen vor.

Kinder

Die Erfahrung hat gezeigt, dass unter Lithium-Babys oft „Heulsusen" anzutreffen sind. Als kleine Neugeborene fühlen sie sich oft schon nicht wohl in ihrer Haut. Umgekehrt sind natürlich nicht alle Heulsusen automatisch Lithium-Babys, obwohl es wichtig ist, den Homöopathen über dieses Weinen zu informieren. Wir sehen bei

Lithium-Kindern Hilflosigkeit, Abhängigkeit und das Bedürfnis, umsorgt zu werden, ebenso wie unüberlegtes und impulsives Verhalten. Diese Kinder können sich einerseits durch den geringsten Anlass ängstigen, im nächsten Moment aber völlig leichtsinnig sein, als würden sie keine Gefahr erkennen. Ein Symptom, dass ebenfalls auf Lithium hinweist, ist Regression. Diese Bezeichnung verwendet man, wenn Kinder auf einmal einen Rückschritt in der Entwicklung machen. Dies kann sich zum Beispiel in Daumenlutschen und Bettnässen äußern, obwohl diese Phasen schon vorüber waren. Häufig verursacht ein tief greifendes Ereignis dieses regressive Verhalten.

Lycopodium clavatum

Keulen-Bärlapp, Wolfsklaue

Pflanzliches Mittel (Fam.nat. Lycopodiaceae)

„Der geborene Lehrer beherrscht sein kleines Reich“

Herkunft

Lycopodium gehört zu einem sehr alten Pflanzengeschlecht, dessen Vorläufer Riesenfarne waren, die im Laufe der Jahrhunderte Steinkohle bildeten. Im Arzneimittelbild von Lycopodium kommt das Gefühl von verborgener Größe deutlich zum Ausdruck. Die Sporen dieser Pflanzen werden in der Theater- und Pyrotechnik für Feuereffekte eingesetzt. Im Kern dieser Pflanze ist also viel Kraft vorhanden!

In der konventionellen Medizin verwendete man Lycopodium als Füllmittel für andere heilkräftige Stoffe. Man ging damals davon aus, dass diese Pflanze selbst keine heilende Wirkung besitzen würde. Das stimmt, solange sie nicht homöopathisch verrieben, verdünnt und verschüttelt wird. Doch sobald sie zum homöopathischen Arzneimittel aufbereitet wird, ist Lycopodium ein unübertroffenes Heilmittel, besonders in hohen Potenzen.

Anführer

Schon in jungem Alter zeigen Lycopodium-Menschen Führungsqualitäten. Sobald sie die Möglichkeit erhalten, ergreifen sie die Initiative und entscheiden, was getan werden muss, was sie auch gut können. Sie sind geborene Lehrer und vermitteln anderen gerne ihr Wissen. Wenn sie diese Rolle übernehmen, dann sind sie auch gründlich vorbereitet. Sie sind selbstkritisch und daher auch anderen gegenüber oft kritisch. Die einzigen, die sie in der Hierarchie über sich dulden, sind Menschen, von denen sie wissen, dass sie noch mehr „auf dem Kasten haben“. Im Allgemeinen steht bei Lycopodium-Menschen der Intellekt im Vordergrund, Intelligenz schätzen sie höher als praktische Fähigkeiten.

Ehrgeizig

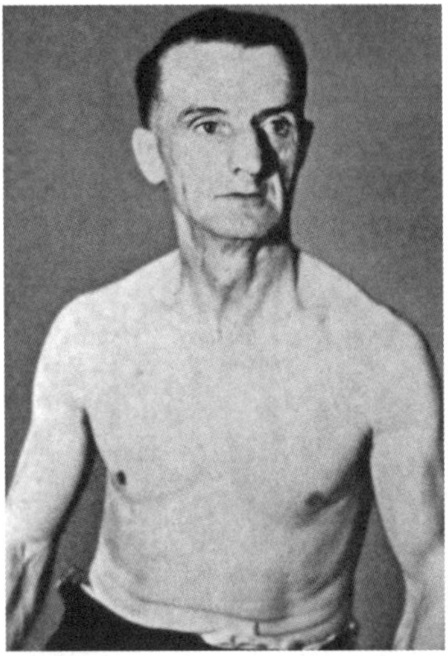

Lycopodium clavatum

Eines der Kennzeichen von Lycopodium-Menschen ist, dass sie die Karriereleiter immer höher hinaufsteigen möchten, vor allem, wenn noch höhere Posten verfügbar sind. Andererseits gibt es auch Grenzen für sie, denn sie möchten nicht zu viel Verantwortung übernehmen – das empfinden sie als zu mühsam. Es sind keine Manager wie Nux vomica-Menschen. Als Vorgesetzte einer Abteilung oder als Klassenlehrer - Herrscher über ein kleines Königreich - fühlen sie sich ganz in ihrem Element. Sie haben gern alles unter Kontrolle und haben Schwierigkeiten damit, ihre Macht zu delegieren.

Selbstvertrauen

Solange sie die Dinge unter Kontrolle haben, andere ihnen folgen und sie anerkannt werden, geht alles gut. Werden sie aber plötzlich mit einer neuen Herausforderung konfrontiert, auf die sie nicht vorbereitet waren, kann etwas schiefgehen; ihr Selbstvertrauen ist ihre Schwachstelle. Tief im Inneren ist immer die Angst vor dem Scheitern gegenwärtig, denn: „Wer hoch hinaus will, kann auch tief fallen". Hierzu passt das Bild eines Bergsteigers, der gern einen Gipfel besteigen möchte, jedoch Angst bekommt, wenn er hinunterblickt und erkennt, in welcher Höhe er sich bereits befindet.

Lycopodium-Menschen versuchen ihre Angst unter Kontrolle zu halten, indem sie sich gut vorbereiten und mit den verschiedensten Mitteln abzusichern versuchen. Wenn sie eine Prüfung haben, werden sie alles lernen und glänzend bestehen. Wird aber eine Frage über ein Thema gestellt, das sie nicht gut beherrschen, dann können sie in Panik geraten. Dem möchten sie vorbeugen, koste es, was es wolle.

König in ihrem Königreich

In vertrauter Umgebung, wie zu Hause oder als Lehrer vor der Klasse, sind sie der Chef und fühlen sich den anderen überlegen. Sie sind schnell gereizt und äußern ihren Ärger direkt. Wenn sie merken, dass sie auch wirklich als „Chef" anerkannt werden, wächst ihr Selbstvertrauen, was wiederum zu Arroganz führen kann. Menschen, die auf ihre Art ebenfalls Schwierigkeiten mit Macht haben, werden es wahrscheinlich mit Lycopodium-Menschen in ihrer Umgebung schwer haben, da es nur einen König geben kann!

Schwäche oder Prahlerei

Wenn Lycopodium-Menschen nicht im Gleichgewicht sind, können sie das Gefühl der Unsicherheit auf zwei Arten zu verbergen versuchen. Entweder weichen sie jeder Verantwortung aus, wobei sie sich hilflos und fügsam geben, oder sie übergehen ihre Unsicherheit bravourös durch Prahlerei und diktatorisches Verhalten. Natürlich löst keine der beiden Varianten das Problem. Die Lösung liegt in der Mitte. Wenn sie auf ihre innere Stimme hören und lernen, ihren Fähigkeiten zu vertrauen, können sie sich selbst treu bleiben und aus eigener Kraft handeln. Es kann allerdings notwendig sein, dass sie zuerst frühere Kränkungen verarbeiten müssen. Man denke an einen Vater, der aufgrund seiner eigenen Unsicherheit das Selbstvertrauen seiner Kinder untergraben hat, um auf diese Weise selbst stärker zu erscheinen. Bei diesem Verarbeitungsprozess stellt Lycopodium eine unübertroffene und wohltuende Unterstützung dar. Es stimuliert die verborgenen Kräfte und hilft Lycopodium-Menschen dadurch, wieder sie selbst zu sein.

Körperliche Symptome

Die rechte Körperseite, die bei Rechtshändern dominiert, ist bei Lycopodium die schwache Seite. Sehr viele Beschwerden treten rechtsseitig auf, zum Beispiel Gelenkserkrankungen, Kopfschmerzen, aber auch Organkrankheiten. Die Leber ist bei Lycopodium-Menschen eines der empfindlichsten Organe. In der chinesischen Heilkunst deuten Leberbeschwerden auf nicht verarbeiteten Ärger hin, ein Problem, das bei Lycopodium-Menschen häufig auftritt.

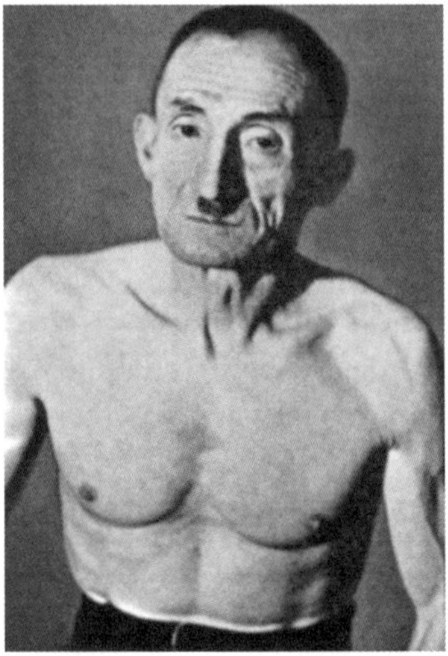

Lycopodium clavatum

Ein weiteres empfindliches Organ ist der Darm. Genauso, wie sie sich aufgrund ihres Ohnmachtsgefühls „aufblähen“, um größer zu erscheinen, hat auch der Darm die Neigung, Luft festzuhalten, wodurch es zu einer starken Auftreibung des Bauches kommen kann. Windabgang und Aufstoßen verschaffen ihnen Erleichterung.

Durch das Unterdrücken der Angst oder der Wut können sich innerliche Verhärtungen in Form von Steinen bilden. Lycopodium ist eines der Hauptmittel bei Gallen- und Nierensteinen. Diese Arznei hat schon viele Operationen überflüssig gemacht!

Sex ist eine der Methoden, um die (männliche) Macht zu zeigen. Impotenz, was übersetzt „Unfähigkeit“ bedeutet, ist eine Erkrankung, die mit Hilfe von Lycopodium geheilt werden kann, sofern das Gesamtbild übereinstimmt und die Impotenz nicht durch eine andere Erkrankung oder durch ein bestimmtes Medikament hervorgerufen wurde.

Ernährung

Das Verlangen nach Süßem ist sehr groß, wobei Süßigkeiten jedoch die Blähungen verschlimmern können. Dasselbe gilt für den Verzehr von Austern.

Kinder

Sobald sie die Gelegenheit bekommen, zeigen Lycopodium-Kinder schon in jungen Jahren ihr Führungstalent. Es sind kluge Kinder, die erst dann etwas machen, wenn sie sicher sind, dass sie es können.

Sie brabbeln zwar nicht, doch wenn sie zu sprechen beginnen, verwenden sie schnell ganze Sätze.

Zu Hause haben Lycopodium-Kinder gerne das Sagen und es ist für die Eltern eine schwierige aber unerlässliche Aufgabe, ihnen ihre Grenzen aufzuzeigen. Selbstverständlich müssen die Kinder Anerkennung bekommen – und diese brauchen sie auch oft – aber alles zur rechten Zeit und mit klaren Erklärungen, was geduldet wird und was nicht. Nach außen hin sind sie lieb und nett. In der Schule werden es die Lehrer nicht verstehen, wenn ihnen die Eltern von ihren Problemen zu Hause mit ihren schwierigen Kindern erzählen. In der Klasse sind sie nämlich fleißig und ein Vorbild für andere. Wenn Lycopodium-Kinder sich in der Schule wie zu Hause fühlen, dann werden auch die Lehrer ihre andere Seite kennenlernen. Denn dann kommt ihre wahre Natur zum Vorschein, und zwar die des geborenen Anführers!

Magnesium-Verbindungen

Magnesium-Verbindungen – Mineralische Mittel

„Festhalten an Beziehungen – Angst, jemanden zu verlieren“

Herkunft

Der Name „Magnesium“ stammt entweder von der alten Stadt Magnesia in Kleinasien oder aber von einem griechischen Landstrich ab, der denselben Namen trägt. Auf jeden Fall leitet sich das Wort „Magnet“ von Magnesium ab. Dieser Stoff wurde 1775 entdeckt und ist das achthäufigste Element auf der Erde. Früher verwendete man Magnesium als Blitzlicht zum Fotografieren. Heute wird es noch in Leuchtkugeln, Brandbomben und in verschiedenen Legierungen für Flugzeuge, Raketen und Rennräder eingesetzt.

In biologischem Material ist Magnesium ein sehr wichtiges Element, zum Beispiel im Blattgrün (Chlorophyll) der Pflanzen, das Licht in Energie umwandelt. In der Homöopathie verwendet man verschiedene Magnesiumverbindungen, die jeweils eine Variante zum gemeinsamen Thema dieses Typus darstellen, nämlich der Angst, jemanden zu verlieren.

Ich und der andere

Das Magnesium-Thema wird in einem Lebensalter deutlich, in dem Kinder sich selbst die Frage stellen, wie sie sich anderen gegenüber verhalten sollen. Ein gewisses Selbstbewusstsein ist zwar schon vorhanden, aber es ist noch nicht deutlich, welchen Platz sie in der Beziehung zu ihren Eltern, Geschwistern, aber auch zu ihren Freunden einnehmen. In jedem Fall geht es um Menschen, die auf eine bestimmte Art wichtig für sie sind. Unbewusst ist die Angst vorhanden, diese Menschen zu verlieren. Sie brauchen sie und fühlen sich dadurch unsicher.

Die jeweiligen Magnesium-Verbindungen passen bei verschiedenen traumatischen Ereignissen des Lebens, die Beziehungen betreffen, zum Beispiel bei einer Scheidung, einem Todesfall oder einem Streit, bei dem die Gefahr besteht, dass der Partner sie verlässt. Die Pubertät ist hierbei das sensibelste Alter, da in diesem Lebensabschnitt die Entwicklung von Beziehungen stattfindet.

Kinder können auf zwei Arten reagieren, um einen drohenden Verlust abzuwenden oder mit diesem umzugehen. Entweder passen sie sich an und sind bestrebt, den Frieden zu bewahren - möglicherweise durch Unterdrückung ihrer eigenen Gefühle - oder sie versuchen mit Gewalt an der Beziehung festzuhalten bzw. diese wiederherzustellen. Dadurch kann das Gefühl entstehen, ausgeschlossen zu werden.

Magnesium muriaticum

Es ist beinahe ein Jahrhundert her, da schrieb schon der amerikanische homöopathische Arzt James Tyler Kent, dass Magnesium muriaticum ein Mittel für Waisenkinder sei. Heute wissen wir, dass es für jeden Menschen in Frage kommt, der in seiner Jugend eine Trennung oder den Verlust seiner Eltern erlebt und die Folgen davon noch nicht verarbeitet hat. Es geht dabei vor allem um den (drohenden) Verlust von Fürsorge und Zuwendung, also um Qualitäten, die in unserer Gesellschaft der Mutter zugeschrieben werden.

Magnesium muriaticum-Menschen sind meist friedliebende Charaktere, die in ihrer Jugend bereits so viel Streit miterlebt haben, dass sie eine große Angst vor Streit und Gewalt haben. Sie haben oft unbewusst Angst, wieder jemanden zu verlieren. Sie ertragen keinen Streit in ihrem Umfeld und sind daher als Friedensstifter bekannt. Nach einer oder mehrerer Gaben Magnesium muriaticum können Menschen oft ihr Trauma verarbeiten und dürfen wieder wütend werden, wenn es die Situation erfordert.

Magnesium carbonicum

Magnesium carbonicum-Menschen haben dieselbe Angst, wobei sich in ihrem Leben jedoch alles um die Vaterfigur dreht. Diese Angst kann sich auf einen Streit mit dem Vater oder auf dessen Verlust beziehen, aber auch auf Probleme mit der Gesellschaft oder dem Arbeitgeber. Meistens lässt sich dies auf ein Problem mit dem

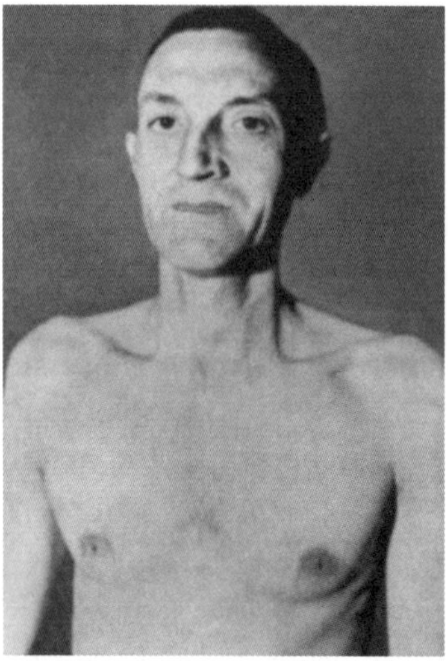

Magnesium carbonicum

Vater in der Jugend zurückführen. Magnesium carbonicum-Menschen können genauso reagieren wie Magnesium muriaticum - Menschen, und zwar indem sie sich anpassen oder aggressiv werden. Diese beiden Verhaltensweisen können auch abwechselnd auftreten.

Magnesium phosphoricum, -silicatum und -sulfuricum

Bei Magnesium phosphoricum-Menschen finden wir die Variante dieses Problems mit Geschwistern oder Freunden. Ein Streit mit einem Freund, der nicht geklärt wird, aus Angst, ihn zu verlieren, kann auf das Magnesium phosphoricum-Bild hinweisen.

Der Magnesium silicatum-Typus hat ebenfalls mit dem Vater zu tun, konzentriert sich jedoch nicht ausschließlich auf ihn. Silicium hat mit unserem Selbstbild zu tun und damit, wie andere über uns denken. Magnesium silicatum-Menschen sorgen für ein starkes Image, um damit den Eindruck zu erwecken, nicht verletzbar zu sein.

Magnesium sulfuricum - Menschen kämpfen gegen die Angst, ihren Partner oder eine geliebte Person zu verlieren und tun manchmal buchstäblich alles, um dem vorzubeugen. Die Folge davon ist eine Art Hassliebe, bis sie mit Hilfe von Magnesium sulfuricum dieses Problem lösen können, ihre Gefühle ernst nehmen und nicht mehr unterdrücken.

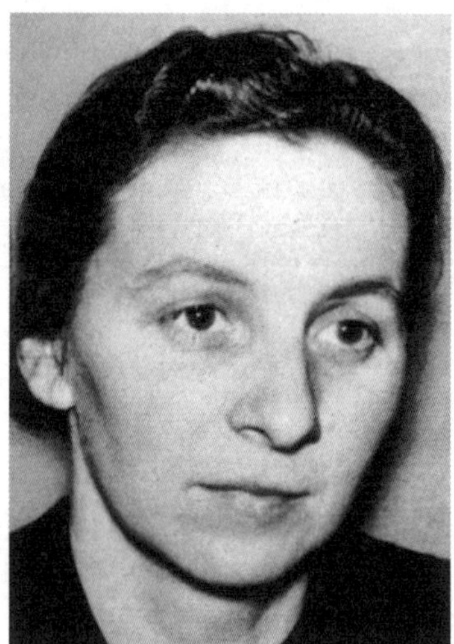

Magnesium phosphoricum

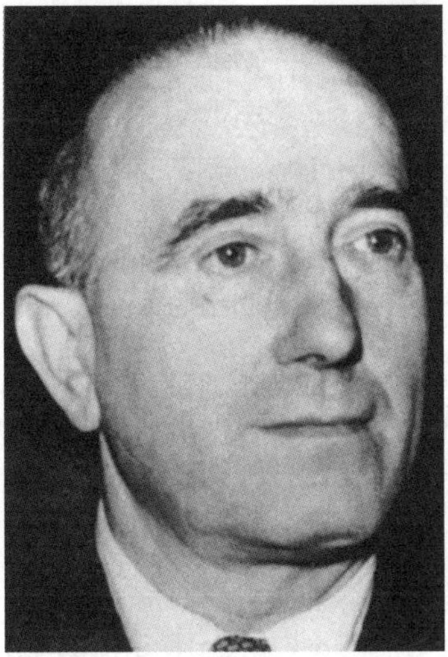

Magnesium sulphuricum

Körperliche Symptome

Jede Magnesium-Verbindung hat ihre eigenen Symptome, es gibt jedoch einige körperliche Merkmale, die wir bei allen Magnesium-Typen finden. Die Verdauung stellt eine Schwachstelle dar, vor allem die Leber. „Etwas auf der Leber haben" oder „Gift und Galle spucken" sind Ausdrücke, die jedermann versteht. Es geht hier um aufgestaute Gefühle und Ärger.

Magnesium muriaticum hat die ausgeprägtesten Lebersymptome. Schwere Nahrung, Fett und Milch werden schlecht vertragen. Kopfschmerzen infolge einer gestörten Leberfunktion kommen bei Magnesium muriaticum-Menschen häufig vor. Magnesium carbonicum-Menschen können darüber hinaus auch an Neuralgien leiden, besonders am Kiefer.

Magnesium phosphoricum-Menschen bekommen leicht Neuralgien, vor allem im Gesicht, und leiden an Muskelkrämpfen, die an verschiedenen Körperstellen auftreten können. Schreibkrämpfe oder Krämpfe in den Fingern bei Pianisten passen zu diesem Mittel.

Magnesium sulfuricum-Menschen sind anfällig für Hautkrankheiten, wie Sulfur-Menschen, aber auch für Beschwerden an den Harnwegen sowie den weiblichen Geschlechtsorganen.

Alle Magnesium-Typen sind kälteempfindlich und fühlen sich in Wärme wohler, besonders bei Schmerzen. Reiben und Drücken der schmerzhaften Stelle bringt Linderung, ebenso wie Bewegung. Der Morgen ist für Magnesium-Menschen nicht die beste Tageszeit. Vor allem Magnesium muriaticum-Menschen sind nach dem Schlaf kaum erholt und fühlen sich erst im Laufe des Tages besser.

Kinder

Je nach Situation können Magnesium-Kinder sehr lieb sein, wobei sie sich ein bisschen aufopfern, oder aber sich aggressiv und lästig verhalten. Im ersteren Fall haben sie gemerkt, dass „lieb sein" die beste Methode ist, um mit einer Situation umzugehen, und dass Bosheit bestraft wird und zu weiterer Ablehnung führt. Durch Aggression wollen sie vor allem Aufmerksamkeit erlangen und mit eben dieser Aufmerksamkeit die Beziehung erhalten.

Auch bei Kindern geht es meist um Situationen, in denen Streit, Scheidung und Verlust eine Rolle gespielt haben, und sie das Gefühl der Einsamkeit und Bedrohung erfahren. Magnesium-Salze können eine solche Situation nicht verändern, aber sie können den Kindern helfen, die vorliegende Situation leichter zu akzeptieren und in dieser so gut wie möglich sie selbst zu bleiben und ihren Kummer zu verarbeiten.

Medorrhinum

Gonorrhö-Nosode

„Alles wird am Meer besser. Stimmungen schlagen plötzlich um“

Herkunft

Medorrhinum ist ein tief greifendes und unentbehrliches Mittel. Genau wie Carcinosinum, Psorinum und Tuberculinum zählt Medorrhinum zu den Nosoden. Nosoden sind homöopathische Arzneimittel, die aus Krankheitsprodukten hergestellt werden. Schon vor mehr als einhundert Jahren wussten die Homöopathen, dass viele Erkrankungen auf die Krankheiten der Eltern oder deren Vorfahren zurückzuführen sind und Generationen später noch immer Beschwerden verursachen können. Krankheiten, von denen man damals wusste, dass sie Beschwerden bei der Nachkommenschaft hervorrufen können, waren Tuberkulose, Gonorrhö, Syphilis, Krätze und Krebs. Da keines der bis dahin bekannten Heilmittel in der Lage war, diese Krankheiten zu heilen, beschlossen die homöopathischen Ärzte, aus den Krankheitsprodukten selbst homöopathische Arzneien herzustellen.

Das ist ungefährlich, da bei der Zubereitung einer homöopathischen Arznei die Ausgangssubstanz so stark verdünnt (potenziert) wird, dass kein einziges Molekül des ursprünglichen Stoffes und somit auch keine Krankheitserreger mehr vorhanden sind. Das fertige Arzneimittel enthält nur noch die Heilkraft ohne jede schädliche Wirkung! Gemäß dieser Vorgangsweise wird auch Medorrhinum aus Gonokokken hergestellt, den Bakterien, die Gonorrhö (Tripper) verursachen.

Ein seefahrendes und fleißiges Volk

Gonorrhö (Tripper) ist eine sexuell übertragbare Krankheit, die auch heute noch häufig vorkommt, doch in früheren Zeiten gab es richtige Epidemien. Durch die Seefahrt wurde diese Krankheit über die ganze Welt verbreitet und es gab so gut wie keinen Seemann, der nicht infiziert war. Obwohl wir inzwischen ein gutes Bild der mentalen Medorrhinum-Symptome haben, geben die körperlichen Beschwerden die deutlichsten Hinweise. Menschen, die Medorrhinum benötigen, müssen daher nicht einem bestimmten Menschentypus entsprechen. Das konstitutionelle Bild hilft jedoch dabei, diese Arznei noch gezielter zu verschreiben. Meist ist Medorrhinum eines der Mittel, die im Verlauf eines Heilungsprozesses notwendig sind.

Freundlich und mild

Medorrhinum-Menschen sind freundlich, mild, haben ein Herz aus Gold und sind sehr einfühlsam und tierlieb. In dieser Hinsicht ähneln sie Phosphorus-Menschen. Ihre Liebe zur Natur, zu den Blumen und Pflanzen ist groß und im Allgemeinen besitzen sie einen Sinn für das Schöne sowie für ästhetische Dinge. Was dies betrifft, können sie sehr emotional darauf reagieren und sogar zu weinen beginnen, was vielleicht auch mit ihrem religiösen Gefühl zu tun hat. Für sie muss es ein „höheres Wesen" geben, das all das Schöne erschaffen hat.

Wenn Medorrhinum-Menschen über sich selbst und ihre Gefühle sprechen, dann tun sie dies sehr angeregt. Hier kommt ihre emotionale Seite zum Ausdruck und Tränen fließen nicht nur bei Trauer, sondern auch bei Freude.

Wechselhafte Stimmungen

Medorrhinum-Menschen haben auch eine andere Seite, die sich plötzlich zeigen kann. Sie fühlen eine innere Unruhe, eine Rastlosigkeit, mit der sie nur sehr schwer umgehen können. Es ist, als würden sie von einem laufenden Motor angetrieben und müssten ständig die Handbremse anziehen. Äußerlich ist ihnen davon meist nichts anzumerken, doch gelegentlich zeigen sich die Emotionen. Ihre Stimmung ist durch Ruhelosigkeit geprägt, die sie nicht unter Kontrolle haben. Gerade noch waren sie freundlich und im nächsten Augenblick sagen oder machen sie etwas, das sie gleich darauf wieder bereuen. Nur selten meinen sie es böse.

Unruhig und gehetzt

Bei ihrer Arbeit sind Medorrhinum-Menschen getrieben und gehetzt. Erst wenn etwas erledigt ist, sind sie zufrieden und sie können es nicht ertragen, zu spät zu kommen. Es scheint manchmal, als sei der Teufel hinter ihnen her. Alles, was noch auf sie zukommt, erzeugt Unruhe und ein bisschen Angst. Aufgrund ihrer Unsicherheit haben sie immer die Befürchtung, dass etwas schiefgehen könnte. Wenn man sie allerdings fragt, warum das so ist, können sie keine Antwort geben. Es ist einfach ein innerliches Gefühl, wofür es keine bestimmten Gründe zu geben scheint.

Dies erinnert mich an die früheren Seeleute - auch mein Urgroßvater war einer. Als 10-jähriger Junge wurde er zur See geschickt und musste zum ersten Mal mit einem großen Segelschiff mitfahren. Während er gemeinsam mit einem Freund das Knoten übte, kam eine große Welle und spülte beide über Bord. Er konnte sich gerade noch retten, weil er sich an einem Tau festhielt, das er an der Reling festgebunden hatte. Sein Freund verschwand in den Wellen. Solche Ereignisse verstärken das Gefühl der Machtlosigkeit gegenüber den Naturgewalten. Sie können Angst vor der Zukunft, aber auch ein tiefes religiöses Gefühl auslösen, in dem die Menschen - wie mein Urgroßvater - Ruhe finden.

Körperliche Symptome

Zufall oder nicht, doch Medorrhinum-Menschen fühlen sich am Meer wohler und viele ihrer Beschwerden können dort auch verschwinden. Asthma, das sich durch Meeresluft bessert, weist auf Medorrhinum hin. Das homöopathische Arzneimittel Bromium hingegen ist typisch für Seemänner, die Asthma bekommen, sobald sie festen Boden unter den Füßen haben. Auffällig ist, dass feuchtes Wetter die Beschwerden von Medorrhinum-Menschen lindern kann, während feuchtkaltes Wetter wiederum die Ursache vieler Beschwerden sein kann.

Die Atemwege sind oft sehr empfindlich, ebenso wie die Schleimhäute des Nasen-Rachen-Raumes. Es kommt häufig zu Nebenhöhlenentzündungen, die mit Bildung zähen Schleims einhergehen. In den Ohren kann dies zu vorübergehender Taubheit führen, die Nasenatmung erschweren sowie den Geruchs- und Geschmackssinn einschränken. Hautkrankheiten sowie rheumatische Beschwerden sind weitere Symptome, die häufig bei Medorrhinum-Menschen auftreten. Es handelt sich um echte Nachtmenschen, die sich abends wohler fühlen und nachts zum Leben erwachen.

Ernährung

Sie lieben Orangensaft, grüne Äpfel und saftiges Obst. Nach Zitronen und rohen Zwiebeln können sie ein Verlangen haben, genauso wie nach Süßem, Saurem, Fett, Eis und Alkohol. Auch hier begegnen wir wieder den Extremen: von sehr gesund bis (sehr) ungesund. Sie haben eine Abneigung gegen schleimige Speisen.

Kinder

Medorrhinum-Kinder haben oft schon von Geburt an Beschwerden. Wenn Babys an Erkältungen, hartnäckigen Windelausschlägen und manchmal sogar an Asthma leiden (wobei sie Erleichterung finden, wenn sie in der Knie-Ellbogen-Stellung liegen), so weisen diese Beschwerden darauf hin, dass ein Kind Medorrhinum benötigt. Der Urin kann beißend sein und sie leiden häufig an Verstopfung. Darüber hinaus haben sie oft Augenentzündungen. Sie können nachts aufwachen und zu spielen beginnen. Schon in jungen Jahren sind sie mitunter Nachtmenschen.

Es sind sehr liebe Kinder, die meist verrückt nach Tieren sind. Doch oft haben diese Kinder eine gewisse Unruhe in sich. Ihre Stimmung kann plötzlich umschlagen und sie können aus einer Laune heraus einer Katze fest in den Schwanz kneifen. Wenn sie für diese Unruhe kein Ventil finden, können sie hyperaktiv werden. Furcht vor der Dunkelheit, das Bedürfnis, einen Stofflappen an den Mund zu halten, ein geöffneter Mund aufgrund einer verstopften Nase sowie das Verlangen nach Eis sind alles Kennzeichen, die auf Medorrhinum hinweisen. Weitere wichtige Symptome sind Nägelkauen, Blasenentzündungen sowie ein verzögertes Wachstum. Ihr Gesicht ist manchmal wachsartig und blass.

Wenn das Mittel indiziert ist, kann es die innere Ruhe wiederherstellen und Störungen beseitigen, die manchmal schon seit Generationen in der Familie vorhanden sind.

Mercurius solubilis

Quecksilber – Mineralisches Mittel

„Konservativ und aufbrausend: So ist es und nicht anders"

Herkunft

Quecksilber ist ein außergewöhnliches Metall mit eigenwilligen Eigenschaften. Man verwendet es unter anderem in Thermometern aufgrund seiner starken Reaktionsfähigkeit auf Temperaturunterschiede. Bei Wärme dehnt sich Quecksilber aus und bei Kälte zieht es sich wieder zusammen. Menschen, die Mercurius benötigen, ertragen sowohl Kälte als auch Wärme schlecht.

Wenn ein Thermometer bricht und das Quecksilber herausfließt, dann bildet es sofort kleine Tröpfchen. Obwohl es flüssig ist, macht es nichts nass und haftet nirgends an. Es erscheint sehr weich, doch in ihm stecken immense innere Kräfte. So kann es Gold, das von anderen Substanzen kaum beeinflusst wird, vollständig auflösen!

Amtsträger

Es ist nicht einfach, ein anderes Wort zu finden, dass zum Mercurius-Menschentypus passt. Ein Amtsträger ist eine Autoritätsperson, vergleichbar mit Anführern in früheren Zeiten. Mercurius-Menschen sind traditionsverbunden: Sie leben nach den geltenden Gesetzen und fühlen sich für deren Einhaltung verantwortlich. Passende Berufe für sie sind beispielsweise Richter, Bürgermeister, Polizeikommissar, Staatsanwalt aber auch Vorsitzender einer Vereinigung, Betriebsleiter und dergleichen. Es sind Menschen, die eine große Verantwortung tragen und sich dabei streng an Richtlinien halten. Wenn davon abgewichen wird, betrachten sie dies als großes Unrecht und können sich darüber furchtbar ärgern. Obwohl sie ihren Zorn zu verbergen suchen – sie zeigen ihre Gefühle nicht gern – ist er spürbar.

Konservativ

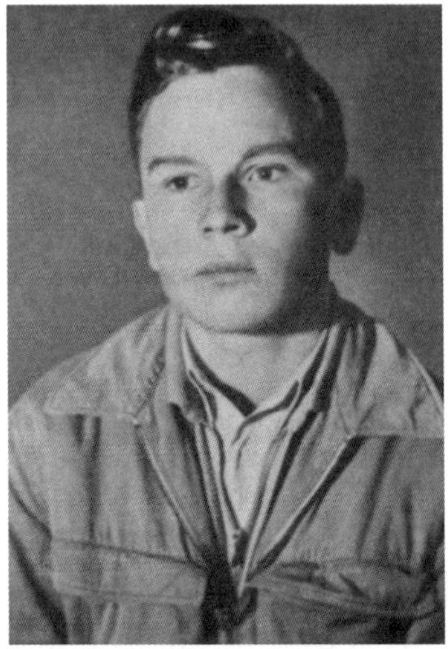

Mercurius solubilis

Mercurius-Menschen haben eine konservative Art. Sie sind davon überzeugt, dass alles so sein muss, wie es immer schon war. Ein wichtiger Unterschied zu Kalium carbonicum- und Cuprum-Menschen, bei welchen das konservative Element auch stark vorhanden ist, ist ihr Bedürfnis, die Zügel selbst in den Händen zu halten. Sie können die Macht nicht mit anderen teilen und wollen immer das letzte Wort haben. Am liebsten möchten sie alles bestimmen und alles soll nach ihrem Willen geschehen.

Revoluzzer

Da sie selbst die Macht haben wollen, können Mercurius-Menschen für die tatsächlichen Machthaber sehr unangenehm werden, besonders dann, wenn sie anderer Meinung sind. Im Großen wie im Kleinen können sie „revolutionär" werden, nicht so sehr aus dem Gefühl der sozialen Ungerechtigkeit heraus, wie das bei Causticum-Menschen der Fall ist, sondern mehr aus dem Gefühl einer Ungerechtigkeit gegenüber den Gesetzen, die sie befolgen.

Feinde

Die Empfindlichkeit der Mercurius-Menschen gegenüber kleinen Temperaturschwankungen ist symbolisch für ihre Empfindlichkeit gegenüber allem, das ihnen zufolge vom „Gesetz" abweicht. Im Prinzip betrachten sie jeden, der eine andere Meinung vertritt, als Feind. „Wer nicht für mich ist, ist gegen mich." Daher agieren sie vorsichtig, um sich ja keine Blöße zu geben. Man kann ja nie wissen, was ein anderer mit dem anstellt, was er von einem weiß!

Diese Vorsichtigkeit lässt sich auch auf ihr Sexualleben übertragen. Obwohl Sex für sie wichtig ist, da sie über eine große sexuelle Ener-

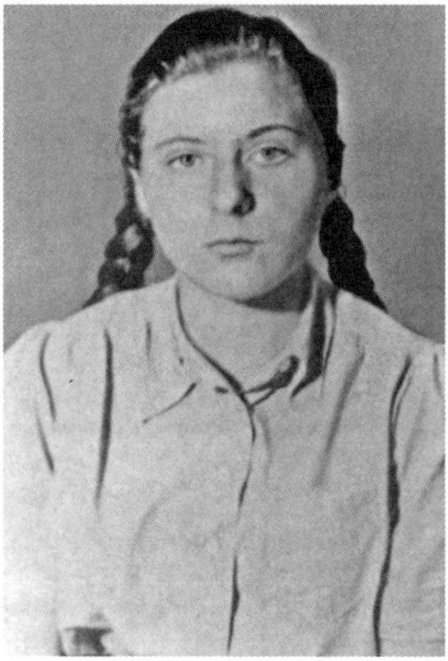

Mercurius solubilis

gie verfügen, lassen sie sich nicht so leicht auf eine Beziehung ein. Zuerst muss ein hundertprozentiges Vertrauen vorhanden sein – wenn sie sich schließlich hingeben, dann ist das wirklich zu 110 Prozent.

Wenn Mercurius-Menschen in ihrer Macht wirklich bedroht werden, tun sie alles, um diese zu behalten. Wenn ihr Zorn einmal ausbricht, dann ist es besser, sie zu meiden.

Flexibilität

Das homöopathische Mittel Mercurius kann ihnen dabei helfen, die Dinge zu relativieren und somit andere Meinungen besser zu akzeptieren sowie flexibler zu werden. Sie sehen dann möglicherweise ein, dass eine andere Meinung dabei hilfreich sein kann, falsche oder veraltete Ansichten loszulassen und sich für Gedanken zu öffnen, die zu diesem Zeitpunkt notwendig sind. Gerade weil sie andere wertschätzen, können sie respektierte Machthaber werden.

Körperliche Symptome

Mercurius hat – neben der Empfindlichkeit gegenüber Wärme und Kälte – einige charakteristische Symptome. Eines davon ist reichlicher Speichelfluss, vor allem nachts, der von einem metallischen Geschmack begleitet sein kann. Es können Aphthen im Mund, diverse Probleme mit den Zähnen sowie reichliches Schwitzen tagsüber und nachts auftreten, wobei das Schwitzen keine Erleichterung bringt. Bei Hals- und Mundproblemen schwillt die Zunge an, sodass die Zahnabdrücke sichtbar werden. Darüber hinaus leiden sie häufig an Muskelzuckungen, Zittern, Stottern oder haben eine bebende Stimme.

Der Darm ist bei Mercurius-Menschen ebenfalls ein empfindliches Organ. Es kann zu Durchfall mit Darmkrämpfen kommen oder auch zu Krankheiten wie Colitis ulcerosa oder Morbus Crohn. Nachts sowie durch Bettwärme verschlimmern sich viele Beschwerden.

Ernährung

Auffällig ist, dass sie entweder ein starkes Verlangen nach Butter oder Butterbrot haben oder eine Abneigung dagegen. Sie lieben Süßes und kalte Getränke und haben oft eine Abneigung gegen Fleisch und Kaffee.

Kinder

Mercurius-Kinder haben einen so starken Willen, dass jeder Versuch, sie zu „zähmen" gerade das Gegenteil bewirkt. Am liebsten tun sie, was sie selbst wollen. Wenn sie zum Beispiel etwas sehen, das sie interessiert, möchten sie es anfassen. Natürlich brauchen sie Grenzen, doch diese müssen deutlich und konsequent gesetzt werden. Wenn diese Kinder wissen, woran sie sind, und einen gewissen Spielraum bekommen, können sie sich zu willensstarken Persönlichkeiten entwickeln. Ihre Energie muss zum Ausdruck gebracht werden können. Wenn man sie jedoch in allem bremst, dann staut sich diese Energie und äußert sich einige Zeit später als Wutausbruch. Wenn sie dann beispielsweise aufgrund von Ruhelosigkeit zum Homöopathen kommen und diese besondere Arznei erhalten, erleben sie wieder eine innere Ruhe, wodurch sie wiederum zugänglicher werden.

Natrium carbonicum

Natriumcarbonat,
kohlensaures Natron – Mineralisches Mittel

„Zieht sich in Würde zurück und verschließt sich"

Herkunft

Natriumcarbonat ist eine Verbindung von Natrium und Kohlenstoff. Das bekannteste Arzneimittel, in dem auch Natrium vorkommt, ist Natrium muriaticum. Die Gemeinsamkeit der verschiedenen Natrium-Verbindungen liegt in der Neigung, sich zurückzuziehen. Diese Menschen verfügen von sich aus über keinen Schutz vor der harten Wirklichkeit. Sie sind sensibel für Stimmungen sowie für die Art und Weise, wie Menschen miteinander und auch mit ihnen umgehen. Musik kann sie ergreifen, sowohl im positiven als auch im negativen Sinn.

Carbo ist Kohlenstoff. Bei der Beschreibung des homöopathischen Mittels Graphites, das aus reinem Kohlenstoff hergestellt wird, gehe ich detaillierter auf den entsprechenden Menschentypus ein. Die Schlagworte für Carbo-Verbindungen sind Selbstwertgefühl und Würde.

Sanftmütige, feinfühlige Menschen

Natrium carbonicum-Menschen sind nette, freundliche Menschen, die auf den ersten Blick Pulsatilla ähneln. Sie sind so sensibel für das Verhalten anderer, dass sie alles tun werden, um einen Streit möglichst zu vermeiden. Das bedeutet jedoch nicht, dass sie sich innerlich nicht ärgern. Sie empfinden eine starke Sympathie oder Antipathie gegenüber anderen, lassen sich dies aber nicht anmerken. Ihre Intuition ist so gut entwickelt, dass sie bei der ersten Begegnung wissen, welchen Typ Mensch sie vor sich haben. Ihr Empfinden ist derart stark, dass sie sogar körperliche Probleme bekommen können, wenn jemand in ihrer Nähe ist, den sie nicht mögen. Trotzdem bleiben sie korrekt und verlieren nicht ihre Würde. Sie wirken nach außen hin heiter und niemand soll merken, was sich in ihnen abspielt.

Zurückziehen

Kränkungen gehen bei Natrium carbonicum-Menschen unter die Haut und sie neigen dazu, sich wie Staphisagria-Menschen zurückzuziehen. Innerlich fühlen sie viel Kummer und Schmerz, was sie allerdings nicht zeigen. Je öfter sie beleidigt werden, desto größer wird ihre Neigung, sich zu verschließen und die Einsamkeit zu suchen. Trost finden sie in der Musik und bei ihren Haustieren. Sie denken: „Wer die Menschen kennenlernt, liebt die Tiere.“ Hierbei spielt vor allem die Selbstachtung eine Rolle. Sie können es partout nicht ertragen, wenn man sie nicht ernst nimmt – doch das lassen sie sich lieber nicht anmerken.

Selbstwertgefühl

Ihre Schwachstelle ist ihr Selbstwertgefühl. Oft sehen wir bei Natrium carbonicum-Menschen, dass die Beziehung zum Vater in der Jugend auf irgendeine Weise gestört war. Die Vaterfigur hat bei jedem Menschen mit dem Selbstwertgefühl zu tun. Bei manchen Menschen waren die Rollen der Eltern vertauscht oder eine andere Person hat die Vaterrolle übernommen. In diesen Fällen dreht es sich um die Beziehung zu dieser Vaterfigur. Es kann sein, dass der Vater berufsbedingt nicht oft zu Hause war oder aufgrund von Scheidung oder Tod abwesend war. Auf diese Ereignisse haben Natrium carbonicum-Menschen mit stiller Trauer reagiert, die sie immer noch in sich tragen. Dadurch mussten sie ihr Selbstwertgefühl selbst entwickeln, ohne Unterstützung anderer. Sie haben sich daran gewöhnt, alles allein zu machen und dass sie von anderen nichts zu erwarten brauchen.

Alles kann sie stören

Da sie nicht gelernt haben, Gefühle zu äußern und diese in die Tat umzusetzen, kann sie alles verstimmen. Ein schlechte Atmosphäre oder unsympathische Menschen können sie genauso aus dem Gleichgewicht bringen wie schlechtes Wetter. Vor Sturm oder Gewitter fühlen sie sich unbehaglich. Musik kann in ihnen die verschiedensten Emotionen hervorrufen und manchmal fühlen sie, was der Komponist beim Komponieren empfunden hat. Durch diese Überempfindlichkeit entstehen auch ihre Allergien gegen alles Mögliche, vor allem Lebensmittelallergien. Schließlich können sie geistig und dadurch auch körperlich am Ende sein. Das Denken fällt ihnen schwer und jede noch so geringe Anstrengung ist ihnen zu viel.

Körperliche Symptome

Magen- und Darmbeschwerden sind die körperliche Äußerung dessen, was sich auf emotionaler Ebene abspielt. Je mehr sie ihre Gefühle unterdrücken, desto heftiger tobt ihr Magen. Je empfindlicher sie gegenüber Stimmungen werden, desto stärker reagieren sie auf Nahrungsmittel. Allergien kommen bei Natrium carbonicum-Menschen häufig vor.

Im Allgemeinen frieren sie leicht und sind empfindlich gegen Zugluft. Die Sonne vertragen sie ebenfalls schlecht, da sie davon Kopfschmerzen bekommen. Natrium carbonicum ist eines der wichtigsten Mittel bei Sonnenstich. Ihre schwachen Fußgelenke sind fast symbolisch für den Mangel an väterlicher Unterstützung, der sie daran hindert, auf eigenen Beinen zu stehen und tatkräftig die Außenwelt zu betreten.

Ernährung

Am auffälligsten ist ihre Abneigung gegen Milch und ihre schlechte Reaktion darauf. Jeder Tropfen kann den Darm irritieren und zu Durchfall führen.

Kinder

Natrium carbonicum-Kinder sind liebe, ruhige Kinder. Obwohl sie es sich nicht so anmerken lassen, wissen sie genau, was um sie herum geschieht. Genau wie Phosphorus-Kinder besitzen sie ein feines Gespür. Sie sind allerdings wesentlich introvertierter als diese und können sich sehr gut selbst beschäftigen. Bemerkenswert ist ihre Musikalität, wobei sie eine Vorliebe für das Klavier haben. Wenn sie sich nicht wohlfühlen, so erkennt man das an der Art, wie sie auf

Musik reagieren: Auf einmal wollen sie keine (Klavier-) Musik mehr hören.

Schon in jungen Jahren merkt man ihnen an, was sie von anderen Menschen halten. Sie scheinen durch Menschen hindurchblicken zu können. Sie wissen genau, wann Menschen etwas verbergen oder verschweigen. Kinder oder Erwachsene, die sie nicht mögen, versuchen sie nach Möglichkeit zu meiden. Einem Streit gehen sie lieber aus dem Weg und ziehen sich zurück. Sie versuchen, Kummer und Kränkungen so gut wie möglich selbst zu verarbeiten, vielleicht, weil sie gemerkt haben, dass sie von anderen nicht die notwendige Unterstützung bekommen. Ihre Verletzlichkeit liegt darin, dass sie so, wie sie sind, nicht ernst genommen und respektiert werden. Wenn das der Fall ist, ziehen sie sich in Würde zurück.

Natrium muriaticum

Natriumchlorid – Mineralisches Mittel

„Schützt sich vor Verletzungen und konserviert seine Erinnungen“

Herkunft

Kochsalz betrachten wir als einfachen Stoff, der nicht viel wert ist. Das kommt daher, weil Salz bei uns im Überfluss vorhanden ist. Doch für die Bewohner der Sahara zum Beispiel ist Salz einer der wertvollsten Stoffe überhaupt. Ein Mensch kann nicht lange ohne Salz existieren!

Natrium und Chlorid spielen in unserem Körper eine sehr wichtige Rolle, genauso wie Calcium, Eisen, Kalium und Phosphor. Zu viel oder zu wenig von einem dieser Stoffe führt zu großen körperlichen Problemen. Daher besitzt unser Körper ausgezeichnete Mechanismen, um die Konzentration dieser Mineralien sehr präzise zu regulieren. Alles, was in unserem Sprachgebrauch mit Salz zu tun hat, passt zum Bild von Natrium muriaticum.

Bewahren

Natrium muriaticum-Menschen sind sehr sensibel und dadurch verletzbar. Sie sind sehr musikalisch und werden durch schöne Musik tief berührt. Darüber hinaus sind sie sehr mitfühlend für das Leid anderer. Doch nur diejenigen, die sie gut kennen, wissen das, denn äußerlich lassen sie sich ihre Verletzlichkeit nicht so leicht anmerken. Im Gegenteil, sie wirken stark und unabhängig wie Menschen, die niemand anderen brauchen. Wenn man unabhängig ist, kann man nicht verletzt werden und dem wollen sie vorbeugen. Daher binden sie sich auch nicht so schnell an einen anderen Menschen. Lieber warten sie ab, um sich ihrer Sache sicher zu sein. Wenn sie allerdings einmal einen Menschen in ihre Welt lassen, dann ist es für immer. In Freundschaften oder Beziehungen gilt bei ihnen „alles oder nichts“. Sie haben meist nur wenige Freunde, doch für diese gehen sie durchs Feuer. Salz wird verwendet, um Nahrungsmittel zu konservieren, und genauso machen Natrium muriaticum-Menschen alles, um Freundschaften zu bewahren.

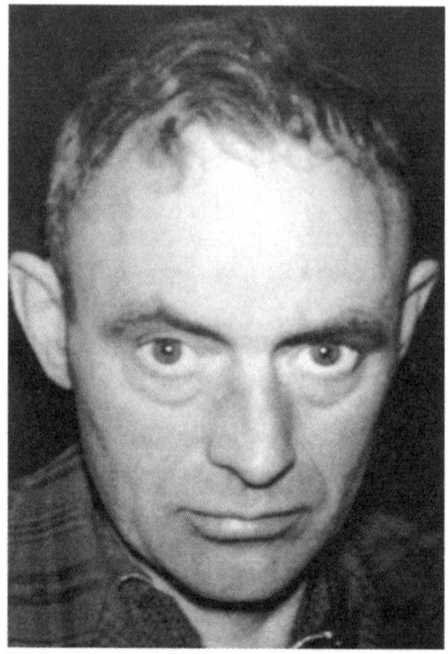

Natrium muriaticum

Vertrauensvoll

Menschen, die jemanden suchen, dem sie ihre Probleme anvertrauen können, gehen gerne zu einem Natrium muriaticum-Menschen. Es ist wirklich auffällig, wie sie überall mit den Problemen anderer in Kontakt kommen. Ob sie nun im Zug sitzen oder auf einer Parkbank, sie können darauf warten: Früher oder später kommt eine Person, um ihnen etwas zu erzählen, was sie keinem anderen erzählen würde.

Andere spüren, dass sie gut zuhören können und Verständnis zeigen, ohne gleich zu verurteilen. Natrium muriaticum-Menschen nehmen ihre Mitmenschen ernst und – was noch wichtiger ist – sie können Geheimnisse bewahren. Man fühlt, dass sie nicht so schnell etwas weitererzählen. Was ihnen im Vertrauen mitgeteilt wird, betrachten sie als persönliches Geheimnis.

Mauer

Um sich vor der oft harten Welt zu schützen, errichten Natrium muriaticum-Menschen manchmal schon in sehr jungen Jahren eine Schutzmauer um sich. Sie werden zurückhaltend und oft verschlossen. Diese Abschirmung hält jedoch nicht nur die Außenwelt auf Abstand, sondern sorgt auch dafür, dass Emotionen blockiert werden. Ärger und Kummer können innerlich für Aufruhr sorgen, werden jedoch selten geäußert. Gefühle zu zeigen wird in unserer Gesellschaft noch immer als Schwäche betrachtet, während jemand, der sich „tapfer hält", als stark angesehen wird. Diese Botschaft tragen Natrium muriaticum-Menschen tief in sich, da sie dieses Verhaltensmuster oft von zu Hause mitbekommen haben.

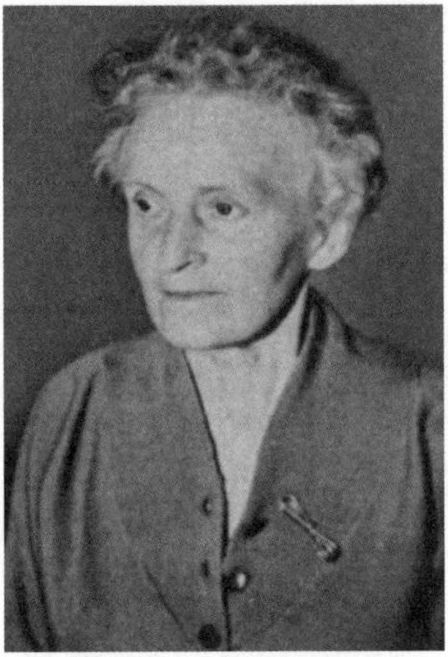

Natrium muriaticum

Dieses Verhalten kann auch später im Leben entstehen, zum Beispiel durch eine verlorene Liebe, eine zerbrochene Freundschaft oder eine andere Kränkung. „Das wird mir nie wieder passieren!“, ist dann die Reaktion und die Tür wird verschlossen. Emotionen werden dann nicht mehr zum Ausdruck gebracht – oft jahrelang. Es ist viel Vertrauen nötig, ehe Natrium muriaticum-Menschen wieder über ihren alten Kummer sprechen. Wenn sie das Mittel Natrium muriaticum bekommen, wird ihnen bewusst, dass Reden und emotionale Äußerung die besseren Lösungen sind.

Einsam und verlassen

Eine Ursache für einen Natrium muriaticum-Zustand kann sein, dass jemand im Stich gelassen wurde und deswegen seine Gefühle allein verarbeiten musste. Umgekehrt kann sich jemand auch allein fühlen, da er seine Gefühle nicht zum Ausdruck bringt. Darin liegt das Dilemma von Natrium muriaticum-Menschen: Sie fühlen sich allein und neigen trotzdem dazu, sich zurückzuziehen. Nach einer Gabe Natrium muriaticum suchen sie oft wieder Kontakte und werden wieder zugänglicher. Es wird ihnen bewusst, dass sie vor allem dann stärker werden, wenn sie ihre Verletzlichkeit zeigen.

Körperliche Symptome

Um Salz aufzulösen, ist Feuchtigkeit notwendig. Daher haben Natrium muriaticum-Menschen oft eine Störung in ihrem Feuchtigkeitshaushalt. Einerseits sind Haut und Schleimhäute häufig trocken, andererseits neigen sie dazu, Feuchtigkeit festzuhalten, wodurch Ödeme entstehen können. Kopfschmerzen durch nicht geäußerte Emotionen, durch Aufenthalt in der Sonne oder vor der Menstruation sind für diese Arznei typisch. Ein weiteres Beispiel für das „Festhalten“ ist die Verstopfung, die durch Trockenheit im Darm verstärkt wird.

Natrium muriaticum-Menschen mögen etwas kühleres Wetter und lieben es, sich im Freien aufzuhalten. Am Meer fühlen sie sich meist besser (manchmal auch schlechter), da sie dort mehr Platz haben. Aus diesem Grund meiden sie kleine und beklemmende Räume.

Viele Natrium muriaticum-Menschen leiden an Fieberbläschen oder anderen mit Flüssigkeit gefüllten Bläschen und haben einen Riss in der Mitte ihrer Unterlippe. Eine Landkartenzunge ist ebenfalls charakteristisch für dieses Arzneimittel.

Ernährung

Natürlich haben sie ein Verlangen nach Salz und viel Durst. Die Beziehung zum Meer kommt in ihrem Verlangen nach Fisch zum Ausdruck. Außerdem mögen sie gerne Brot, Teigwaren und Bitteres. Fett widert sie meist an und wird auch nicht so gut vertragen.

Kinder

Natrium muriaticum-Kinder zählen zu den eher verschlossenen Kindern, wobei jedoch nicht so sehr die Angst im Vordergrund steht – sie halten Kontakte einfach lieber ein bisschen auf Abstand. Nur vertraute Menschen dürfen ihre Welt betreten. Es sind sehr sensible Kinder, die sich schnell um andere sorgen. Doch wenn ihnen selbst etwas fehlt, möchten sie lieber erst einmal in Ruhe gelassen werden. Sie sprechen erst dann darüber, wenn sie dazu bereit sind, und diesen Raum sollte man ihnen gewähren. Sie möchten gerne eine herzliche Beziehung, haben aber Angst, verletzt zu werden, vor allem, wenn sie bereits eine negative Erfahrung gemacht haben. Ein Aufenthalt im Inkubator oder eine andere Art der Trennung von der Mutter in sehr jungem Lebensalter kann unbewusst die Ursache für diese Angst sein. Einer der Hinweise dafür kann sein, dass sie Augenkontakt vermeiden. Dies hat jedoch nichts mit Unehrlichkeit zu tun, sondern mit der Überempfindlichkeit dieser Kinder. Wenn man jemandem in die Augen schaut, betritt man dessen Welt, und das will ein Natrium muriaticum-Kind nur dem Menschen erlauben, dem es völlig vertrauen kann.

Nux vomica

Brechnuss

Pflanzliches Mittel (Fam.nat. Loganiaceae)

„Schnell und effizient: Der kürzeste Weg zwischen zwei Punkten ist die Gerade"

Herkunft

Der Baum, der die Brechnüsse trägt, wächst unter anderem in Nordaustralien und auf Sri Lanka. Die Samen dieser Früchte enthalten Kupfer (in der Homöopathie ist Kupfer als Arzneimittel bekannt, Cuprum metallicum), was viel über das Nux vomica-Bild erklärt. Auch in der Kräuterheilkunde wird die Brechnuss schon sein Menschengedenken verwendet. In Indien wird die bitter schmeckende Rinde dieses Baumes bei (Malaria-) Fieber und Schlangenbissen verabreicht und ein Blätteraufguss wird äußerlich bei rheumatischen Beschwerden angewendet.

Manager

Die typischen Nux vomica-Menschen sind Manager im wahrsten Sinne des Wortes. „Keine Worte, sondern Taten" ist die Devise, die gut zu ihnen passt. Mit ihrem enormen Arbeitsdrang und Durchsetzungsvermögen sind sie die treibenden Kräfte innerhalb einer Organisation oder der Familie. Nichtstun ist ihnen fremd und was sie machen, machen sie gut. Die hohen Anforderungen, die sie dabei in ihrem Perfektionismus an sich selbst stellen, stellen sie auch an ihre Mitarbeiter. Als Manager sind sie zwar nicht einfach, aber ehrlich. Sie merken sehr bald, welches die effizienteste Art ist, um etwas zu erreichen, und können Umwege nicht ausstehen. Zielsicher schreiten sie voran, denn Zeit ist Geld und Zeitverschwendung ist ihnen zuwider. Man lasse diese Menschen nicht zu lang oder unnötig warten, denn ihr Terminkalender ist bis auf die letzte Minute verplant. Sie kommen selten zu spät und erwarten auch von ihren Mitmenschen Pünktlichkeit. Das bedeutet nicht, dass sie auf andere Menschen keine Rücksicht nehmen; ganz im Gegenteil, sie sind sehr sensibel und mitfühlend, doch lassen sich dies nicht immer anmerken.

Offen und direkt

Die meisten Nux vomica-Menschen, die ich gesehen habe, sind offen und direkt. Sie kommen schnell zur Sache und beantworten gestellte Fragen kurz und bündig. Wenn sie wissen, warum der Homöopath die vielen Informationen benötigt, sind sie bereit, alles zu erzählen. Sie nehmen sich kein Blatt vor den Mund, wenn ihnen etwas nicht gefällt oder sie sich ärgern. Wenn sie ihre Gefühle unterdrücken, bekommen sie sofort körperliche Beschwerden, wie beispielsweise Magen- oder Kopfschmerzen. Schließlich wird doch deutlich, dass ihnen etwas auf dem Herzen liegt, denn ihr Gesichtsausdruck und ihr Verhalten verraten, was sie innerlich beschäftigt.

Sensibel

Die sensible Seite von Nux vomica ist weniger bekannt, da sie diese weniger zeigen. Diese hart arbeitenden Menschen haben ein gutes Herz, doch es sind keine „Softies", die gleich überall mit weinen und Menschen schnell bedauernswert finden. Rührseligkeiten sind nicht ihre Sache. „Man muss schon realistisch bleiben", lautet ihre Devise und sie werden eher praktische Lösungen für Probleme suchen, statt sich eingehend um emotionale Geschichten zu kümmern. Doch sie können sich schrecklich aufregen, wenn Menschen ungerecht behandelt werden oder einen großen Verlust erlitten haben. Wenn es in ihrer Macht liegt, werden sie mit Sicherheit helfen – dann aber konkret.

Ihre Empfindsamkeit kommt auch in der Musik zum Ausdruck. Sie weinen selten, aber schöne Musik kann sie durchaus zu Tränen rühren. Im Allgemeinen ist ihr Nervensystem sehr empfindlich gegenüber Eindrücken. Ihre Sinne nehmen alles wahr! Grundsätzlich erledigen sie etwas lieber selbst, als es einem anderen zu überlassen, denn sie sehen jeden Fehler. Anfallende Arbeiten im Haus erledigen sie selbst und ihre Mitbewohner werden mit Sicherheit korrigiert, wenn sie in ihren Augen etwas nicht genau genug ausführen. „Du machst es ordentlich oder gar nicht!" In dieser Hinsicht ähneln sie

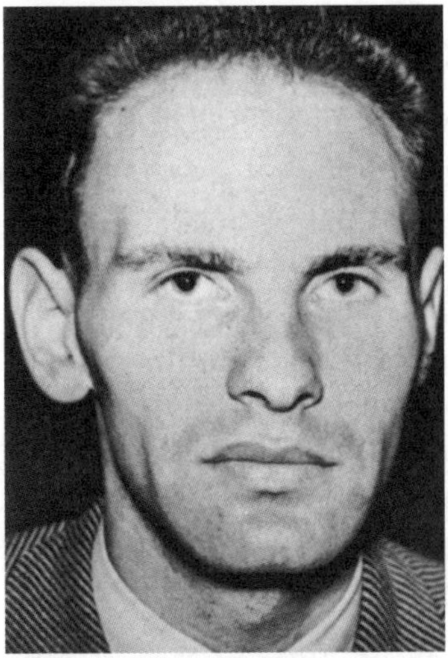

Nux vomica

Arsenicum album-Menschen. Bei letzteren spielt jedoch die Angst eine Rolle, beispielsweise die Angst vor Krankheiten, wenn etwas nicht sauber genug ist, oder die Angst, wenn ihre Umgebung anders ist, als sie das wollen. Bei Nux vomica-Menschen hingegen handelt es sich um Genauigkeit und Perfektionismus.

Arbeiten

Arbeit bedeutet für sie alles. Wenn sie gefragt werden, was sie für das Wichtigste im Leben halten, kann es sein, dass sie darauf antworten: „Meine Arbeit." Es gibt noch viele weitere homöopathische Arzneimitteltypen, die diese Einstellung teilen, unter anderem Bryonia.

Nux vomica-Menschen werden unruhig vom Stillsitzen. Aus diesem Grund machen sie nicht gern Besuche, denn sie haben etwas Besseres zu tun. Für sie gilt: „Müßiggang ist aller Laster Anfang", wobei sie es auch übertreiben können. Sie arbeiten dann Tag und Nacht, auch wenn es nicht unbedingt notwendig ist; doch sie behaupten genau das Gegenteil. Der wahre Grund dafür liegt tiefer. Nux vomica-Menschen haben das Gefühl, dass sie erst etwas Wert sind, wenn sie etwas leisten. Das kann zwar von der Erziehung herrühren, doch es entspringt auch ihrem eigenen Charakter. Sie suchen die Herausforderung und einfache Routinetätigkeiten langweilen sie schnell. Sie sind immer auf der Suche nach einer Art Widerstand, etwas wofür oder wogegen sie kämpfen können. Es muss allerdings schon so laufen, wie sie es möchten, denn sie dulden keinen Widerspruch.

Dieser Charakterzug verleiht ihnen eine starke Ausstrahlung, doch er ist auch ihre Fallgrube. Es besteht die Gefahr, dass sie auf ihre Leistungsgrenzen keine Rücksicht nehmen und nicht ausreichend für die notwendige Entspannung sorgen. Sie werden übermüdet, schlafen unruhig, erwachen gegen 3 Uhr nachts und sind reizbar.

Um trotzdem weiterhin Leistung bringen zu können, benötigen sie Stimulanzien wie Kaffee und Alkohol, wodurch sie jedoch noch unruhiger und gehetzter werden. Selbst die geringsten Geräusche ertragen sie dann nicht mehr.

Wenn sie diesem Teufelskreis nicht entkommen, zum Beispiel mit Hilfe einer Gabe Nux vomica, kann dies zur sogenannten „Managerkrankheit“ führen. Aus diesem Grund ist Nux vomica momentan ein so wichtiges und oft verschriebenes Mittel, nicht nur für tatsächliche Nux vomica-Menschen, sondern auch für Personen, die sich nach zu viel Stress und zu wenig Entspannung in einem Nux vomica-Zustand befinden. Und das kann jedem passieren!

Körperliche Symptome

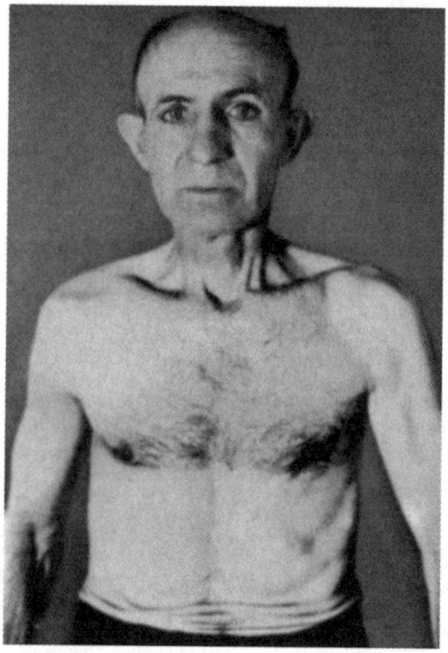

Nux vomica

Unter normalen Umständen sind Nux vomica-Menschen nicht so anfällig für Krankheiten, sie verfügen meist über eine ziemlich robuste Konstitution. Nur Zugluft und Kälte sind in der Lage, sie zu schwächen und rufen Erkältungen oder Muskelbeschwerden (im Nacken- und Rückenbereich) hervor. Wärme empfinden sie als angenehm und selbst große Hitze vertragen sie gut. Viele Beschwerden werden durch Wärme deutlich gelindert.

Am anfälligsten für Krankheiten ist ihr Nervensystem. Wenn sie sich zu viel aufbürden, einen Kummer nicht verarbeiten können oder den Kaffee- bzw. Alkoholkonsum übertreiben, dann können schwere Krankheiten auftreten. Vor allem der Magen-Darm-Trakt spielt dann verrückt. Es kommt zu Krämpfen, Sodbrennen, Erbrechen, erschwertem Stuhlgang, der von einem empfindlichen und aufgeblähten Bauch begleitet ist, und zu Magengeschwüren.

Ähnlich wie Cuprum-Menschen, die ebenfalls aufgrund zu großer innerer Spannungen sowie aufgrund der Tatsache, dass sie nicht von ihrer Arbeit lassen können, erkranken, bekommen Nux vomica-Menschen schnell Krämpfe. Ihre Nacken- und Rückenmuskulatur ist völlig verspannt und es ist nicht verwunderlich, dass ihr Rücken schließlich Schaden nimmt. Sie laden zu viel auf ihre Schultern, mehr als ihr Rücken tragen kann.

Da sie ständig arbeiten müssen, können Nux vomica-Menschen Krankheiten nur schwer akzeptieren. Arnica-Menschen verleugnen zum Beispiel aus diesem Grund, dass sie krank sind, doch der Nux vomica-Typus tendiert dazu, hinter jedem Symptom eine ernste Krankheit zu vermuten, und sagt das auch. Was ihr Schlafverhalten betrifft, so wachen sie um ca. 3 Uhr nachts auf und können nicht mehr einschlafen. Gegen Morgen schlafen sie wieder ein, doch dann werden sie vom Wecker geweckt. Außerdem können sie durch das geringste Geräusch erwachen.

Ernährung

Nux vomica-Menschen lieben pikantes Essen, das gut gewürzt ist, genau wie Sulfur-Menschen. Auch fette und bittere Speisen mögen sie und sie haben eine Schwäche für Alkohol, der ihnen immer schmeckt. Wenn sie sich nicht so gut fühlen, können sie ein Verlangen nach Alkohol haben, was sie allerdings oft mit einem Kater bezahlen müssen, da sie Alkohol dann nicht so gut vertragen. Nux vomica-Menschen sollten Kaffee besser meiden, denn durch Kaffeekonsum werden sie noch angespannter, können schlecht schlafen und darüber hinaus ist er schlecht für ihren Magen.

Kinder

Schon in jungen Jahren zeichnen sich Nux vomica-Kinder durch einen selbstsicheren und unabhängigen Charakter aus. Als Babys mögen sie ihre Ruhe und können sehr gut allein sein. Sie können sich sehr gut beschäftigen und brauchen nicht unbedingt ständig einen anderen Menschen in ihrer Nähe. Sie fordern wenig Aufmerksamkeit, doch wenn sie etwas möchten, dann muss dies unmittelbar geschehen. Sie haben wenig Geduld und lassen sich nicht mit leeren Versprechungen abspeisen. Sie wissen genau, was sie wollen und so muss es dann auch geschehen. Oft sind sie dabei ruhelos. Die

Krankheiten, die diese Kinder vor allem haben, sind Erkältungen sowie ein Nabel- oder meist linksseitiger Leistenbruch.

Auf herkömmliche Medikamente reagieren sie schlecht und bekommen davon wiederum weitere Beschwerden. Umso besser geht es ihnen mit der Homöopathie. Nux vomica-Kinder gehen Problemen nicht aus dem Weg, sondern suchen diese geradezu. Wie Arnica-Kinder können sie einen Streit beginnen, indem sie bewusst provozieren. Sie sind grundehrlich wie Aurum-Kinder, denen sie stark ähneln. Darüber hinaus besitzen sie ein starkes Verantwortungsgefühl und Durchsetzungsvermögen. Sie geben niemals auf und führen ihre Aufgabe immer zu Ende.

Wenn Nux vomica-Kinder brav lernen, dann zählen sie zu den Besten. Dasselbe gilt für den Sport, denn sie lieben den Wettkampf und ertragen es nicht zu verlieren. Als Kapitän eines Fußball- oder Hockeyteams weisen sie genau darauf hin, was jeder Einzelne falsch gemacht hat, und nachlässiges Verhalten wird gnadenlos bestraft. Allerdings nehmen sie Rücksicht auf jemanden, der es wirklich nicht besser kann.

Phosphorus

Phosphor – Mineralisches Mittel

„Wärme, Licht und Kontakt – alle Menschen werden Brüder“

Herkunft

Das chemische Element Phosphor wurde im Jahr 1669 entdeckt und erhielt seinen Namen „Phosphorus“ (griechisch für „Lichtträger“) aufgrund seiner phosphoreszierenden (leuchtenden) Eigenschaft. Phosphor entzündet sich leicht und wird aus diesem Grund bei der Herstellung von Zündhölzern verwendet. In Pflanzen, Tieren und im menschlichen Körper ist Phosphor ein unentbehrlicher Stoff. Phosphorverbindungen sorgen für die Energieversorgung und spielen eine wichtige Rolle im Gewebeaufbau. Störungen im Phosphorhaushalt wirken sich vor allem auf das Nervensystem aus.

Lichtbringer

Phosphorus-Menschen sind soziale Wesen, die Menschen miteinander verbinden möchten. Wenn sie sich in angenehmer Gesellschaft befinden, fühlen sie sich wie ein „Fisch im Wasser“. Je mehr Menschen anwesend sind, desto größer ist ihre Freude. Es umgibt sie etwas Strahlendes und ihre Augen können glänzen. Ganz automatisch werden sie zum strahlenden Mittelpunkt, obwohl sie das keineswegs beabsichtigen. Es geht ihnen nicht so sehr um Aufmerksamkeit wie Pulsatilla-Menschen oder um Wertschätzung wie Aurum-Menschen, sondern sie möchten sich mit anderen Menschen verbunden fühlen.

Kommunikation

Ihrer Meinung nach besteht ihre wichtigste Aufgabe darin, Kontakte mit anderen zu knüpfen. Phosphorus-Menschen sind außergewöhnlich kommunikativ. Die Berufe, zu denen sie sich hingezogen fühlen, müssen etwas mit Kommunikation zu tun haben, denn: „Jede Kommunikation ist besser als keine.“ Diese kann durch Sprache oder Worte erfolgen, wie dies zum Beispiel bei Journalisten, Schriftstellern sowie Sprach- und Kommunikationswissenschaftlern der Fall ist, aber auch in Berufen wie Vertreter, Versicherungsagent, Sozialarbeiter oder im Gastgewerbe. Sie fühlen sich von allen Berufen mit direktem Menschenkontakt angesprochen. Eine Beziehung zu einem Menschen wie in einer Ehe ist sehr wichtig für sie, denn sie müssen sich auch zu Hause aussprechen und ihre Gefühle mitteilen können. Aufgrund ihres großen Verlangens nach menschlichen Kontakten wird sie diese Beziehung allein jedoch nicht befriedigen. Sie schließen leicht Freundschaften und nennen ihren Partner auch meistens ihren „Freund“. Sie pflegen und bewahren ihre Freundschaften, am liebsten für immer.

Nonverbale Kommunikation

Da Kommunikation auch ohne Worte möglich ist, lieben Phosphorus-Menschen körperlichen Kontakt. Nicht so sehr aus sexuellem Interesse - in dieser Hinsicht genügt ihnen meist ihr Partner - sondern weil sie dabei etwas von ihrer Zuneigung teilen können und von anderen Energie empfangen. Viele ihrer Beschwerden können mit Massagen und Heilmagnetismus gelindert werden. Es geht dabei nicht um das Muskelkneten oder Ähnliches, sondern um den Austausch von Energie. Leichte Berührungen sind dafür schon ausreichend. Selbst ohne Berührung haben Phosphorus-Menschen Kontakt mit anderen, denn sie sind in der Lage, genauestens zu fühlen, was ein anderer fühlt. Sie sind sehr sensibel gegenüber Stimmungen und verfügen über gewisse hellsichtige Fähigkeiten.

Lernen, reisen und mitfühlen

Die Kontakte, die Phosphorus-Menschen herstellen, halten sie aufrecht. Doch daneben knüpfen sie gerne auch weitere, neue Kontakte, da sie neue Menschen kennenlernen möchten. Aus diesem Grund lieben sie es auch, zu reisen, denn das befriedigt ihre Neugier.

Sie haben viel Liebe zu geben und knüpfen ihre Kontakte mit dem Herzen. Sie sind so sensibel, dass sie die Schmerzen anderer Menschen wie ihre eigenen fühlen. Diese Schmerzen möchten sie mit ihrer Liebe beseitigen, so stark können sie sich mit anderen verbunden fühlen! Wenn Sie keinen Beruf wählen, der in diese Richtung geht, dann sind sie für ihre Freunde geduldige Ratgeber und stehen ihnen hilfreich zur Seite.

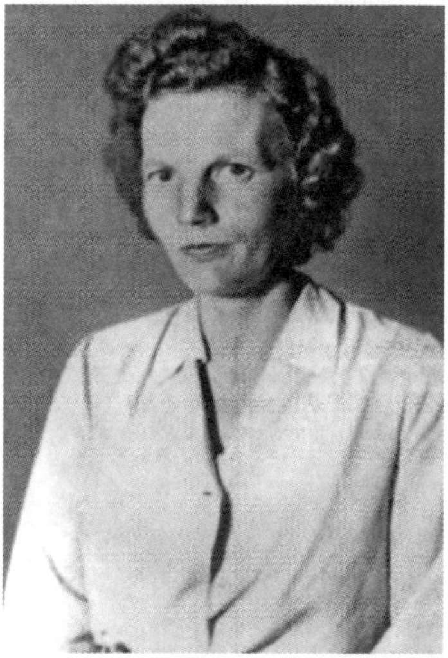

Phosphorus

Darin liegt auch ihre Verletzlichkeit. Wenn zu viel von ihnen verlangt wird oder sie nicht die Kraft haben, sich vom Leiden anderer abzugrenzen, dann kommt es zu Problemen. Sie denken dann, dass sie alle Probleme ihrer Mitmenschen lösen müssen und machen sich ständig Sorgen.

Helfen

Jeder Mensch wird in seinem Leben Problemen begegnen und Leid ist unumgänglich. Wir können einander helfen die Probleme zu lösen oder sie zu verarbeiten, doch wir sind nicht in der Lage, die Probleme anderer zu übernehmen. Für Phosphorus-Menschen ist es sehr schwer, diese Tatsache zu akzeptieren und sie neigen dazu, es trotzdem zu versuchen. Dadurch leiden sie selbst sehr mit, anstatt einfach nur Mitgefühl zu zeigen. Der Unterschied ist subtil, doch wichtig für ihre Gesundheit, denn sie verlieren dadurch Energie an andere, die sie selbst benötigen würden, um im Gleichgewicht zu bleiben. Derjenige, dem die Energie zuteil wird, freut sich sicher, doch letzten Endes wird auch er sich dessen bewusst werden, dass er sein Problem selbst lösen muss.

Körperliche Symptome

In vielen Büchern werden Phosphorus-Menschen nach ihren Äußerlichkeiten beschrieben. Unsere Erfahrung ist, dass das Äußere beim Erkennen eines Arzneimittelbildes durchaus hilfreich, jedoch nie ausschlaggebend sein kann. Glücklicherweise gibt es einige körperliche Symptome, die für Phosphorus-Menschen charakteristisch sind.

Man beobachtet häufig eine erhöhte Blutungsneigung. Kleine Wunden bluten lange nach, zum Beispiel nach einer Zahnentfernung, und sie bekommen schnell blaue Flecken und subkutane Blutergüsse. Nasenbluten kommt bei ihnen häufiger vor als bei anderen.

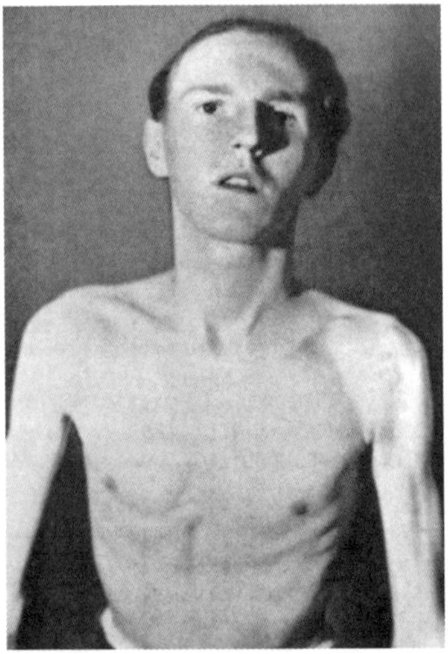

Phosphorus

Phosphorus und Sulfur sind die Mittel, die bei brennenden Schmerzen am besten passen. Diese Schmerzen können überall im Körper auftreten, doch vor allem im Magen. Die Schmerzen werden durch das Trinken oder Essen von etwas Kaltem kurzfristig gelindert. Sobald sich jedoch der Mageninhalt erwärmt hat, fängt das Brennen wieder an.

Phosphorus kann bei Erkrankungen der Atemwege wie einer Bronchitis oder auch einer Lungenentzündung sehr gut passen; ebenso bei Stimm- und Konzentrationsproblemen. Zu langes Studieren und andere geistige Tätigkeiten können Phosphorus-Menschen mental erschöpfen. Ein Merkmal, das man sehr häufig bei Phosphorus-Menschen antrifft, ist, dass sie nur auf der rechten Seite schlafen können.

Ernährung

Phosphorus-Menschen lieben kalte Getränke wie kalte Milch, Milchshakes und Eis und sind oft verrückt nach Schokolade. Was Fisch und Süßes betrifft, besteht entweder ein Verlangen oder eine Abneigung.

Kinder

Phosphorus-Kinder sind äußerst soziale Wesen. Sie lieben Gesellschaft, und wenn die Stimmung gut ist, fühlen sie sich wie ein „Fisch im Wasser". In der Schule schließen sie leicht Freundschaften und sind allen gegenüber offen. Sie empfinden es als unangenehm, allein zu sein, denn sie brauchen Beziehungen, um sich sicher und geborgen zu fühlen. Die Anwesenheit anderer gibt ihnen ein Gefühl der Sicherheit. Wenn es einem anderen Menschen nicht gut geht, spüren sie das sofort. Sie können es nicht ertragen und möchten diesem dann gerne helfen. Der Verlust einer Freundschaft, zum Beispiel durch einen Umzug, ist für sie sehr schwer zu verarbeiten.

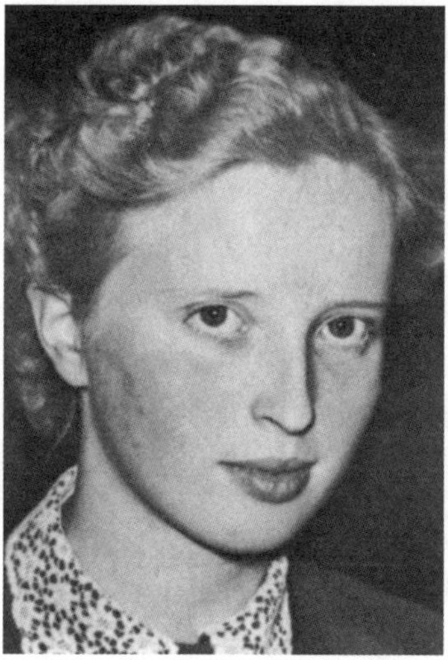

Phosphorus

Phosphorus-Kinder sind sehr sensibel gegenüber Stimmungen und manche Kinder sind dafür so offen, dass sie sogar über hellseherische Fähigkeiten verfügen. Diese Empfindlichkeit kann sie auch nervös und ängstlich machen, vor allem, wenn es dunkel ist oder während eines Sturmes oder Gewitters. Obwohl sie keinen Streit mögen, können sie leicht zornig werden. Phosphor ist leicht entflammbar! Doch meist geht dieser Zorn schnell vorüber und am liebsten sind sie schnell wieder gute Freunde.

Platinum metallicum

Platin – Mineralisches Mittel

„Höchstes Selbstvertrauen – es ist einsam an der Spitze“

Herkunft

In der Mitte des 18. Jahrhunderts kam dieses kostbare Metall zum ersten Mal nach Europa. Platin wurde zusammen mit anderen Metallen wie Palladium, Rhodium, Osmium und Iridium in Südamerika abgebaut. Auf Spanisch bedeutet Platin „dem Silber ähnlich“. Platin hat dieselbe Farbe und Härte wie Silber, aber es ist ein edleres Metall. Abgesehen von einigen industriellen Prozessen wird es hauptsächlich in der Schmuckverarbeitung verwendet. Der „edle“ Aspekt ist für diesen Menschentypus kennzeichnend.

Natürliche Autorität

Platinum-Menschen strahlen eine natürliche Autorität aus. Wo immer sie sich auch befinden, werden sich andere Menschen nach ihnen richten. Sie spielen eine führende Rolle und verfügen dafür auch über die notwendigen Fähigkeiten. Da ihr Selbstvertrauen groß ist, kennen sie kaum Zweifel. Das, was sie tun, machen sie gut. Wenn sie sich im Gleichgewicht befinden, haben sie oft ein tiefes Gottesbewusstsein und eine ausgeprägte Religiosität. Ihre Verantwortung drückt weniger schwer als bei Aurum-Menschen, da sie stärker von sich selbst überzeugt sind. Ein Beispiel für eine Person, von der man annimmt, dass sie ein Platinum-Typus war, ist Charles de Gaulle, der unumstrittene Führer Frankreichs. Natürlich nehmen nicht alle Platinum-Menschen so hohe Positionen ein, meistens jedoch haben sie eine führende Position in der Familie, im Betrieb oder im Verein inne. Ihre Ambitionen sind groß.

Großer Stolz

Platinum-Menschen hinterlassen einen etwas stolzen Eindruck, daran können sie nichts ändern. Sie sind sehr idealistisch und möchten nicht überlegen sein, doch durch die Stellung, die andere ihnen geben, merken sie, dass sie anders als „normale“ Menschen sind.

Allerdings gefällt ihnen diese Position auch, denn sie haben ein großes Bedürfnis nach Aufmerksamkeit und Anerkennung. Sofern sie sich selbst wertschätzen können, brauchen sie die Anerkennung durch andere nicht unbedingt.

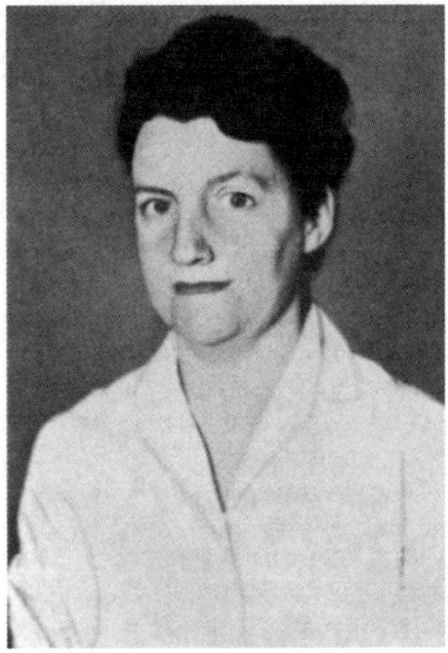

Platinum metallicum

Genau dieses Verlangen nach Wertschätzung und Ehrerbietung ist auch ihre Schwachstelle. Im Laufe der Zeit gewöhnen sie sich an das Rampenlicht und den Applaus und halten dies für etwas ganz Normales. Sie können sich ganz mit dem Idol identifizieren, das andere aus ihnen gemacht haben. Filmstars sind ein Beispiel hierfür. Platinum-Menschen entsprechen diesem Bild und haben oft auch eine sinnliche Ausstrahlung, die zu dieser Rolle passt. Sowohl Platinum-Männer als auch -Frauen haben einen starken Sexualtrieb, wobei auch hier Macht und Anerkennung eine große Rolle spielen.

Auf andere herabsehen

Platinum-Menschen geraten aus dem Gleichgewicht, wenn sie nicht die richtige Anerkennung von den Menschen bekommen, von denen sie diese benötigen, zum Beispiel von ihrem Vater.

Später in ihrem Leben kann ihnen dasselbe passieren, wenn sie vielleicht abgewiesen oder entlassen werden. Die Kränkung ihres Stolzes können sie nur schwer ertragen, da sie innerlich das Gefühl haben, den anderen überlegen zu sein. „Sie sehen nicht, wie edel ich bin." Um sich selbst wertzuschätzen, blicken sie auf andere herab und kritisieren sie. Dies geschieht nicht immer verbal, doch man merkt es an ihrem Verhalten.

Einsam

Obwohl Platinum-Menschen hart und gefühllos wirken können, liegt der wahre Grund dafür in ihrem Gefühl von Einsamkeit. Jeder

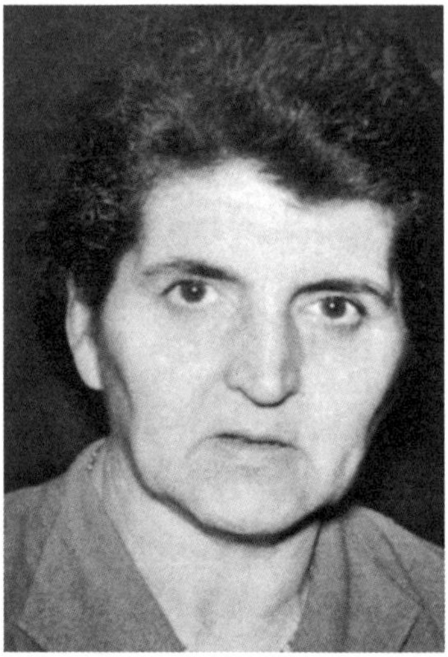

Platinum metallicum

Mensch möchte, so wie er ist, akzeptiert werden und wenn Platinum-Menschen dies nicht zuteil wird, ziehen sie sich auf ein Podest zurück. Sie erheben sich über die anderen Menschen. Dahinter verbergen sich Kummer und Einsamkeit, die sie selbst verstärken, indem sie sich von ihren Mitmenschen isolieren.

Wenn sie das einsehen und den Mut haben, daran zu arbeiten, zum Beispiel durch die Konsultation eines Homöopathen, können sie wieder ins Gleichgewicht kommen und sich wieder mit den Mitmenschen verbunden fühlen. Dann können wir oft feststellen, dass das religiöse Gefühl zurückkehrt.

Die Tatsache, dass jemand Führungsqualitäten besitzt, bedeutet nicht, dass er mehr Wert ist. In unserer Gesellschaft ist diese Illusion jedoch vorhanden. In anderen Kulturen, wie beispielsweise bei den Zigeunern, nehmen die tatsächlichen Anführer – ältere, weise Männer oder Frauen – äußerlich einen viel bescheideneren Platz ein, während die sogenannte Zigeunerkönigin in Wirklichkeit kaum etwas zu bestimmen hat. Sie wird ins Rampenlicht gestellt, um die Nicht-Zigeunerwelt zu täuschen. Dass ein wahrer Anführer auch bescheiden sein kann, zeigt uns das tibetanische Oberhaupt, der Dalai Lama.

Körperliche Symptome

Die Symptome der Platinum-Menschen sind nahezu symbolisch für ihre Gefühle. Sie können zum Beispiel glauben, dass sie selbst größer seien als alles um sie herum, aber auch meinen, dass alles zu eng sei. Charakteristisch für Platinum-Menschen sind schmerzhafte Körperstellen, die sich gleichzeitig taub anfühlen, vor allem im Gesicht. Sie fühlen sich wohler an der frischen Luft und schlechter bei Wärme. Alles, was sie einengt, ruft Beschwerden hervor.

Auf sexuellem Gebiet sind viele Symptome bekannt, die Platinum entsprechen. Dazu zählen Hypersexualität, Überreizung der Geschlechtsorgane sowie Verkrampfung und Vaginismus. Da diese Symptome meist mit dem emotionalen Gleichgewicht in Zusammenhang stehen, muss daran gearbeitet werden. Bei Frauen kann die Menstruation zu häufig und zu stark sein und mit dunklen Blutklumpen einhergehen.

Kinder

Platinum-Kinder sind geborene Anführer. Ohne Angst und mit einem starken Selbstwertgefühl sind sie in der Klasse oder im Freundeskreis die unumstrittenen Anführer. Sie wissen, was sie wollen. Wenn sie zu Hause ausreichend wertgeschätzt werden und man ihnen ihre Grenzen deutlich zeigt, werden sie auf andere Rücksicht nehmen. Sie haben hohe Ideale und wissen, dass sie aufgrund ihrer Position Verantwortung tragen.

Wenn sie zu Hause nicht genug Anerkennung bekommen oder merken, dass sie anders sind, dann können sie das Gefühl bekommen, dass sie nicht zu dieser Familie gehören. Kinder entwickeln beispielsweise Fantasien, sie seien ein Prinz oder eine Prinzessin, was dazu führen kann, dass sie anderen Kindern gegenüber hochmütig und kritisch werden. Auf sexuellem Gebiet sind sie mitunter frühreif.

Hinter dem Stolz dieser Kinder verbirgt sich Kummer. Kummer, da sie nicht so gesehen werden, wie sie wirklich sind: wertvolle Menschen mit enormen Fähigkeiten. Platinum kann ihnen dabei helfen, die Realität zu akzeptieren, die Schmerzen und Kränkungen zu verarbeiten und sich wieder in ihrem Herzen mit ihren Nächsten verbunden zu fühlen.

Pulsatilla pratensis

Anemone pratensis, Küchenschelle (Fam.nat. Ranunculaceae)

„Liebe soll fließen – Geselligkeit kennt keine Zeit“

Herkunft

Wenn wir die wörtliche Bedeutung des Namens dieser lieblichen Blume betrachten, erhalten wir schon viele Informationen über den Charakter des Menschen, der diesem Bild entspricht. „Anemos“ bedeutet nämlich Atem oder Wind und „pulsare“ bedeutet bewegen. In England wird diese Anemone nicht umsonst „Windflower“ genannt. Bei jedem Windhauch bewegt sich diese Blume. Noch eindrucksvoller ist der Satz, den der berühmte Kräuterkenner Dodanaeus im Jahr 1644 über Pulsatilla geschrieben hat: „Die Blume, Anemone genannt, ist aus den Tränen gewachsen, die Venus auf die Erde vergoss, als sie ihren jungen Adonis beweinte.“

Pulsatilla wächst vor allem an sonnigen Stellen auf Sandböden. Die Pflanze enthält viel Silicium und weist daher viele Ähnlichkeiten mit dem Mittel Silicea auf. Die Küchenschelle kommt in Nord- und Mitteleuropa sowie in Südengland vor.

Einfach und lieb

So, wie sich die Blume dem Wind beugt, passen sich Pulsatilla-Menschen ebenfalls leicht ihrer Umgebung an. Sie wissen, wie angenehm es ist, wenn Menschen liebenswürdig und freundlich sind, und verhalten sich ebenso. Alle Hahnenfußgewächse (Ranunculaceae), wie auch Staphisagria und Aconitum, möchten, dass Menschen respektvoll miteinander umgehen. Unrecht und Grobheiten ertragen sie schlecht. Pulsatilla-Menschen fühlen sich nur dann wohl, wenn sie wissen, dass sie geliebt werden, und wenn sie selbst Liebe geben können. Denn Liebe muss strömen und ihr Herz ist groß. Wahre Liebe ist für sie lebenswichtig. Obwohl sie für die Zuneigung von Menschen, die sie mögen, empfänglich sind, schenken sie ihr Herz nur einer Person.

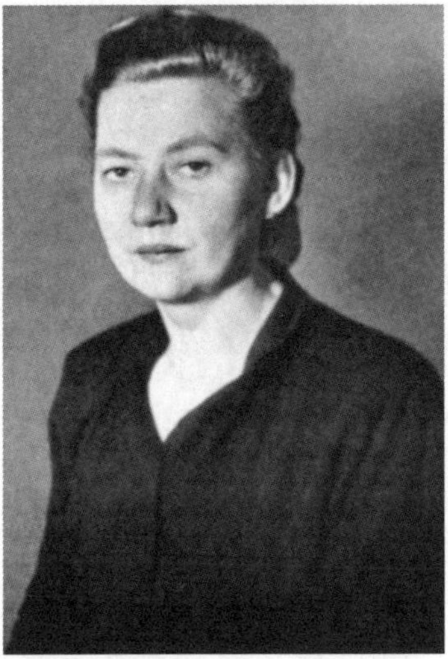

Pulsatilla pratensis

Mütterlich

Pulsatilla wird meist Frauen verschrieben. Zum Glück gibt es auch einige Männer, bei denen diese sensible, weibliche Seite gut entwickelt ist. Sie haben eine angeborene Neigung, für andere zu sorgen, und können das wie kein anderer. Sie fühlen sehr gut, was andere brauchen und werden ihr Bestes für sie geben.

Aufgrund ihres fürsorglichen Charakters ist es nur natürlich, dass Pulsatilla-Frauen schon in jungen Jahren das Verlangen haben, Mutter zu werden. Doktor Art Vrijlandt, der bis zu seinem Tod für viele homöopathische Ärzte in den Niederlanden eine herausragende Kapazität war, verabreichte Pulsatilla standardmäßig in niedriger Potenz an Frauen, die nicht schwanger wurden, obwohl organisch alles in Ordnung war. Auch meiner Erfahrung nach hilft Pulsatilla oft bei ungewünschter Kinderlosigkeit. Venus war bei den Römern das Symbol für die Urmutter, ein Bild, das auch gut zu Pulsatilla passt.

Geselligkeit

Aufgrund ihres Bedürfnisses nach Wärme und Fürsorge lieben sie Geselligkeit. „Gemütlich“ ist ein Wort, das sie gerne verwenden. In guter Gesellschaft fühlen sie sich wie ein Fisch im Wasser, vorausgesetzt, sie bekommen etwas Aufmerksamkeit. Denn Aufmerksamkeit in Form von Wärme ist ihr Lebenselixier. Ohne Zuwendung verkümmern sie wie eine Blume ohne Sonne.

Wechselnde Gefühle

Da Pulsatilla-Menschen dazu neigen, mit der Stimmung anderer Menschen mitzugehen und auf ihre Umgebung zu reagieren, kann ihre Gefühlslage leicht wechseln. In einem Moment sind sie traurig,

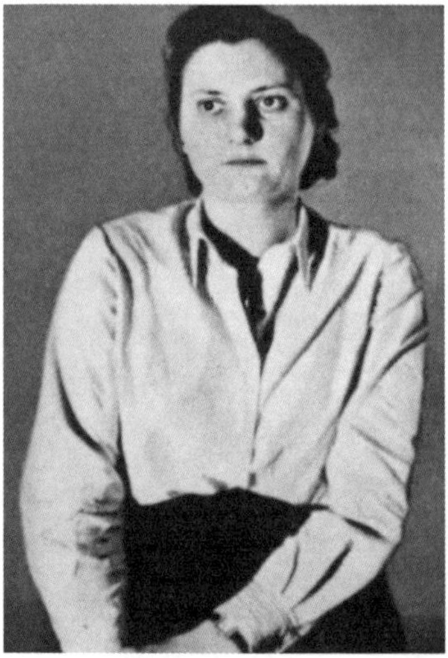

Pulsatilla pratensis

weil sie etwas Unangenehmes gehört haben, und etwas später lachen sie wieder, weil andere sie mit Worten aufgemuntert haben. Besonders während der Zeit vor der Menstruation können sie unter wechselhaften Stimmungen leiden. Sie haben darüber keine Kontrolle und können nichts daran ändern.

Wenn Pulsatilla-Menschen allein sind, fühlen sie sich einsam. Dieses Gefühl kann so stark sein, dass sie denken, sie wären allein auf der Welt. Sie versuchen diese Einsamkeit zu vertreiben und suchen Gesellschaft, um ein bisschen Liebe und Trost zu bekommen. Denn die Einsamkeit ist mit dem Gefühl der Trauer verbunden, so, als ob sie eine große Liebe verloren hätten – genau wie Venus um Adonis trauerte. Das starke Bedürfnis nach Trost ist für Pulsatilla charakteristisch.

Körperliche Symptome

Bevor man Pulsatilla als homöopathisches Mittel verwendete, wurde die Pflanze schon bei Augenbeschwerden eingesetzt, vor allem, wenn es sich um Entzündungen mit mildem, gelbem Ausfluss handelte. Denselben Ausfluss haben Pulsatilla-Menschen auch bei Erkältungen, wobei diese bei Kindern leicht in Ohrentzündungen übergehen. Pulsatilla ist hierfür eines der Hauptmittel.

Pulsatilla-Menschen mögen frische Luft und ertragen keine engen Räume. Sie erholen sich bei Spaziergängen im Freien, vor allem, wenn ein frischer Wind weht. Daher gehen sie gerne am Meer spazieren, jedenfalls, wenn es nicht zu warm ist.

Pulsatilla ist eines der Mittel, das einen starken Bezug zu den weiblichen Hormonen hat. Pulsatilla-Frauen haben oft Beschwerden rund um die Menstruation. Sie fühlen sich meist labiler als sonst

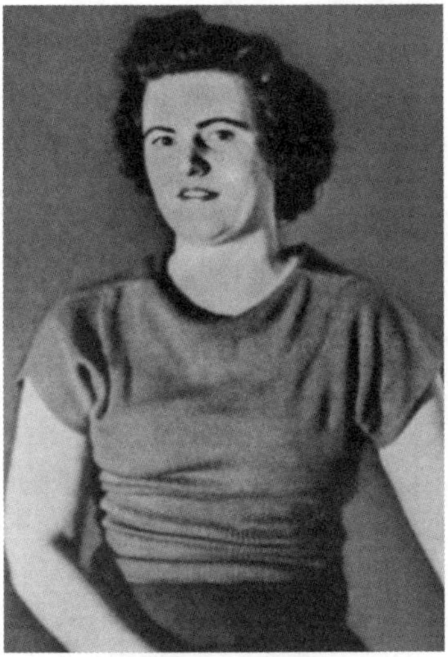

Pulsatilla pratensis

und leiden häufig unter Bauch- und Kopfschmerzen. Genauso wechselhaft wie ihre Gefühle sind, so unterschiedlich können die Regelblutungen in Dauer und Intensität sein. Manchmal bleibt die Menstruation monatelang aus, dann kommt sie wieder in sehr kurzen Abständen. Es ist verständlich, dass dies die Fruchtbarkeit beeinflussen kann. Der ausgeprägte Kinderwunsch kann sich einerseits positiv auswirken, andererseits aber auch aufgrund der großen Anspannung eine Blockade bilden.

Ernährung

Genauso wie sie frisches Wetter lieben, mögen Pulsatilla-Menschen auch frische Speisen. Rohkost, Obst und leichte Kost bekommen ihnen am besten, während sie schweres und fettes Essen nicht gut vertragen. Von fettem Essen wird ihnen leicht übel. Auffallend ist, dass sie wenig Durst haben. Sie müssen sich wirklich bemühen, um die täglich notwendige Flüssigkeitsmenge zu trinken.

Kinder

Pulsatilla-Kinder sind meist lieb und sanft. Sie lieben eine gemütliche und behagliche Umgebung und geben darum ihr Bestes, ihren Beitrag dafür zu leisten. Anfangs sind sie etwas schüchtern, doch sobald sie die Menschen ein bisschen kennen, gehen sie aus sich heraus. Sie lieben Gesellschaft und blühen förmlich auf, wenn sie merken, dass andere sie mögen. Sie brauchen Aufmerksamkeit und Liebe und kuscheln daher gern. Buben, die mit 12 oder 13 Jahren noch auf dem Schoß ihrer Mutter sitzen – gibt es das? Ja, das sind Pulsatilla-Jungen. Vor allem, wenn sie traurig sind, möchten sie Trost und Zuwendung. Das ist eines der Merkmale von Pulsatilla-Kindern: Trost hilft ihnen wirklich.

Rhus toxicodendron

Echter Giftsumach (Fam.nat. Anacardiaceae)

„Ein steifer Nacken wird durch Wärme und Bewegung besser: Wer rastet, der rostet“

Herkunft

Hahnemann verwendete für seine ursprüngliche Arzneimittelprüfung Rhus radicans (der sogenannte „Giftefeu“), das seiner Meinung nach Rhus toxicodendron („Giftsumach“) gleich ist. Verschiedene Botaniker sind diesbezüglich mit ihm einer Meinung. Ursprünglich wuchs diese Pflanze nur in Nordamerika und wurde 1640 nach England gebracht. In den Vereinigten Staaten ist sie für die schmerzhaften Blasen bekannt, die sie verursachen kann. Im Jahr 1798 kam Dufresnoy aus Valenciennes als Erster auf die Idee, diese Pflanze für medizinische Zwecke zu verwenden, als er hörte, dass ein junger Mann durch eine Vergiftung mit ihr von seiner Herpeserkrankung geheilt worden war, an der er schon sechs Jahre gelitten hatte.

In seiner Reinen Arzneimittellehre beschreibt Hahnemann im Vorwort zu Rhus toxicodendron, wie er im Jahr 1813 während des Krieges 183 Typhuspatienten in Leipzig behandelt hatte. Zur großen Verwunderung der Russen, die zu dieser Zeit in Dresden herrschten, starb keiner der Patienten, die abwechselnd Rhus toxicodendron und Bryonia erhielten.

Stets in Bewegung

An Rhus toxicodendron-Menschen fällt am meisten auf, dass sie immer beschäftigt und in Bewegung sind. Für sie bedeutet Stillsitzen reine Zeitverschwendung. Sie sind fleißige Arbeiter, die nicht aufhören, bevor ihre Aufgabe erfüllt ist. Sie fühlen sich wohler, wenn sie körperlich tätig sind. Das sorgt für Entspannung und zugleich für ein nützliches Gefühl. Wenn sie zu lang stillsitzen, werden sie unruhig und wollen sich wieder bewegen.

Dieser Bewegungsdrang kann verschiedene Ursachen haben. Einer der Gründe dafür ist ihr Pflichtbewusstsein. In dieser Hinsicht erinnern sie an Kalium carbonicum-Menschen, denn „es gehört sich zu arbeiten". In praktischer Tätigkeit finden sie Befriedigung.

Besorgtheit ist ein weiterer Grund für ihr Bewegungsbedürfnis. Vor allem, wenn sie Kinder haben, machen sich Rhus toxicodendron-Menschen Sorgen um die Zukunft. Allerlei Ängste spuken in ihrem Kopf herum: „Werden wir es schaffen? Gibt es genug Arbeit? Werden die Kinder später über die Runden kommen?" Mit dieser Besorgtheit erinnern sie an Phosphorus-Menschen. Letztere sind jedoch mehr aus Mitleid besorgt und haben außerdem ein stärkeres Verlangen nach sozialen Kontakten.

Auffallend ist, dass Rhus toxicodendron-Menschen anderen gerne zu Diensten sein möchten und daraus eine gewisse Befriedigung erfahren. Sie helfen, wo sie nur können, und das gibt ihnen etwas innere Ruhe.

Was denken andere von mir?

Jeder legt Wert darauf, was andere über ihn denken, doch Rhus toxicodendron-Menschen sind in dieser Beziehung besonders empfindlich. Sie denken schnell, dass sie beobachtet werden, und möchten nicht unangenehm auffallen. Sie versuchen dann, auf jeden Fall einen guten Eindruck auf andere zu machen, indem sie ihr Bestes geben und sich nützlich machen. Darin ähneln sie Calcium carbonicum-Menschen. Da diese beiden Arzneimittel miteinander verwandt sind, kommt es häufig vor, dass Menschen sie abwechselnd benötigen.

Bei einem mineralischen Mittel wie Phosphorus kann man die wichtigsten Merkmale in ein paar Worten zusammenfassen, doch bei Pflanzen ist das meist etwas komplizierter. In den letzten Jahren hat sich herausgestellt, dass die wichtigsten chemischen Elemente einer Pflanze auch einen Einfluss auf die Wirkung der Pflanze haben. Da Rhus toxicodendron viel Calcium, Phosphor, Mangan, Kalium und Sulfur enthält, sind auch deren Eigenschaften in diesem Arzneimittel zu finden.

Mögliche Traumen

Das Bild von Rhus toxicodendron kann durch bestimmte Traumen aus der Vergangenheit hervorgerufen werden. Da sie sich ihrer Verantwortung bewusst sind, sind diese Menschen sehr verletzlich. Sie reagieren auf aggressives Verhalten anderer Menschen, indem sie sich eher zurückziehen und anpassen, anstatt zu kämpfen. Der Schmerz und die Wut können sich dadurch körperlich festsetzen und mit der Zeit verschiedene Krankheitsbilder hervorrufen. Während des Heilungsprozesses kann die Wut bei diesen sonst meist sanftmütigen Menschen plötzlich mit einer unerwarteten Heftigkeit zu Tage treten. Auch ihre Schmerzen können sie irritieren. Wenn sie wirklich gereizt sind, ertragen sie Geräusche oft nur schwer und ihre Reizschwelle kann dann sehr niedrig sein.

Für Rhus toxicodendron-Menschen ist Beschäftigung eine Therapie, denn in Ruhe verschlimmern sich alle Schmerzen. Sie fühlen sich dann allein und bedroht. Vor allem nachts kann diese Ruhelosigkeit auftreten. Am liebsten stehen sie dann auf und gehen ein bisschen herum, wodurch sie wieder zur Ruhe kommen – dieses Bild kann auch gut zu Arsenicum album passen.

Festsitzen

Durch ihr Pflichtgefühl und ihre manchmal tiefsitzende Angst vor dem, was geschehen könnte - vielleicht aufgrund schlechter Erfahrungen in der Vergangenheit - können Rhus toxicodendron-Menschen eine starre Haltung annehmen. Sie reagieren dann nicht mehr spontan mit ihrem Herzen, sondern handeln aus einem Pflichtgefühl heraus. Sie halten ihre Gefühle zurück, wahrscheinlich auch, um sich vor diesen Gefühlen zu schützen. Dieses kontrollierte Verhalten führt bisweilen zu Ritualverhalten und Aberglauben.

Dass sich dahinter ein empfindsames Wesen verbirgt, zeigt sich daran, dass sie leicht zu weinen beginnen und oft nicht einmal den Grund dafür kennen. Möglicherweise wurde auch die ursprüngliche Kränkung so weit verdrängt, dass sie sich gar nicht mehr daran erinnern können.

Körperliche Symptome

Oft kann man das psychische Bild am körperlichen Zustand erkennen, doch es ist gefährlich, ein Urteil zu fällen, wenn man dem Patienten noch nicht zugehört hat.

Nahezu alle körperlichen Symptome bessern sich bei Bewegung und verschlimmern sich in Ruhe. Darum nehmen auch nachts die Beschwerden zu. Rhus toxicodendron ist bekannt für seine günstige Wirkung bei rheumatischen Beschwerden, die in Ruhe sowie bei Bewegungsbeginn (Initialschmerz) und bei kaltem, feuchtem Wetter schlimmer sind. Durch Bewegung und Wärme werden sie besser, außer es liegen bereits Abnützungserscheinungen vor - dann können die Schmerzen auch durch Bewegung zunehmen. Ruhe verursacht nicht nur Schmerzen, sondern auch Steifheit.

Ihre empfindlichste Stelle ist der Nacken. Selbst geringe Zugluft kann schon zu Schmerzen und Steifheit führen. Bei Hexenschuss und Überheben ist Rhus toxicodendron das erste Mittel der Wahl, wie es in jedem homöopathischen Erste-Hilfe-Buch zu lesen ist. Linksseitige Ischiasschmerzen weisen ebenfalls auf Rhus toxicodendron hin, zumindest, wenn sich die Beschwerden durch Bewegung und Wärme bessern.

In einer ausgezeichneten wissenschaftlichen Untersuchung in Großbritannien hat sich herausgestellt, dass Rhus toxicodendron eine der am häufigsten verschriebenen Arzneien bei Polymyalgie, einem rheumatischen Krankheitsbild, ist. Da eine signifikante Zahl an Patienten durch dieses Mittel eine Besserung erfuhr, wurde damit auch ein Beweis für die Wirksamkeit der Homöopathie erbracht.

Wie bei Sulfur-Menschen können auch bei Rhus toxicodendron-Menschen verschiedene Hautausschläge, die häufig brennen und jucken, auftreten. Dieser Juckreiz wird oft durch warmes oder heißes Wasser gelindert. Wenn das Gesamtbild übereinstimmt, kann Rhus toxicodendron bei verschiedenen Herpesarten helfen, darunter Fieberbläschen und sogar Gürtelrose.

Dass dieses Arzneimittel mit Feuchtigkeit zu tun hat, zeigt sich im Auftreten von Ödemen. Typisch dafür ist auch eine Schwellung um die Augen. Die Nesselsucht - eine bestimmte Form von Hautausschlag - entsteht bei Rhus toxicodendron-Menschen durch Feuchtigkeit, zum Beispiel durch Schwitzen, sowie bei Fieber, Kälte und rheumatischen Beschwerden. Ein weiterer empfindlicher Körperteil ist der Hals. Durch zu viel Sprechen oder durch Kälte können Heiserkeit und Schmerzen entstehen. Die Kälteempfindlichkeit kann so groß sein, dass der Patient schon husten muss, wenn seine Hände kalt werden!

Kinder

Das Bild von Rhus toxicodendron ist bei Kindern nahezu dasselbe wie bei Erwachsenen. Sie sind sensibel dafür, was andere über sie denken, und passen sich (manchmal zu) leicht an. Da sie selbst eher sanfter Natur sind, werden sie oft übergangen. Sie reden darüber nicht so leicht und arbeiten umso fleißiger, um alles zu vergessen. Nach außen hin sind sie fröhlich, da sie gerne hilfsbereit und freundlich erscheinen möchten, doch wenn es abends dämmert und auch in der Nacht kommen all die unangenehmen Ereignisse wieder zum Vorschein. Natürlich ist das bei allen Kindern so, doch empfindliche Menschen brauchen gerade dann mehr Zuwendung. Sie haben nämlich die Neigung, immer weiterzumachen, hart zu arbeiten und sich körperlich zu beschäftigen. Auf diese Weise versuchen sie, ihren Gefühlen aus dem Weg zu gehen, damit sie nicht so leicht verletzt werden und mehr Anerkennung erhalten. Problemen gehen sie lieber aus dem Weg.

Geduld und Liebe können ihnen dabei helfen, ihre Emotionen zu äußern, doch man sollte nicht erschrecken, wenn auf einmal hässliche Worte zutage treten. Bei ihnen ist das ein Zeichen, dass sie ihre Gefühle wieder zulassen.

Ruta graveolens

Weinraute (Fam.nat Rutaceae)

„Alles muss ich immer alleine machen – Überbelastung"

Herkunft

Ursprünglich stammt die Weinraute aus dem Balkan und der Krim, doch bereits ab dem 10. Jahrhundert hat sich diese bekannteste Pflanzenart aus der Familie der Rutaceae weiter verbreitet. Ihre Heilkraft war von jeher bekannt und auch Plinius, ein berühmter Schriftsteller und Arzt aus dem alten Rom, schrieb eine Abhandlung darüber.

Auch Hahnemann zog diese Abhandlung für das Studium des Arzneimittels heran. Die wichtigsten Informationen lieferte ihm jedoch die Arzneimittelprüfung (dabei werden die Symptome studiert, die ein Stoff nach der Einnahme bei gesunden Menschen hervorruft). Außer Hahnemann nahmen auch einige seiner Schüler daran teil. In der Volksmedizin wurde die Weinraute verwendet, um Abtreibungen einzuleiten, Menstruationsbeschwerden zu lindern und um Hitzewallungen in den Wechseljahren zu behandeln. Der starke Bezug dieser Pflanze zu Frauen und den weiblichen Geschlechtsorganen kommt auch in deren homöopathischen Bild zum Ausdruck. Sepia und Rhus toxicodendron sind zwei Arzneimittel, die sehr viele Ähnlichkeiten mit Ruta graveolens aufweisen.

Stets beschäftigt

Wie Rhus toxicodendron-Menschen sind auch Ruta-Menschen immer beschäftigt. Doch meist sind sie nicht so ruhelos wie diese und es liegt sicher ein anderer Grund für ihre Unruhe vor. Ruta-Menschen haben stark das Gefühl, dass sie eine Aufgabe erledigen müssen, denn wenn sie es nicht tun, dann tut es niemand. Sie fühlen sich verantwortlich für die Dinge, die getan werden müssen und sehen diese auch deutlich. Ruta wird natürlich auch Männern verschrieben, vor allem, wenn die körperliche Symptomatik darauf hinweist; allerdings ist das Bild bei Frauen besser bekannt.

Ruta-Frauen arbeiten hart und verstehen sofort, was von ihnen verlangt wird. Vor allem in praktischen Angelegenheiten ragen sie heraus und alles scheint ihnen mühelos zu gelingen. Ob es sich nun um den Haushalt oder um ihre Arbeit handelt, sie erfüllen ihre Aufgaben rasch und ohne Murren. Sie haben daran auch Freude, denn sie fühlen sich am besten, wenn sie einer sinnvollen Beschäftigung nachgehen. Wenn sie merken, dass ihre Tätigkeit geschätzt wird, ist ihnen nichts zu viel, denn sie verfügen über genügend Energie.

Warum hilft mir niemand?

Probleme können dann entstehen, wenn Ruta-Frauen auf selbstverständliche Weise die verschiedensten Aufgaben übernehmen und andere Menschen sich so daran gewöhnen, dass sie ihnen immer mehr überlassen. Ein typisches Beispiel dafür finden wir oft in der Familie. Nachfolgend werde ich das kurz skizzieren, so wie ich es in der Praxis beobachtet habe.

Der Mann arbeitet, die Kinder gehen zur Schule, die Frau macht den Haushalt und geht zusätzlich einer Tätigkeit außer Haus nach. Wenn die Familienmitglieder nach Hause kommen, ist alles aufgeräumt. Das Essen kommt rechtzeitig auf den Tisch, nach dem Essen verschanzt sich der Vater hinter seiner Zeitung, die Kinder machen ihre Hausaufgaben und die Mutter steht allein in der Küche, um alles aufzuräumen. Das geht eine Weile gut, bis sie ein Gefühl der Einsamkeit überkommt. Eigentlich muss sie immer alles alleine machen. Niemand hilft ihr und sie bekommt immer mehr Aufgaben, die andere liegen lassen. Anstatt sich auszusprechen, wird sie unzufrieden und empfindet ein Gefühl des Unbehagens. Warum hilft mir niemand? Ihre frühere Heiterkeit weicht nun schlechter Laune und sie greift ihre Familienmitglieder immer häufiger an. Diese wiederum verstehen das nicht, denn sie sind daran gewöhnt, dass die Mutter alles macht.

Überbelastung

Für Ruta-Menschen ist es schwierig, ihren eigenen Anteil an der Entstehung einer derartigen Situation zu erkennen. Es ist ihnen nicht bewusst, wie sie in ihrem Eifer ihren Mitmenschen die Arbeit aus den Händen nehmen, und dass diese dadurch denken, dass sie wirklich am liebsten alles selbst machen. Auf Dauer wird es ihnen zu viel, sie fühlen sich im Stich gelassen und manchmal sogar betrogen. Wenn sie so weitermachen, dann kommt früher oder später ein Punkt, an dem sie nicht mehr weiter können. Die Müdigkeit gewinnt die Oberhand oder ihr Körper zwingt sie innezuhalten.

Ein Ruta-Bild kann in den Wechseljahren entstehen. Die hormonellen Veränderungen können zusätzlich für Müdigkeit sorgen und auch die damit verbundenen Hitzewallungen wirken sich meist negativ auf das Wohlbefinden aus. In mancher Hinsicht erinnert dieses Bild an Sepia. Beide Arzneimittel-Typen sind vom Bemuttern erschöpft. Einige Gaben Ruta in hohen Potenzen können hier Wunder wirken.

Körperliche Symptome

Das Bild der Überbelastung ist auch für die körperlichen Beschwerden kennzeichnend, die bei Ruta-Menschen auftreten können. Im Allgemeinen sind dies starke Müdigkeit, Schwäche und ein Gefühl der Verzweiflung. Dieser Zustand steht ganz im Gegensatz zu ihrer früheren Vitalität und Arbeitslust.

Ruta ist bekannt für seine Wirkung auf Bindegewebe, Sehnen, Gelenke, Knochenhaut und Knorpel und ist indiziert bei Beschwerden infolge einer Überbelastung des Bewegungsapparates, wie beispielsweise Verstauchungen der Hand- und Fußgelenke, Verletzungen der Achillessehne sowie der Beugesehnen im Allgemeinen. Auch wenn das Mittel nicht zum Charakter des Patienten passt, hilft Ruta bei dieser Art von Verletzungen.

Kennzeichnend ist, dass sich die Symptome durch kaltes, feuchtes Wetter, durch (beginnende) Bewegung und durch Liegen auf dem schmerzhaften Körperteil verschlimmern, während durch fortwährende Bewegung und durch Reiben Besserung eintritt. Die Übereinstimmung mit Rhus toxicodendron ist also auch auf körperlichem Gebiet auffallend und verwirrend.

Die Körperteile, auf denen man liegt, können sich wie verstaucht anfühlen und nur ein ständiger Lagewechsel bringt Erleichterung. Darüber hinaus ist ein Lahmheitsgefühl nach Verstauchungen typisch.

Zu den weiteren Beschwerden des Bewegungsapparates zählen unter anderem Rückenschmerzen, die in Rückenlage (!) gebessert werden, sowie Sehnenscheidenentzündungen am Handgelenk, Schleimbeutelentzündungen und der Tennisarm. Alle diese Beschwerden werden durch Überbelastung verursacht.

Ein weiteres Organ, auf das Ruta Einfluss hat, ist das Auge. Auch hier ist Überbelastung die Ursache der meisten Beschwerden. Schmerzen, Brennen und eine verschwommene Sicht sind die wichtigsten Symptome. Früher waren zu lange Näharbeiten, die für die Augen sehr anstrengend sind, eine der häufigsten Ursachen. Gegenwärtig führen oft zu langes Lesen oder ein zu langes Sitzen vor dem Bildschirm zur Entstehung eines Ruta-Bildes. Bei Schmerzen am Mastoid (Knochen hinter dem Ohr) sollte man ebenfalls Ruta in Betracht ziehen, vor allem bei Mittelohrentzündungen.

Auch bei vielen Darmbeschwerden kann Ruta indiziert sein, wie zum Beispiel bei einer Ausstülpung des Enddarms nach dem Stuhlgang oder infolge des Pressens während der Geburt.

Sepia officinalis

Tintenfisch

Tierisches Mittel

„Eigenständig, aber empfindlich – Aerobic tut mir gut"

Herkunft

Die Sepien sind eine kleine Art der Tintenfische, die auch in der Nordsee vorkommen. Charakteristisch für den Tintenfisch sind sein Rückenschild, der in Vogelkäfigen als Kalkquelle aufgehängt wird, sowie die dunkle Tinte des Tieres.

Hahnemann kam diesem Mittel mehr oder weniger zufällig auf die Spur, obwohl es die alten Römer schon als Medizin verwendet haben. Einer seiner Patienten war Kunstmaler und klagte über allerlei körperliche Beschwerden. Gemeinsam suchten sie nach der Ursache dieser Symptome. Als Hahnemann den Künstler bei der Arbeit mit ostindischer Tinte beobachtete, fiel ihm auf, dass dieser den Pinsel immer wieder mit seiner Zunge befeuchtete. Hahnemann vermutete den Übeltater in der Tinte. Durch umfassende Untersuchungen dieser Substanz entdeckte er die große Heilkraft von Sepia.

Offen und direkt

Sepia-Menschen schließen schnell Kontakte und haben kaum Probleme damit, ihre Meinung zu äußern. Wenn es ihnen gut geht, sind sie fröhlich, lebendig und voller Energie. Sie haben etwas Strahlendes an sich, wodurch man sie leicht mit Phosphorus-Menschen verwechseln kann. Der Unterschied besteht darin, dass Sepia-Menschen nicht so stark mit anderen mitfühlen wie Phosphorus-Menschen. Sie kümmern sich gut um ihre nächsten Angehörigen, wie ihre Eltern, Ehepartner und Kinder. Sepia-Menschen brauchen Bewegung. Je mehr sie körperlich tätig sind, desto besser fühlen sie sich. Sie beginnen dann zu strahlen und bekommen etwas Anziehendes.

Selbstständig

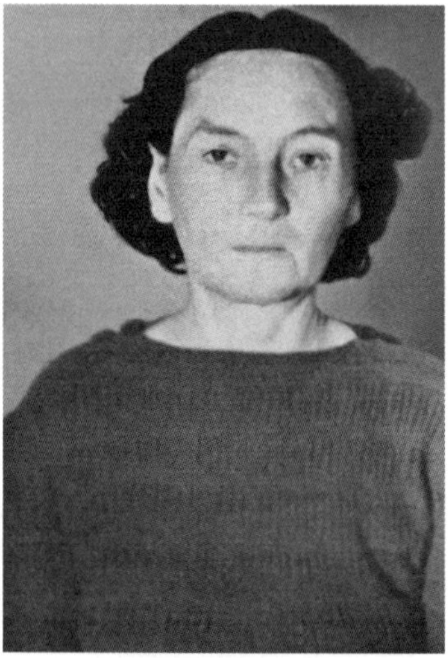

Sepia officinalis

Sepia-Menschen sind selbstständig und haben ein natürliches Vertrauen in ihre Fähigkeiten. Sie wissen, was sie wollen, und brauchen dafür nicht immer andere Menschen. Das bedeutet nicht, dass sie kein Bedürfnis nach Wärme und Liebe haben, im Gegenteil, doch sie zeigen das nicht offen. Es ist gut, wenn Wärme und Liebe vorhanden sind; wenn dies jedoch nicht der Fall ist, dann ziehen sie sich etwas mehr zurück. Sepia-Menschen sind intelligent und haben eine sehr starke Intuition – wie der gleichnamige Tintenfisch. Sie spüren, wie andere Menschen über sie denken, und wissen genau, wie die Dinge laufen.

Verletzlich

Ihr Gefühl ist auch ihre Schwachstelle. Sepia-Menschen müssen sich anerkannt und respektiert fühlen, da sonst ein tiefes Einsamkeitsgefühl entsteht. Im Gegensatz zu Phosphorus-Menschen können sie ihre Gefühle nicht offen vor anderen zeigen, sondern sind, aus Angst verletzt zu werden, etwas zurückhaltend. Wem es jedoch gelingt, zu ihrem Herzen durchzudringen, bekommt einen warmherzigen, treuen Partner.

Wenn der Tintenfisch in Gefahr gerät, dann zieht er sich zurück und versprüht gleichzeitig Tinte. Sepia-Menschen haben einen vergleichbaren Abwehrmechanismus. Wenn sie sich verletzt oder enttäuscht fühlen, haben sie die Neigung, sich zurückzuziehen oder zum Angriff überzugehen. Mit ihrer scharfen Intuition wissen sie genau, wo der andere seine Schwachstelle hat, und mit wenigen Worten gelingt es ihnen, diese zu treffen. Das tun sie jedoch nicht immer bewusst. Die Worte sind gesprochen, bevor sie sich darüber bewusst sind! Wenn sie jedoch entdecken, wie effektiv diese Art der Verteidi-

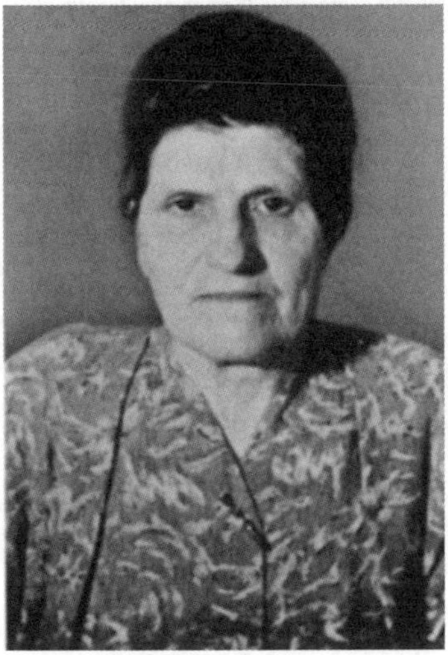
Sepia officinalis

gung ist, kann das zur Gewohnheit werden, worüber allerdings nicht jedermann glücklich ist.

Schwangerschaft

Sepia-Frauen haben Schwierigkeiten, mit ihrer weiblichen Seite umzugehen. Einerseits sind sie ganz und gar Frau, vor allem wenn sie sich auf die Tanzfläche begeben, andererseits fühlen sie sich in dieser Rolle sehr verletzlich. Tief im Inneren sind sie – wie viele Meerestiere – Einzelgänger, die Angst haben, sich jemandem völlig hinzugeben. Vor der Menstruation kommt dann oft eine Seite zum Vorschein, die eigentlich zu ihrem Abwehrmechanismus gehört. Sie können sich dann sehr unhöflich benehmen, vor allem gegenüber ihrem Mann und ihren Kindern, also denjenigen, die sie am meisten lieben und die ihnen am nächsten stehen. Sie können nichts daran ändern, sondern benötigen das Arzneimittel Sepia.

Dasselbe Bild kann in der Schwangerschaft entstehen. Wenn die Frau von der Geburt und durch die Sorgen um ihr Kind erschöpft ist und gleichzeitig zu wenig Ruhe und Ablenkung hat, dann kann die warmherzige, liebevolle Frau sehr distanziert werden.

Körperliche Symptome

Es gibt einige körperliche Merkmale, die bei nahezu allen Sepia-Menschen vorkommen. Sie sind kälteempfindlich, haben ein starkes Verlangen nach Wärme und sind bis zu den Wechseljahren Sonnenanbeter. Sepia-Menschen sind richtige Abendmenschen; morgens kommen sie oft nur schwer in Gang.

Körperliche Anstrengung tut ihnen gut und sie bekommen davon Energie; es ist, als würde dann alles besser „fließen". Nach einem Dauerlauf oder einem Tanzabend sind sie fröhlich und ausgelassen.

Sie müssen ein gewisses Tempo einhalten - Schlendern ist nichts für sie. Wenn sie zum Beispiel zu lange beim Einkaufen waren, können sie Kopfschmerzen bekommen.

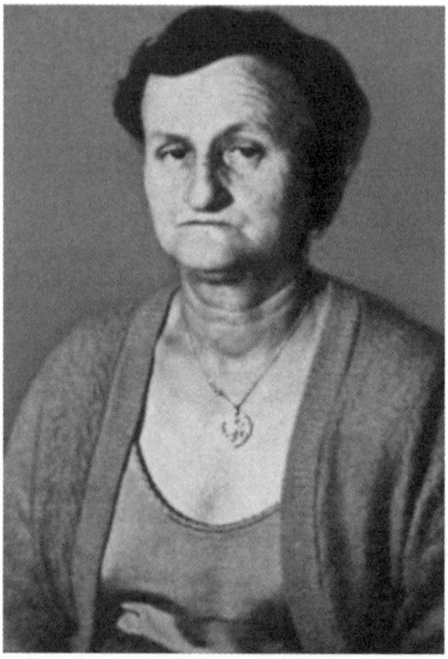

Sepia officinalis

Sie können unter plötzlicher Müdigkeit leiden, die manchmal innerlich von einem hohlen Gefühl begleitet ist, so, als ob sie einen Zuckermangel hätten. Ihre schlechteste Zeit ist nachmittags zwischen 14 und 16 Uhr. Die beste Medizin für diese Müdigkeit ist Bewegung.

Sepia-Menschen können unterschiedliche Beschwerden entwickeln. Ihre Haut ist oft trocken und es kann eine Anfälligkeit für Fieberbläschen um den Mund vorhanden sein. Manchmal haben sie auch Warzen, und typisch für sie ist die gelbliche Verfärbung um die Augen. Magen und Darm sind sehr empfindlich. Es wird ihnen schnell übel oder sie haben ein leeres Gefühl im Magen, das durch Essen nicht gebessert wird. Der Darm ist meistens etwas träge und es entsteht leicht Verstopfung. Vor allem Sepia-Frauen leiden unter einem aufgedunsenen Bauch. Sepia hat einen starken Bezug zu den (weiblichen) Geschlechtsorganen. Verschiedene Beschwerden der Gebärmutter und anderer Beckenorgane können mit Sepia geheilt werden. Es kommt häufig zu einer Erschlaffung der Beckenbodenmuskulatur, wodurch sich die Gebärmutter, aber auch die Blase und der Darm senken können. Aus diesem Grund tritt nach den Wechseljahren oft Harnverlust auf.

Ernährung

Sepia-Menschen haben häufig ein starkes Verlangen nach Schokolade (und weniger nach anderen Süßigkeiten), gewürztem Essen und sauren Speisen. Meistens mögen sie kein Fett und sie vertragen es auch schlecht.

Kinder

Sepia-Kinder sind im Allgemeinen schon früh selbstständig, zumindest, wenn wir das Verhältnis zur Mutter außer Acht lassen. Sie können sich gut ausdrücken und sind meist aufgeweckt. Beim ersten Kontakt erscheinen sie spontan und offen, doch mit der Zeit kann sich herausstellen, dass sie ihre wahren Gefühle nicht so leicht zeigen. Nur in einer vertrauten Umgebung werden sie ihre innersten Geheimnisse erzählen.

Sie weinen nicht leicht, doch wenn sie Kummer haben, sollte man sie am besten in Ruhe lassen. Sie mögen nämlich keinen Trost, sondern ziehen sich lieber zurück. Es kann allerdings schon vorkommen, dass sie spontan weinen, wenn sie etwas erzählen. Dies zeigt wiederum, dass die Dinge sie nicht unberührt lassen.

Wenn sie noch sehr jung sind, ist es auffällig, dass sie auf Musik mit Tanzen reagieren. Sie besitzen ein bemerkenswertes Rhythmusgefühl. Wenn sie auf ein Fest eingeladen werden, kann es sein, dass sie nur widerwillig hingehen, doch sobald getanzt und gelaufen wird, hellt sich ihre Stimmung auf. Ein anderer Arzneimitteltypus, der das Tanzen ebenfalls liebt, ist Carcinosinum. Allgemein gilt bei Sepia-Kindern, dass sie sich gerne körperlich betätigen und sich dabei am wohlsten fühlen. Neben Lesen und Musizieren sollten diese Kinder auf jeden Fall eine Sportart ausüben.

Abgesehen von Kopf- und Bauchschmerzen sehen wir bei Sepia-Kindern Hals-, Nasen- und Ohrenerkrankungen sowie Hautbeschwerden. Wenn bereits kleine Mädchen an Vaginalausfluss leiden, ist Sepia eines der in Frage kommenden Mittel.

Silicea terra

Feuerstein, Quarz

Mineralisches Mittel

„Ein stabiles Elternhaus, stilvoll und selbstbewusst"

Herkunft

Silicium oder Kiesel ist eines der am häufigsten vorkommenden Elemente auf der Erde. Nahezu alle Gesteine bestehen ganz oder teilweise aus diesem Element. Es bildet sozusagen die Erdkruste. Der Name Silicium stammt vom lateinischen „silex" (Kiesel). Der Einsatzbereich von Silicium ist enorm vielseitig. Alle Steinhäuser verdanken ihre Haltbarkeit siliciumhaltigen Verbindungen. Außer Festigkeit verleiht Silicium auch Biegsamkeit. Man fügt es bei der Herstellung von Stahl hinzu, um bei Stahlkonstruktionen mehr Biegsamkeit zu erreichen. Leitfähigkeit ist ein weiteres Merkmal, auf das man beim Studium dieses Stoffes stößt. Silicium wird für Computerchips sowie als Halbleiter bei Telekommunikationskabeln verwendet. Der älteste Einsatzbereich ist zweifellos die Glasherstellung, da Glas zum Großteil aus Silicium besteht.

In unserem Körper spielt Silicium dieselbe Rolle. Es verleiht dem Gewebe Festigkeit. Ein Mangel an Silicium macht sich in kraftlosem Haar, brüchigen Nägeln sowie in schlecht heilenden Wunden bemerkbar. Andererseits verleiht es den Knochen und dem Bindegewebe Geschmeidigkeit. Ohne Silicium wären die Knochen brüchig.

Stabile, stilvolle Menschen

Silicea-Menschen sind meist stilvoll und aristokratisch. Dies zeigt sich häufig an ihrer grazilen Gestalt. Wenn sie in ihrer Jugend ein stabiles Elternhaus hatten, dann sind es ausgeglichene Menschen, auf die sich andere verlassen können. Sie müssen nicht der Chef sein, doch sie drücken ihrer Umgebung deutlich ihren Stempel auf. In gewisser Hinsicht erinnern sie an Graphites-Menschen. Beide besitzen eine väterliche Ausstrahlung, aber Silicea-Väter sind intellektueller. Sie nehmen Informationen schnell auf, wissen vieles und merken sich alles, vor allem Details. Sie sind sich ihrer Sache so sicher, da sie alles bis ins letzte Detail ausarbeiten. Silicea-Menschen sind sehr sorgfältig.

Image

Einer der Gründe für ihre Sorgfältigkeit ist, dass sie gerne einen guten Eindruck hinterlassen möchten. Dabei geht es ihnen weniger um ihre Person, als vielmehr um ihr Handeln. Ihr Image, das Bild, das andere Menschen von ihnen haben, ist ihnen wichtig. Um dieses so positiv wie möglich erscheinen zu lassen, geben sie ihr Bestes und überlassen nichts dem Zufall.

Die andere Eigenschaft von Silicium, Biegsamkeit, finden wir auch bei Silicea-Menschen. Obwohl sie hinter ihrer eigenen Meinung stehen und sehr eigensinnig sein können, streiten sie sich selten und geben eher nach, als es zu einem Streit kommen zu lassen. Im Allgemeinen sind sie einfach im Umgang. Das bedeutet jedoch nicht, dass sie innerlich mit dem anderen übereinstimmen. Sie behalten ihre Meinung lieber für sich und können dadurch etwas reserviert wirken.

Empfindlich

Silicea-Menschen sind sehr sensibel. Sie fühlen, was in anderen Menschen vorgeht und wissen manchmal Dinge, die man ihnen nicht erzählt hat. Es kann sein, dass sie hellsehen oder hellhören können, und sie sind gute Medien. Es besteht eine Überempfindlichkeit gegenüber Einflüssen aus der Umgebung, beispielsweise Geräuschen. Durch ihre Feinfühligkeit geraten sie leicht aus dem Gleichgewicht, vor allem, was ihr Selbstvertrauen betrifft. Dies kann mit dem Verhältnis zum Vater oder zur Vaterfigur in ihrem Leben zu tun haben, denn diese spielt für ihre Entwicklung eine sehr wichtige Rolle. Auf jeden Fall aber hat es mit ihrem Image zu tun.

Schüchtern

Wenn ihr Selbstvertrauen erschüttert wird, ziehen sie sich zurück und werden schüchtern. Sie schrecken vor allen Situationen zurück, in denen sie sich beweisen müssen, denn sie fühlen sich verletzlich und zerbrechlich.

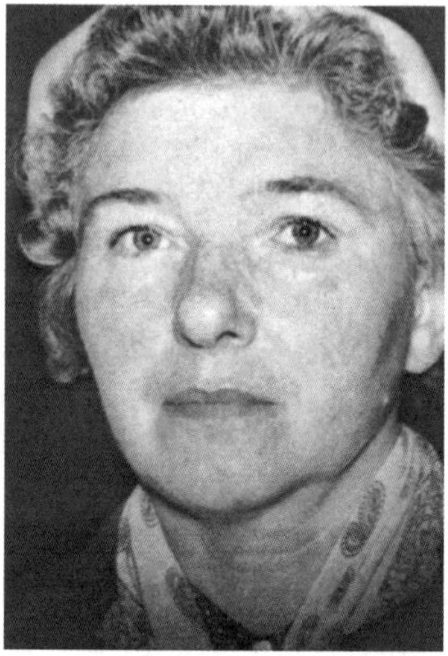

Silicea terra

Kennzeichnend für Silicea-Menschen ist ihre Angst vor spitzen Gegenständen, wie beispielsweise Nadeln, und manchmal sogar vor einem Kugelschreiber, der auf sie gerichtet ist. Im übertragenen Sinn kann dies als ein Gefühl von Verwundbarkeit gedeutet werden. Ein falsches Wort kann ihr sorgfältig aufgebautes Image zerstören, so, wie ein kleiner Stein eine Fensterscheibe zerbrechen kann. Um Kränkungen vorzubeugen, konzentrieren sie sich auf Details, denn dadurch wird die Wahrscheinlichkeit, Fehler zu machen, geringer. Der Nachteil dabei ist, dass sie durch die Fixierung auf Details das große Ganze aus den Augen verlieren.

Körperliche Symptome

Der Körper von Silicea-Menschen ist meist nicht so stark entwickelt. Oft sind sie zart gebaut und anfälliger für Krankheiten als die meisten Menschen. Ihr Intellekt ist hingegen stärker entwickelt als bei vielen anderen. Schon bei Kindern sehen wir, dass der Kopf im Verhältnis zum Körper etwas größer ist. Silicea-Kinder leiden häufig an Erkältungen, die leicht in Entzündungen der oberen Atemwege, der Ohren sowie der Kiefer- und Stirnhöhlen übergehen.

Typisch für Silicea-Menschen ist, dass dabei die Halsdrüsen steinhart werden können. Sie sind meist sehr kälteempfindlich und haben viele Beschwerden durch kaltes Wetter.

Wenn Silicea-Menschen krank werden, ist häufig der Silicium-Haushalt im Körper durcheinandergeraten. Dies kann zur Folge haben, dass Haare und Nägel brüchig werden, Wunden schlecht heilen und es zu Zahnproblemen sowie Störungen des Knochenwachstums kommt.

In der Pubertät bekommen Silicea-Kinder häufig Akne, die mit der homöopathischen Arznei Silicea geheilt werden kann. Silicea-Menschen leiden oft unter Schweißfüßen.

Ernährung

Ihre Abneigung gegen Milch kann so groß sein, dass Silicea-Kinder selbst Muttermilch, die beste Nahrung, die es gibt, verweigern. Sie vertragen meist keine Milch und kein Fett. Außerdem mögen Silicea-Menschen oft weder Salz noch Fleisch noch warme Speisen. Sie essen gerne Eier (dann allerdings schon mit Salz) und bevorzugen kaltes Essen. Silicea-Kinder können auch Sand schmackhaft finden, was nicht so erstaunlich ist, da Sand zum Großteil aus Silicium besteht.

Kinder

Silicea-Kinder sind intelligent und scharfsinnig, doch sie lassen sich dies nicht so schnell anmerken, da sie nicht gerne in den Vordergrund treten. Im Allgemeinen sind sie im Umgang ruhig und unkompliziert, obwohl sie sehr eigensinnig sein können, wenn sie anderer Meinung sind. In der Schule lernen sie leicht, vor allem Mathematik liegt ihnen. Sie geben stets ihr Bestes und arbeiten sehr präzise.

Allerdings wird ihr Selbstvertrauen durch jeden kleinen Fehler, den ein anderer bei ihnen entdeckt, erschüttert. Wenn diese Kinder Silicea bekommen, nimmt ihr Selbstvertrauen wieder zu und auch ihre allgemeine Kondition verbessert sich.

Staphisagria

Delphinium staphisagria, Rittersporn

Pflanzliches Mittel (Fam.nat. Ranunculaceae)

„Empfindlicher Stolz: Man soll einander respektieren“

Herkunft

Staphisagria ist eine wenig verzweigte, meist zweijährige Pflanze, die bis zu einem Meter hoch wird und von Mai bis August violette Blüten trägt. Der Gattungsname „Delphinium“ kommt vom griechischen Wort „delphinon“, was Delfin bedeutet. Der Name bezieht sich auf die Blütenform, die einem Delfin ähnelt.

Die Pflanze wurde schon von den Griechen und Römern als äußerliche Medizin gegen Parasiten angewendet. Für die Herstellung des homöopathischen Arzneimittels verwendet man die bitter schmeckenden Samen.

Freundlich

Staphisagria-Menschen sind der Meinung, dass Menschen auf eine korrekte, respektvolle und gerechte Weise miteinander umgehen müssen. Diese Eigenschaft ist allen Arzneimitteln aus der Familie der Ranunculaceae gemeinsam, doch bei Staphisagria-Menschen ist es das zentrale Lebensthema. Sie sind immer freundlich und sorgen dafür, dass andere sich wohlfühlen. Das können sie ausgezeichnet, da sie schnell herausfinden, was anderen behagt und was nicht. Sie besitzen dafür sozusagen einen siebten Sinn. In einer warmherzigen, freundlichen Atmosphäre blühen sie richtig auf und reden dann wie ein Wasserfall, unter anderem über die Dinge, die sie wirklich beschäftigen. Sie interessieren sich nicht so sehr für das Materielle, sondern vor allem für emotionale und geistige Themen. Obwohl sie nicht dominant sind, wollen sie gern gesehen und gehört werden. Gandhi, der indische Führer, der sein Land mit einem gewaltlosen Kampf in die Freiheit geführt hat, ist ein Beispiel für einen Menschen, zu dem Staphisagria gut passen könnte.

Respekt

Bei Pulsatilla liegt die Betonung mehr auf Zuwendung und Wärme, während es bei Staphisagria-Menschen mehr um Respekt geht. Sie möchten respektvoll behandelt und so akzeptiert werden, wie sie sind. Sie erwarten, dass man sie genauso freundlich behandelt, wie sie selbst anderen gegenüber sind. Sie können sich sehr darüber aufregen, wenn Menschen grob miteinander umgehen, auch wenn sie nicht direkt darauf reagieren. Es ist für sie kaum vorstellbar, dass Menschen einander so etwas antun, und sie sind sprachlos, wenn es tatsächlich geschieht. Staphisagria-Menschen versuchen stets, ihre Würde zu behalten, und haben ihre Gefühle lange unter Kontrolle. Dadurch erzwingen sie Respekt.

Gekränkt

Staphisagria-Menschen sind emotional sehr verletzlich. Das ist auch ein Grund dafür, warum sie so freundlich sind. Ihnen ist Folgendes bewusst: „Wie man in den Wald hinein ruft, so schallt es heraus." Wenn sie jedoch ungerecht behandelt werden, dann sind sie kaum in der Lage, darauf zu reagieren. Sie finden das unfassbar, vor allem, weil sie selbst immer ihr Bestes geben und es immer gut meinen. Die Kränkung bleibt innerlich bestehen und nagt an ihnen, es sei denn, sie können sich aussprechen. Bevor sie dazu imstande sind, vergeht viel Zeit, manchmal Tage oder sogar Wochen. Es ist äußerst wichtig für sie, darüber zu sprechen, da sie sonst sogar krank werden können.

Bei jedem Menschen, der gekränkt wird und dies nicht zum Ausdruck bringen kann, egal aus welchen Gründen, kann Staphisagria indiziert sein. Kennzeichnend ist, dass diese Menschen eine innere Wut verspüren, die sie nicht äußern können oder wollen, da sie andere nicht verletzen möchten oder sich darüber erhaben fühlen, obwohl sie im Inneren sogar Mordgedanken hegen können. Wenn die Wut geäußert wird, kann diese sehr heftig sein, aber auch dann werden Staphisagria-Menschen anderen selten wehtun. Eher machen sie etwas kaputt oder schreiben einen wütenden Brief.

Nachgiebig oder eher reserviert

Staphisagria-Menschen haben Probleme mit Macht. Wenn sie selbst Macht erhalten, weil sie zum Beispiel Abteilungsleiter werden, so sind sie für ihre Mitarbeiter sehr angenehm. Sie stellen ihre Forderungen, gehen jedoch davon aus, dass alle ihre Pflichten erfüllen, so wie sie das auch selbst tun würden. Falls doch Konflikte entstehen, so gehen sie diesen am liebsten aus dem Weg. Wenn es gar keine andere Möglichkeit gibt, setzen sie sich damit auseinander. „Das muss doch vernünftig gelöst werden können." Wenn bei der anderen Partei von Vernunft keine Rede ist, dann können sie stur werden und versuchen, ihre eigene Meinung durchzusetzen, oder sie geben nach. Dieses Nachgeben wird mitunter auch zur Gewohnheit, zum Beispiel in einer Beziehung mit einer sehr dominanten Person, was wiederum auf Kosten der Gesundheit gehen kann. Denn innerlich nimmt die nicht geäußerte Wut bzw. der Zorn über das Unrecht, das ihnen geschehen ist, zu. Dies kann zu verschiedenen körperlichen Beschwerden bis hin zu ernsten Erkrankungen führen. Wenn sie rechtzeitig eine Gabe Staphisagria erhalten, gelingt es ihnen vielleicht, die Kränkung loszulassen und die notwendige Konfrontation zu suchen. Wichtig ist vor allem die Einsicht, dass der andere es oft nicht so persönlich gemeint hat, wie sie es aufgefasst haben.

Körperliche Symptome

Verschiedene Beschwerden (beispielsweise Kopfschmerzen, Magenschmerzen und Durchfall) können entstehen, wenn Staphisagria-Menschen ihre Wut nicht zum Ausdruck bringen. Es ist bekannt, dass viele Menschen nach einer Operation oder Untersuchung der Blase mit einem Katheter eine Harnwegsentzündung bekommen. Staphisagria könnte diese heilen. Es ist auch ein wichtiges Mittel für Frauen, die nach dem Geschlechtsverkehr immer eine Blasenentzündung bekommen.

Die Harnwege und die Geschlechtsorgane sind bei Staphisagria-Menschen Schwachstellen. Bei älteren Staphisagria-Männern kommt es häufig zu Prostatabeschwerden und Problemen beim Harnlassen, die mit dieser Arznei möglicherweise gebessert werden können. Selbstverständlich muss dies gut kontrolliert werden, da diese Beschwerden nicht für die Selbstbehandlung geeignet sind.

Augenbeschwerden sind ebenfalls charakteristisch für dieses homöopathische Mittel (Gersten- und Hagelkörner).

Ernährung

Staphisagria-Menschen lieben würziges Essen und (kalte) Milch. Sie können ein starkes Verlangen haben zu rauchen, bekommen davon jedoch oft sofort Beschwerden.

Kinder

Staphisagria-Kinder können in sehr jungem Alter frech und jähzornig sein, denn sie haben Mut. Vor allem bei kritischen Bemerkungen, die sie nicht ertragen, werden sie ärgerlich. Da sie denken, dass sie alles gut machen – meistens geben sie ihr Bestes – ertragen sie es nicht, wenn andere dennoch auf sie böse sind, denn dadurch fühlen sie sich verletzt und beleidigt. In einer vertrauten Umgebung können sie auch heftig toben und mit Dingen werfen, die allerdings nur selten auf andere gerichtet sind.

Wenn es ihnen wirklich zu viel wird, schlagen und treten sie. In einer weniger vertrauten Umgebung kommt dieses Verhalten seltener vor. Sie bleiben korrekt und wissen sich in jeder Situation gut zu benehmen. Sie wissen, was von ihnen erwartet wird, und werden sich so gut wie möglich anpassen. Das bedeutet zwar nicht, dass sie sich selbst aufopfern (wie es zum Beispiel Carcinosinum-Kinder tun), aber sie können dann schlecht für sich selbst einstehen. Das homöopathische Arzneimittel Staphisagria kann sie dabei unterstützen, eine gleichmäßige Entwicklung zu durchlaufen und auf eine gesunde Art und Weise für sich einzutreten.

Sulfur

Schwefel – Mineralisches Mittel

„Schönheit und Liebe – rasch entflammt“

Herkunft

Schwefel kommt meist in Verbindung mit anderen Stoffen vor. An manchen Orten, zum Beispiel in der Nähe von Neapel, gibt es seit jeher bekannte Schwefelbrunnen, wo wir dieses Element in sehr reiner Form vorfinden. Da sich Schwefel schon bei niedrigen Temperaturen entzündet, wurde es früher zum Feuermachen verwendet. Das Märchen „Das Mädchen mit den Schwefelhölzern“ erinnert noch daran. Heute verwendet man Phosphor für die Streichholzherstellung, da sich Schwefel etwas zu leicht entzündet.

In unserem Körper ist Schwefel ein essenzielles Element, das unter anderem in Proteinen und Enzymen enthalten ist.

Obwohl Sulfur zu den am häufigsten verschriebenen homöopathischen Arzneimitteln zählt, gibt es keinen „eindeutigen“ Sulfur-Menschen. Die nachfolgende Beschreibung verdeutlicht dies.

Harmonie

Sulfur-Menschen lieben die Harmonie, doch auf einem anderen Gebiet als beispielsweise Phosphorus-Menschen. Phosphorus-Menschen möchten, dass alle Menschen freundschaftlich miteinander umgehen, während Sulfur-Menschen die Harmonie innerhalb einer Beziehung suchen. Sie möchten mit jemandem zusammenleben, der perfekt zu ihnen passt, sonst bleiben sie lieber allein. Viele Sulfur-Menschen sind Singles, da sie den idealen Partner noch nicht gefunden haben. Darüber hinaus brauchen sie andere Menschen nicht unbedingt, da sie sehr gut allein sein können. Eine andere Form der Harmonie suchen Sulfur-Menschen in der Schönheit. Sie lieben schöne Dinge und sehen auch selbst gerne gut aus. Sie achten sehr auf ihre Kleidung.

Liebe

Liebe ist ein großes Wort, doch bei Sulfur-Menschen zeigt sich erneut, dass die Schwachstelle eines Menschen da liegt, wo er auch seine Stärke hat. Sie können jemanden leidenschaftlich lieben, doch wenn ihre Liebe unbeantwortet bleibt, kann diese in Eifersucht oder Gleichgültigkeit umschlagen.

Dasselbe gilt für die Liebe, die sie für sich selbst empfinden. Sie können sich selbst sehr lieben, manchmal sogar zu viel. Sie sind oft egozentrisch und sehr von ihrem eigenen Wissen überzeugt. Andererseits können Sulfur-Menschen auch denken, dass niemand sie liebe und sie auch nicht beliebt seien.

Schönheit und doch schlampig

Bei vielen Menschentypen kann man dieselben Gegensätze wie bei Sulfur-Menschen sehen, da dort, wo die Stärke einer Person liegt, auch seine Schwäche und Verletzbarkeit zu finden sind. Phosphorus-Menschen können zum Beispiel stark mit anderen mitfühlen, aber auch völlig gleichgültig auf das Schicksal ihrer Nächsten reagieren. Meistens entsteht die Gleichgültigkeit nach unangenehmen Erlebnissen wie Kummer oder Enttäuschung. Eine weitere Ursache kann sein, dass sie zu viel ihrer Energie gegeben haben. Bei Sulfur-Menschen finden wir die Gegensätze rund um das Thema Liebe und Schönheit.

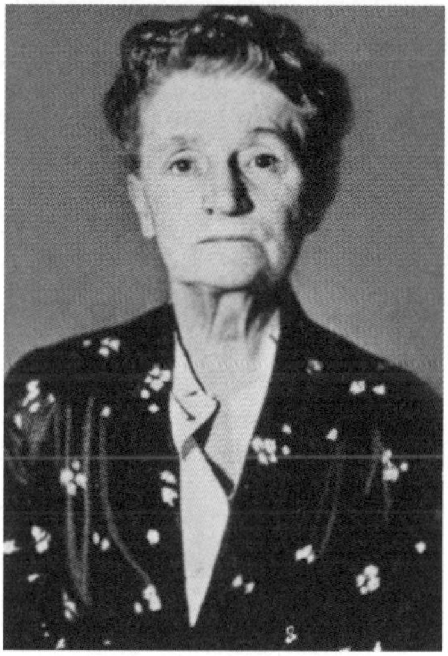

Sulfur

Sulfur-Menschen kennt man als äußerst genaue Menschen, aber auch als die schlampigsten. Wie kann das möglich sein? Die Antwort ist nicht so einfach. Wenn Sulfur-Menschen an etwas Interesse haben, zum Beispiel an der Geschichte Chinas, dann sammeln sie alles, was sie darüber finden können. All dies haben sie dann auch gelesen und genauestens katalogisiert. Inzwischen ist möglicherweise in ihrem Arbeitszimmer ein enormes Chaos entstanden, da sie sich währenddessen nicht mit anderen Dingen beschäftigt haben.

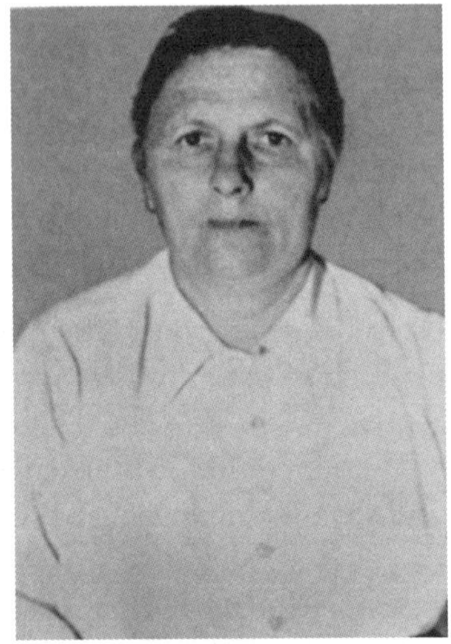

Sulfur

Ein Bild, das in der alten Literatur beschrieben wird, ist das eines Mannes, der sich piekfein gekleidet hat, ein wunderschönes Sakko mit passendem Hemd und Krawatte trägt, aber vergessen hat, seine Schuhe zu putzen.

Sammeln und philosophieren

Hier begegnen wir einer weiteren Charaktereigenschaft von Sulfur-Menschen: ihrem Verlangen, etwas zu sammeln. Dies ist für sie eine Methode, sich ihre eigene Welt zu schaffen und sich geistig mit etwas zu beschäftigen. Denn sie sind neugierig und möchten gerne alles verstehen.

Sie können meist gut argumentieren und lieben es, zu philosophieren. Ein Problem ist jedoch, dass das Philosophieren kein praktisches Ziel hat, sondern eigentlich das Ziel selbst ist. Sie teilen anderen Menschen gerne ihre Theorien mit. Ob andere damit übereinstimmen, ist ihnen nicht so wichtig.

Einer meiner Patienten, der gut auf Sulfur reagiert hat, erzählte mir über sein Hobby, seinen Computer. Was ihn vor allem faszinierte, war die Möglichkeit, ein Modell der Wirklichkeit zu erstellen. Unter Erfindern und Wissenschaftlern findet man viele Sulfur-Menschen, die der Menschheit große Dienste erweisen, wenn sie mit sich selbst in Harmonie sind.

Körperliche Symptome

Der häufigste Grund für Sulfur-Patienten, einen homöopathischen Arzt aufzusuchen, ist eine Hauterkrankung. Sulfur passt bei allen Arten von Hautleiden, die meistens mit Juckreiz verbunden sind.

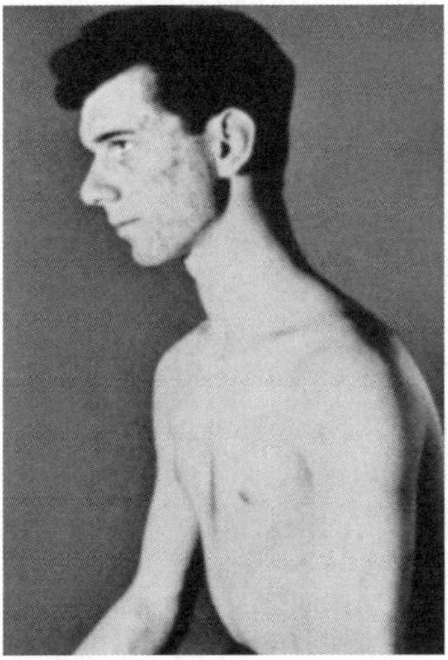

Sulfur

Die Haut ist im Allgemeinen trocken und der Juckreiz verschlimmert sich durch Wärme und Wasser.

Brennen ist ein Symptom, das sich durch das gesamte Sulfur-Bild zieht. Nach dem Kratzen beginnt die Haut zu brennen. Auch sonst können am gesamten Körper brennende Schmerzen auftreten. Der Körper hat „Feuer in sich“, wodurch es Sulfur-Menschen schnell zu warm wird. Aus diesem Grund strecken sie nachts die Füße unter der Bettdecke hervor. Generell verschlimmern sich nahezu alle Beschwerden durch Wärme.

Ihre Verdauung arbeitet zu schnell. Auch wenn sie morgens gut gefrühstückt haben, müssen sie um 11 Uhr wieder essen und nach dem Mittagessen haben sie um 16 Uhr erneut Hunger. Wenn sie nicht regelmäßig Nahrung zu sich nehmen, kann es ihnen richtig schlecht gehen. Der Darm ist bei Sulfur-Menschen in der Regel eine Schwachstelle.

Ernährung

Sulfur-Menschen lieben pikante Speisen, am liebsten stark gewürzt, doch auf jeden Fall mit einem unverkennbaren Geschmack. Außerdem mögen sie Süßigkeiten, Alkohol, Oliven und Fett, das ihnen allerdings nicht gut bekommt. Was Milch und Fleisch betrifft, besteht häufig ein Verlangen oder eine Abneigung. Falls sie diese beiden Nahrungsmittel mögen, vertragen sie diese jedoch nicht gut.

Kinder

Viele Kinder brauchen gelegentlich Sulfur, zum Beispiel aufgrund von Hautbeschwerden. Sulfur wird oft als eine Art „Reinigungsmittel“ verabreicht, um erbbedingte Faktoren zu beseitigen oder um den Körper bei der Entfernung von Abfallprodukten zu unterstützen, vor allem, wenn jemand viele Medikamente eingenommen hat.

Typische Sulfur-Kinder handeln völlig frei. Sie möchten alles wissen und alles angreifen. Diese Kinder „sehen mit ihren Händen". Sie haben kaum Ängste, außer Höhenangst. Solange sie von etwas fasziniert sind, können sie sich völlig in diese Sache vertiefen, besonders, wenn ihre Fantasie dabei angeregt wird.

Es ist interessant, die Unterschiede bei Kindern zu beobachten. So sauber wie Arsenicum-Kinder bleiben, wenn sie im Sandkasten gespielt haben, so schmutzig können sich Sulfur-Kinder machen. Es scheint ihnen auch nichts auszumachen. Wenn sie zum Beispiel gemalt haben, ist alles voller Farbe, sogar ihr Haar. Andererseits können sie sich sehr vor Dingen ekeln. Wenn zum Beispiel eine Tasse schmutzig ist, dann wollen sie nicht daraus trinken und vom Becher eines anderen trinken sie schon gar nicht. Auch Gerüche können sie schnell irritieren. Das ist einer der Gründe, warum sie nicht gern bei anderen Menschen auf die Toilette gehen.

Die Talente der Sulfur-Kinder entwickeln sich am besten, wenn sie sich geliebt fühlen, denn dafür sind sie sehr empfänglich.

Thuja occidentalis

Lebensbaum
Pflanzliches Mittel (Fam.nat. Cupressaceae)

„Darf ich so sein wie ich bin? Fühlt sich durchschaut und verhärtet sich“

Herkunft

Dieses Arzneimittel wird aus einer Tinktur der frischen grünen Zweige des abendländischen Lebensbaumes zubereitet. Der Name „Lebensbaum“ wurde dem Baum schon vor langer Zeit gegeben und sagt bereits etwas über die großen Fähigkeiten aus, die dieser in sich birgt, um unsere Lebensenergie wiederherzustellen. Ursprünglich kam der Lebensbaum nur in Kanada sowie in den nördlichen Gebieten der Vereinigten Staaten vor. Während der Regierung von König Franz I. wurde dieser Baum nach Frankreich importiert. Aufgrund seiner von Natur aus perfekten konischen Form findet er in hohen Hecken Verwendung. Charakteristisch ist die dichte Blätterdecke, durch die der Stamm nicht sichtbar ist.

Impfung

In früheren Zeiten war Thuja das homöopathische Arzneimittel bei Beschwerden, die infolge von Impfungen auftraten. Damals impfte man nur gegen die Pocken, und da Thuja eines der Hauptmittel bei Hauterkrankungen ist, konnte es die Impffolgen in vielen Fällen heilen. Heutzutage gibt es andere Impfstoffe und dadurch sind auch andere homöopathische Arzneien bei der Behandlung von Impfproblemen notwendig. Es wird über gute Resultate mit homöopathisch potenzierten Impfstoffen (zum Beispiel DKTP C200) berichtet.

Auf die Idee, aus diesem Baum ein homöopathisches Mittel zu machen, kam Hahnemann durch einen seiner Patienten. Es handelte sich um einen Priester, der allerhand Beschwerden hatte, die Hahnemann keinen bekannten Krankheiten oder Mittelbildern zuordnen konnte. Auf der Suche nach der Ursache dieser außergewöhnlichen Symptome verfolgte Hahnemann alle Handlungen dieses Priesters wie ein Detektiv. Schließlich fand er den „Übeltäter“! Wenn er umherging und in seinen Brevieren las, kam der Priester immer an einem Thuja-Baum vorbei und pflückte dabei unbewusst einen Zweig. Diesen nahm er dann in den Mund, um darauf zu kauen – und daher kamen die Beschwerden!

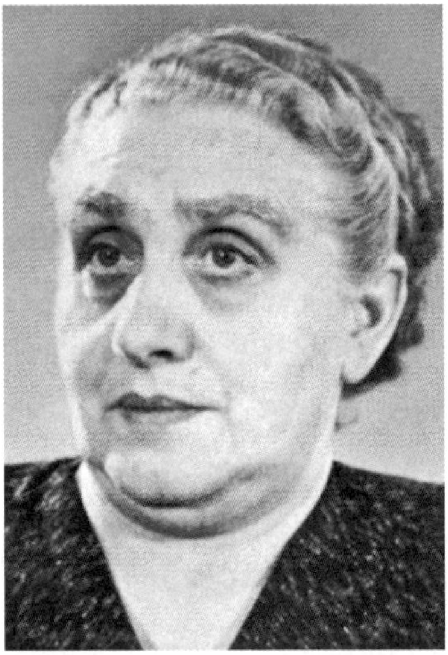

Thuja occidentalis

Sensibel

Menschen, die Thuja benötigen, sind von Natur aus sehr sensibel für bestimmte Stimmungen. Die Ausstrahlung von Menschen, die Stimmung, die in Häusern herrscht, oder Musik - einfach alles kann sie berühren. Durch ihre Empfindsamkeit sind sie oft künstlerisch begabt, sowohl auf musikalischem Gebiet als auch beim Schreiben und Dichten. Als Kinder verfügen sie über paranormale Fähigkeiten. Wenn ihr Umfeld darauf positiv reagiert, können sich diese harmonisch entwickeln. Für Thuja-Menschen ist es wichtig, so akzeptiert zu werden, wie sie sind. Da sie von Natur aus so empfindlich sind, können sie leicht verletzt werden.

Verletzlichkeit

Die innere Verletzlichkeit von Thuja-Menschen wird am besten durch das Gefühl „aus Glas gebaut zu sein" veranschaulicht. Dieses Gefühl wird natürlich selten durch jemanden direkt so ausgesprochen. In meiner Praxis habe ich eine Patientin, die das wörtlich so formulierte und sie reagierte jahrelang fantastisch auf Thuja. Das Gefühl „aus Glas zu sein" drückt aus, dass ein Mensch zerbrechlich und verletzlich ist. Dazu kommt, dass Glas durchsichtig ist – Thuja-Menschen haben also das Gefühl, als ob andere Menschen durch sie hindurchsehen würden. Wenn sie sich nicht im Gleichgewicht befinden, kann es für sie unerträglich sein, angesehen oder berührt zu werden.

Die einzige Möglichkeit für sie, sich gegen diese Verletzlichkeit zu wehren, besteht darin, sich vor ihrer Umgebung zu verschließen.

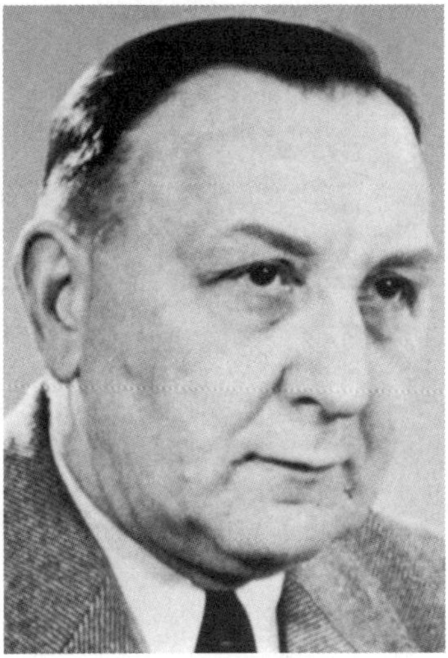

Thuja occidentalis

So, wie der Lebensbaum eine dichte Blätterdecke besitzt, verstecken sie sich hinter einer Maske oder einem Panzer. Äußerlich sind sie bestens angepasst; sie wissen genau, was von ihnen erwartet wird, denn sie können es fühlen. Andere Menschen haben dadurch den Eindruck, dass sie nicht richtig sie selbst sind und sich nicht so geben, wie sie wirklich sind – als ob sie ein Geheimnis mit sich tragen würden.

Verhärtung

Aus einem inneren Überlebensdrang heraus, der bei ihnen sehr groß ist, neigen Thuja-Menschen dazu, sich zu verhärten. Die Gefühle und Talente, die sie ursprünglich hatten, verwandeln sich in eine Art Fanatismus. Denkweisen werden zu Dogmen, Sport wird ihr Lebensziel und Selbstbesinnung wird zur religiösen Askese. Sie wollen nichts mehr mit anderen Menschen zu tun haben und werden so starr wie ein Baumstamm. Sie stürzen sich mit derartigem Fleiß in ihre Arbeit, dass sie leicht den ursprünglichen Sinn vergessen. Wie bei Silicea werden die Details wichtiger als das Ganze.

Diese Verhärtung hat einen Bezug zum Verlangen nach Kontrolle. Durch das Festhalten an Bekanntem wissen Thuja-Menschen, woran sie sind. Veränderungen können sie leicht aus dem Gleichgewicht bringen, nicht nur äußerliche Veränderungen, wie ein Umzug oder eine neue Arbeitsstelle, sondern auch innere Veränderungen, wie sie während der Pubertät oder der Wechseljahre stattfinden. Ihre Angst vor dem Unbekannten kann so groß sein, dass sie in der Gegenwart fremder Menschen zu zittern beginnen.

Wer bin ich?

Bei Medizinmännern, sowohl bei den Indianern als auch bei den westlichen Schamanen, ist Thuja ein sehr religiöser Baum. Tief in ihrem Inneren sind sich Thuja-Menschen ihrer Verbundenheit mit

Gott bewusst, und solange sie sich innerlich frei fühlen, können sie eine Quelle religiösen Bewusstseins und religiöser Gefühle sein. Sobald jedoch die erwähnte Verhärtung auftritt, da sie sich verschließen, werden die Gefühle zu Dogmen und ihre Denkweise wird von Fanatismus geprägt. Es ist dann so, als müssten sie sich selbst überzeugen. Da sie sich verschlossen haben, haben sie den Kontakt zu sich selbst verloren. Tief in ihrem Inneren können dann enorme Schuldgefühle auftreten.

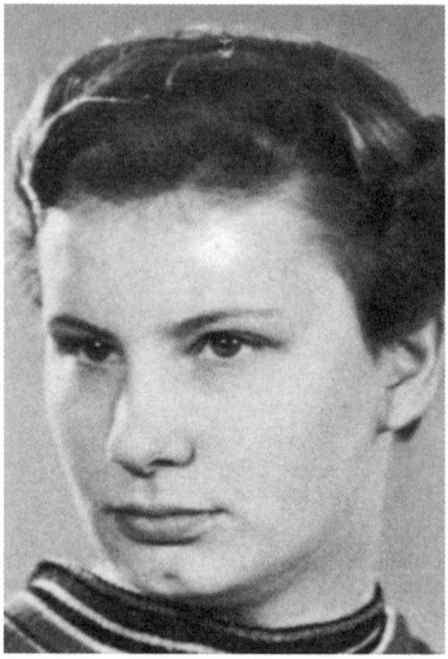

Thuja occidentalis

Sie sehen dann nicht nur die anderen nicht mehr so, wie sie sind, sondern auch sich selbst nicht mehr im rechten Licht. Ein typischer Ausdruck für dieses Gefühl ist der Ausspruch: „Ich habe das Gefühl, dass ich so bin, wie mich die anderen sehen möchten." Diese Aussage bietet einerseits Sicherheit, ist andererseits jedoch auch verwirrend. In verschiedenen Situationen zeigen sie jeweils die Persönlichkeit, die von ihnen erwartet wird, und das kostet sie viel Kraft.

Von diesem Gefühl aus ist auch ihre Verletzlichkeit zu erklären. Sie spüren sich zwar, haben jedoch keinen Kontakt zu ihren inneren Wurzeln. Sie haben ihre Persönlichkeit nach den Wünschen und Erwartungen der Außenwelt geformt. Dass sie daher insgesamt sehr labil sind, kann man leicht nachvollziehen.

Körperliche Symptome

Die meisten körperlichen Beschwerden konzentrieren sich auf die linke Körperseite, die Gefühlsseite. Dies ist nicht verwunderlich, da es die Gefühle sind, die bei Thuja-Menschen leicht unterdrückt werden. Sie können sogar das Gefühl haben, dass Körper und Seele getrennt seien. Im Allgemeinen reagieren Thuja-Menschen schlecht auf kaltes und feuchtes Wetter und ihre Beschwerden verschlimmern sich jeweils um 3 Uhr nachts sowie um 15 Uhr.

Die Art, wie der Körper reagiert, ist sehr charakteristisch für Thuja: Warzenartige Auswüchse, Schuppen und Fieberausschläge, Verformungen der Nägel und diverse Verhärtungen kommen häufig vor. Die Haut kann auch mit erhöhter Schweißabsonderung reagieren, vor allem unter den Achseln, in der Schamgegend und auf der Oberlippe. Weitere Hautbeschwerden, die zu Thuja passen können, sind Haarausfall, Gürtelrose sowie bei Thuja-Frauen männliche Behaarung (wie bei Sepia und Ignatia) und Zellulitis mit Wasseransammlung in den Oberschenkeln. Thuja ist neben Natrium sulfuricum ein Hauptmittel bei Asthma, das sich bei kaltem, feuchtem Wetter verschlimmert.

Hämmernde Kopfschmerzen, als ob Nägel eingeschlagen würden, besonders an der linken Stirn, sind typisch für Thuja. Überdies passen Gelenksbeschwerden und Steifheit zu dieser Arznei; die Schmerzen werden durch Ausstrecken schlimmer! Diese Art von Gelenksbeschwerden ist charakteristisch für viele homöopathische Arzneimittel, die aus Bäumen hergestellt werden. Die Nieren, die Blase sowie die Geschlechtsorgane sind ebenfalls empfindlich. Chronische Blasenentzündungen und (Folgen von) Gonorrhoe können mit Thuja geheilt werden.

Ernährung

Thuja-Menschen mögen keine ausgefallenen Speisen: „Was der Bauer nicht kennt, das isst er nicht." Sie können ein starkes Verlangen nach Schokolade haben sowie eine Abneigung gegen Zwiebeln, Frischfleisch und Paprika. Zwiebeln, Tee, Kaffee, Fleisch, Tabak, Fett und gewürzte Speisen vertragen sie oft nicht.

Kinder

Thuja-Kinder können sehr verträumt sein, so, als ob sie (noch) nicht richtig auf dieser Welt angekommen wären. Aus Erfahrung ist bekannt, dass viele Thuja-Kinder Kontakt mit Naturwesen und Seelen verstorbener Familienmitglieder haben. Zum Glück geht man damit heutzutage offener um, sodass sie dabei auf geeignete Weise begleitet werden können. Die Härte des Alltags wird ihnen schnell zu viel und sie haben das Gefühl, sich dagegen schützen zu müssen. Als Reaktion können sie sich völlig verschließen und es entsteht möglicherweise ein autistisches Verhalten. Thuja hilft diesen Kindern, wieder mehr zu ihren eigenen Wurzeln zu finden und dadurch auch zu ihren eigenen Gefühlen.

Die Angst vor dem Unbekannten und vor fremden Personen bewirkt, dass jede Veränderung für sie sehr schwierig ist und zu einer Störung ihres inneren Gleichgewichts führen kann. Diese Kinder können sich sehr gut in andere Menschen einfühlen.

Äußerlich wirken Thuja-Kinder sehr stark, was sie in ihrem Innersten aufgrund ihrer Beharrlichkeit und ihres Durchhaltevermögens auch sind. Sie sind manchmal sehr unzufrieden mit sich selbst und zweifeln an ihrem Selbstwert. Eine mögliche Ursache dafür ist, dass sie unerwünschte Kinder waren. Eine weitere Ursache kann sein, dass sie Erwartungen erfüllen müssen, denen sie nicht gewachsen sind, beispielsweise als Mädchen eines Vaters, der lieber einen Sohn gehabt hätte, oder als Kind, das den Eltern über den Verlust eines anderen Kindes hinweghelfen muss. Außerdem können frühere Traumen, die die Entwicklung der eigenen Identität behindern, einen Thuja-Zustand hervorrufen. Thuja kann diesen Kindern helfen, wieder zu sich selbst zu finden und die Wunden zu heilen.

Register

A

D

E

F

G

H

M

N

O

P

T

U

V

Dankwort

Beim Schreiben dieses Buches habe ich dankbar auf alle Standardwerke (Materiae medicae) zurückgegriffen, die in den vergangenen zwei Jahrhunderten erschienen sind. Die homöopathische Heilmethode ist vor allem eine Erfahrungswissenschaft, deren Kernaussage bereits in den frühen Werken, vor allem von Hahnemann und Allen, zu finden ist. James Tyler Kent, der amerikanische Arzt und Anatom, der durch die Heilung seiner Frau ein begeisterter Student und Dozent der Homöopathie geworden ist, gab den Arzneimittelbildern einen erkennbaren Charakter. George Vithoulkas übersetzte diese Mittel für die heutige Zeit und fügte seine wertvollen Beobachtungen hinzu. In diversen Studiengruppen, an denen ich teilnahm, wurden diese Arzneimittelbilder weiter ausgearbeitet. Ich danke hierbei vor allem den Mitgliedern der Masi-Gruppe. Während der letzten 14 Jahre haben wir die Mittel, die ich in diesem Buch beschrieben habe, ausführlich studiert, um das jeweilige Kernthema kennenzulernen.

Nachfolgend erwähne ich einige Personen namentlich, ohne dadurch jedoch den Wert meiner anderen Freunde und Kollegen schmälern zu wollen.

Kees Dam war mein erster persönlicher Mentor, nachdem ich 1984 bei der SHO (Stiftung Homöopathische Ausbildungen) die Grundlagen der Homöopathie kennengelernt hatte. Über den Freund und Kollegen Leo Duivenvoorden lernte ich ihn in meiner ersten Studiengruppe in Amsterdam kennen. Paul te Lintelo war damals einer der erfahrensten klassisch-homöopathischen Ärzte und es war für mich phantastisch, bei ihm in seiner Praxis in Den Haag arbeiten zu dürfen. Während der zehn Jahre bei ihm sah ich viele Patienten und konnte erleben, welch mächtiges Instrument ein homöopathisches Arzneimittel ist, aber auch, dass Heilung nur mit liebevoller Zuwendung entstehen kann. Ab dem Jahr 1986 zeigte uns Alfons Geukens Videos seiner Patienten und durch sein didaktisches Talent bekam die Homöopathie in den Niederlanden und in Belgien ein viel höheres Ansehen. Bei jeder Vorlesung in Wageningen war der Saal voll und die pharmazeutischen Hersteller merkten am Umsatz, welche Arzneien gerade durchgenommen wurden. Nahezu alle Arzneimittel, die in diesem Buch beschrieben werden, hat er uns anhand geheilter Patienten gelehrt. In den letzten Jahren haben mich Jan Scholten und Massimo Mangialavori am meisten inspiriert. Ihre unterschiedliche aber doch ähnliche Herangehensweise auf der Suche nach dem tieferen Kern bekannter und unbekannter Arzneien hat den Möglichkeiten in der Homöopathie eine völlig neue Dimension hinzugefügt. Meine Freundinnen und Freunde, ohne deren Hilfe ich dieses Buch niemals hätte schreiben können und die mich durch ihre kritischen Bemerkungen motiviert haben, sind meine Partnerin Gio Meijer, Marguerite Pelt, Renée Gloudemans, Jan Scholten, Tom Oosthuizen, Rienk Stuut, Anton Kramer, Enna Stallinga, Riate Bremer, Maja Miedema, Roland van Helden, Mieke Brandenburg und Rob Peters.

Meiner Tochter Floske danke ich besonders für ihre weisen Ratschläge, die sie mir als Sprachwissenschaftlerin gegeben hat, und meiner Tochter Myrthe für ihre liebevolle Geduld, wenn ich wieder einmal wegen meiner Arbeit zu spät zu einer Verabredung kam. Ihre Liebe war eine ungeheure Inspiration für mich.

Frans Kusse
Amsterdam, 1998

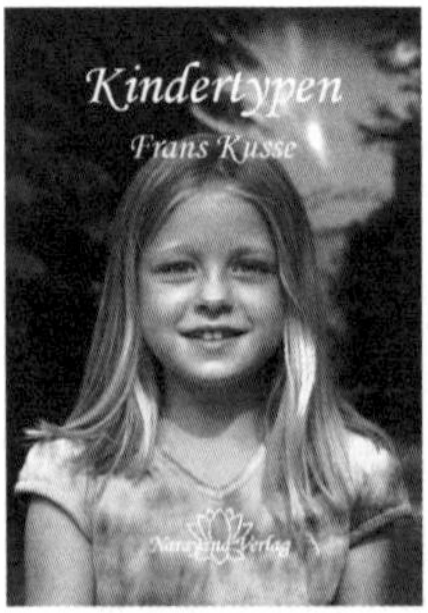

Frans Kusse

Kindertypen

56 homöopathische Konstitutionsmittel

280 Seiten, geb., € 39.-

Der einfühlsame und liebenswürdige holländische Arzt Frans Kusse beschreibt aus seiner großen klinischen Erfahrung 56 häufige homöopathische Kindertypen. Gekonnt schildert er besonders die psychischen Merkmale der einzelnen Mittel und lässt anschauliche Mittelbilder entstehen, die leicht wiederzuerkennen sind.

Das Buch ist originell und stammt aus der Feder eines Praktikers. Neben Polychresten wie Belladonna oder Pulsatilla beschreibt er auch weniger bekannte Mittel wie Beryll, Lithium, Mangan, Helium, Hydrogen oder Saccharum officinale. Diese sind bei Kindern sehr oft angezeigt, doch wurden sie bisher meist nur für Erwachsene geschildert.

Diese erste deutsche Ausgabe wurde durch 45 Kinderfotos bereichert. Bei den meisten Mitteln konnten zwei sprechende Bilder wiedergegeben werden, die als Paare oft erstaunliche Ähnlichkeiten aufweisen. Hierbei handelt es sich um langjährig beobachtete konstitutionelle Fälle.

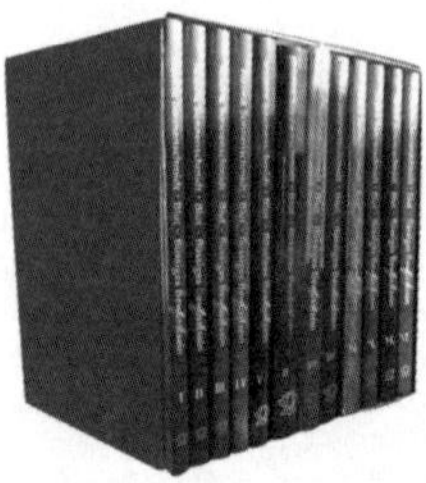

Rosina Sonnenschmidt

Set der Schriftenreihe

Organ - Konflikt - Heilung in 12 Bänden

Mit Homöopathie, Naturheilkunde und Übungen

1.400 Seiten, geb., das Set kostet statt 12 x € 29 nur 12 x € 26. Nach Erscheinen aller Bände kostet das Set € 365 (statt 12 x 34 = € 408).

Die Idee, ein Organsystem ganzheitlich, das heißt spirituell, mental, emotional und physisch zu betrachten, entstand aus der Erkenntnis, dass der Organismus mit seinen Synergien, Kreisläufen und Selbstheilungsprogrammen genial und weise ist. Eine Krankheit manifestiert sich gemäß dem Resonanzprinzip immer am passenden organischen Ort und vermittelt den Konflikt und die Lösung.

Jeder Band behandelt ein Organsystem: **Band 1:** Blut, **Band 2:** Leber und Galle, **Band 3**: Verdauungsorgane, **Band 4**: Atemorgane, -**Band 5:** Nieren und Blase, **Band 6:** Herz und Kreislauf, **Band 7:** Endokrine Drüsen, **Band 8:** Gehirn und Nervensysteme, **Band 9**: Weibliche und männliche Geschlechtsorgane, **Band 10:** Sinnesorgane **Band 11:** Gliedmaßensystem, **Band 12:** Lymphsystem

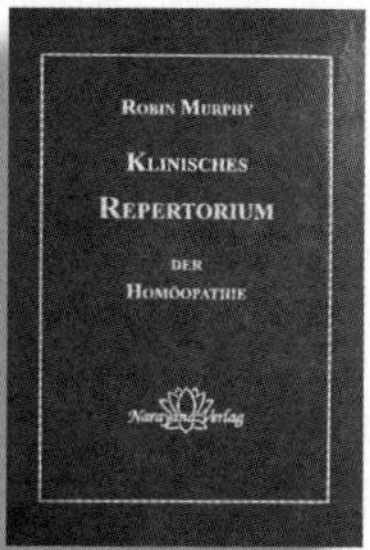

Robin Murphy

Klinisches Repertorium

2.304 Seiten, geb., mit Goldprägung, € 125,-

Deutsche Erstausgabe des *„Homeopathic Clinical Repertory"*, das in den USA bereits große andere Repertorien überholt hat. Ein Vorteil ist seine einfache alphabetische Struktur, die die Handhabung erleichtert und selbst Anfängern einen schnellen Zugang ermöglicht. Viele Homöopathen bestätigten uns, dass das Werk handlich und praktisch ist und dass sie nur noch mit dem Murphy arbeiten, seit sie ihn kennengelernt haben.

Einzigartig bei diesem Repertorium ist ein klinischer Teil, der Krankheitsbilder und Diagnosen zusammenfasst, die in anderen Repertorien über die Rubriken verstreut sind. Außerdem gibt es Kapitel über Impfungen, Konstitution und Vergiftungen und einen Wortindex, wie man es in anderen Repertorien so nicht findet. Enthält neue klinische Rubriken wie Ebola, ADHS, Chronic Fatigue und Multiple Sklerose.

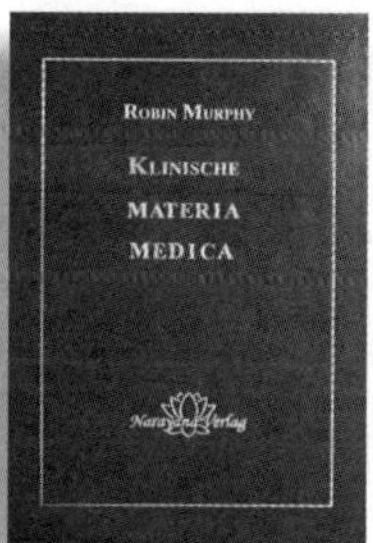

Robin Murphy

Klinische Materia Medica

2.400 Seiten, geb., mit Goldprägung, € 138,-

Die Klinische Materia Medica ist eine der führenden Arzneimittellehren weltweit *(engl. Nature's Materia Medica)* Bei über 1.400 homöopathischen und phytotherapeutischen Arzneimitteln hat sie einen kompakten Umfang von 2.400 Seiten und ermöglicht somit ein rasches, gezieltes Nachschlagen. In dieser Preisklasse ist sie bezogen auf das Preis-Leistungs-Verhältnis das mit Abstand beste Werk.

Robin Murphy kombiniert Arzneimittelprüfungen mit der historischen Anwendung, der klinischen Anwendung sowie der Toxikologie. Neben Klassikern wie Clarke, Boericke und Burnett sind auch modernere Arzneimittelbeschreibungen wie z. B. von Skorpion oder Diamant integriert. Die Symptome sind nach dem gleichen alphabetischen Schema wie im Repertorium geordnet. Damit ist das Buch die ideale Materia Medica in Kombination mit Murphys „Klinischem Repertorium".

Klinisches Repertorium & Klinische Materia Medica im Paket

Paketpreis der umfangreichen und gleichzeitig kompakten Materia Medica und dem dazu passenden Repertorium. Statt € 263.- nur € 245.-

Narayana Verlag

Blumenplatz 2, D-79400 Kandern
Tel: +49 7626-974970-0, Fax: +49 7626-974970-9
info@narayana-verlag.de

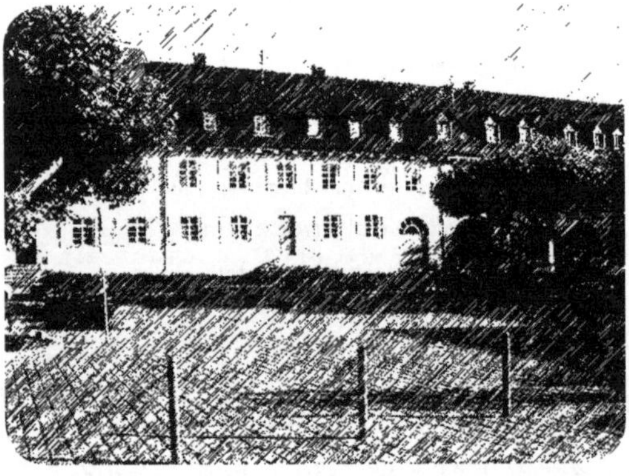